全国肺栓塞和深静脉血栓形成防治能力建设项目办公室　组织编写

静脉血栓栓塞症
标准数据集

名誉主编　王　辰

主　　编　翟振国　刘　鹏

副 主 编　王胜锋　贾存波　张铁山　门剑龙

人民卫生出版社
·北 京·

图书在版编目（CIP）数据

静脉血栓栓塞症标准数据集/全国肺栓塞和深静脉
血栓形成防治能力建设项目办公室组织编写；翟振国，
刘鹏主编. —北京：人民卫生出版社，2023.1
ISBN 978-7-117-34423-4

Ⅰ.①静… Ⅱ.①全…②翟…③刘… Ⅲ.①静脉疾
病-血栓栓塞-标准-数据集 Ⅳ.①R473.5-65

中国国家版本馆 CIP 数据核字（2023）第 023194 号

人卫智网	www.ipmph.com	医学教育、学术、考试、健康，购书智慧智能综合服务平台
人卫官网	www.pmph.com	人卫官方资讯发布平台

静脉血栓栓塞症标准数据集

Jingmai Xueshuan Shuansezheng Biaozhun Shujuji

主　　编：翟振国　刘　鹏
出版发行：人民卫生出版社（中继线 010-59780011）
地　　址：北京市朝阳区潘家园南里 19 号
邮　　编：100021
E - mail：pmph @ pmph. com
购书热线：010-59787592　010-59787584　010-65264830
印　　刷：人卫印务（北京）有限公司
经　　销：新华书店
开　　本：889×1194　1/16　　印张：13
字　　数：393 千字
版　　次：2023 年 1 月第 1 版
印　　次：2023 年 3 月第 1 次印刷
标准书号：ISBN 978-7-117-34423-4
定　　价：75.00 元

打击盗版举报电话：010-59787491　E-mail：WQ @ pmph. com
质量问题联系电话：010-59787234　E-mail：zhiliang @ pmph. com
数字融合服务电话：4001118166　E-mail：zengzhi @ pmph. com

编　者（按姓氏笔画排序）

于　娜	中国医科大学附属第一医院	杨　涛	山西白求恩医院
万　钧	首都医科大学附属北京安贞医院	杨媛华	首都医科大学附属北京朝阳医院
门剑龙	天津医科大学总医院	时国朝	上海交通大学医学院附属瑞金医院
马　壮	中国人民解放军北部战区总医院	应可净	浙江大学医学院附属邵逸夫医院
马　敏	北京医鸣技术有限公司	辛世杰	中国医科大学附属第一医院
马玉芬	中国医学科学院北京协和医院	张　帅	中日友好医院
马汉东	上海森亿医疗科技有限公司	张　竹	中日友好医院
马旭东	国家卫生健康委员会医政司	张　宇	中日友好医院
王　勇	北京急救中心	张云辉	云南省第一人民医院
王　薇	中日友好医院	张秀来	浙江大学医学院附属第二医院
王丁一	中日友好医院	张挪富	广州医科大学附属第一医院
王胜锋	北京大学公共卫生学院	张铁山	中日友好医院
王宏飞	华中科技大学同济医学院附属协和医院	张淑香	山东省千佛山医院
王茂筠	四川大学华西医院	陆　勇	上海交通大学医学院附属瑞金医院
戈小虎	新疆维吾尔自治区人民医院	陈　忠	首都医科大学附属北京安贞医院
田红燕	西安交通大学第一附属医院	陈　茹	中国医学科学院肿瘤医院
司超增	中日友好医院	陈　虹	重庆医科大学附属第一医院
吕晓珍	北京大学第六医院	陈兆斐	中日友好医院
朱　玲	山东省立医院	邵　翔	中日友好医院
伍姗姗	南昌大学第一附属医院	武珊珊	首都医科大学附属北京友谊医院
刘　敏	中日友好医院	卓　琳	北京大学第三医院
刘　鹏	中日友好医院	易　群	四川大学华西医院
刘建龙	北京积水潭医院	季颖群	同济大学附属东方医院
刘维佳	贵州省人民医院	孟若谷	北京大学健康医疗大数据国家研究院
关振鹏	北京大学首钢医院	胡　晶	首都医科大学附属北京中医医院
许　璐	北京大学第三医院	胡　豫	华中科技大学同济医学院附属协和医院
许小毛	北京医院	胡成平	中南大学湘雅医院
许启霞	安徽省立医院	段芳芳	北京积水潭医院
孙一鑫	首都医科大学附属北京儿童医院	胥　洋	北京大学临床研究所
孙艺红	中日友好医院	贺爱兰	中南大学湘雅医院
李亚子	中国医学科学院医学信息研究所	聂晓璐	首都医科大学附属北京儿童医院
李拥军	北京医院	栗　力	天津市人民医院
李宜珊	中日友好医院	贾存波	中日友好医院
李映兰	中南大学湘雅医院	夏　磊	中日友好医院
李爱莉	中日友好医院	夏杰峰	中日友好医院

编 者

高 倩　中日友好医院

郭豫涛　中国人民解放军总医院第六医学中心

席霖枫　中日友好医院

唐佩福　中国人民解放军总医院第一医学中心

唐勇军　中南大学湘雅医院

黄 强　中日友好医院

龚娟妮　首都医科大学附属北京朝阳医院

符伟国　复旦大学附属中山医院

梁 瑞　中日友好医院

程兆忠　青岛大学附属医院

程吟楚　北京大学第三医院

温俏睿　北京大学公共卫生学院

谢万木　中日友好医院

楚舒宇　上海森亿医疗科技有限公司

甄凯元　中日友好医院

雷洁萍　中日友好医院

解卫平　江苏省人民医院

翟振国　中日友好医院

熊长明　中国医学科学院阜外医院

瞿 红　首都医科大学附属北京朝阳医院

秘 书

高 倩　甄凯元　陈兆斐（中日友好医院）

序 言

医学标准术语的应用可以追溯到中世纪,因疫情暴发,当时的伦敦政府通过标准的死亡统计表来管理鼠疫及其他疾病,这是英国公共卫生史上的一次创新,也是当时隔离检疫政策的重要组成部分,同时开启了标准术语应用的先河。

标准术语的应用是早期应对公共卫生事件的一个重要手段。基于越来越丰富的临床医疗资源配置,医疗机构无时无刻不在产生海量、珍贵的医疗卫生信息资源。然而,由于医学的复杂性,以及缺乏结构设计严谨、内容规范完备的医疗数据体系支撑,大量的医疗卫生资源无法得到高质量利用,难以产生高价值成果。因此,传统的医学标准术语面临很大的挑战。构建标准数据集具有重要意义。标准化的数据是开展临床研究和质量控制的重要基础资源,是系统推进疾病防治规范化流程的重要手段,可以促进临床工作者对疾病的规范认知,提高医学研究对重要临床数据的收集效率,减轻公共卫生管理负担。

近年来,我国在医院内静脉血栓栓塞症(venous thromboembolism,VTE)防治体系建设方面发展迅速,从 VTE 的危险因素与风险评估、预防与流行病学现状、诊断与治疗到预后等相关的基础研究与临床研究得到积极开展。大量来自临床、管理实践与科研中日益增长的需求促使这一领域的信息化快速发展,计算机辅助自动 VTE 风险评估、预防决策支持等技术得到广泛应用。这些技术的实现都离不开标准、规范、真实可靠的医疗卫生数据的支撑。然而,静脉血栓栓塞性疾病的数据共享、信息收集与质量控制仍然没有统一的标准。医院间数据格式不一致,医学信息"孤岛"现象严重,难以在全国层面进行整体规划与系统推进。因此,需要统一的数据标准对静脉血栓相关疾病的医疗信息数据进行系统整合与标准化处理,为未来开展静脉血栓栓塞性疾病的临床规范管理、真实世界研究,以及在全国范围内开展质控监督等工作奠定技术基础。

全国肺栓塞和深静脉血栓形成防治能力建设项目(简称全国 VTE 项目)办公室自 2018 年成立以来,从大范围的地理区域联盟组建,到逐个医院的实地评审指导,再到个人层面的培训交流,切切实实地推动着医院内 VTE 防治体系的建设工作。医院内 VTE 防治以星火燎原之势,得到越来越多的医疗机构与个人的重视。基于此,全国 VTE 项目办公室组织全国相关领域专家,从数据管理层面整合现有相关术语规范和国内外专业指南建议及专家共识,对 VTE 相关的数据元进行全面、规范地归集,编撰了《静脉血栓栓塞症标准数据集》。

《静脉血栓栓塞症标准数据集》的发布,将有效地促进静脉血栓栓塞性疾病的质量控制和临床数据资源的整合与利用,助力我国静脉血栓栓塞性疾病的数据层面规范管理,对我国 VTE 防治体系建设的标准化、规范化、同质化发展起到重要的推动作用。

中国工程院院士
中国工程院副院长
中国医学科学院北京协和医学院校长
国家呼吸医学中心主任
2023 年 1 月

序言 2

长久以来,静脉血栓栓塞性疾病尤其是肺栓塞的漏诊、误诊导致了许多不明原因的死亡。近20年来,随着对血栓性疾病的认识,静脉血栓栓塞的预防日益受到重视。

静脉血栓栓塞症(VTE)的流行病学现状、危险因素、诊疗措施、预防干预等方方面面的研究都离不开公共卫生与临床医疗数据的支持,这些数据是基础医学与临床医学相互转化的基石,是疾病机制研究与生物医药产业研发的重要保障。

标准化的VTE数据元是呼吸系统及医学研究的重要信息资源,是系统推进呼吸医学科标准化工作流程的重要环节,也是顺应我国当前医疗形势发展的内在要求,能不断促进精准医学研究的发展、推进临床诊疗技术智能化的进程。因此,构建VTE标准化数据库具有重要的现实意义。

近年来,随着医院电子信息化程度的提升,新的临床实践或临床科研软件应用方案不断更新,以提升诊疗质量和诊疗效率,或提升临床科研数据的采集质量。但在绝大多数医院,仍然存在信息系统割裂的现象,数据存储不规范,难以支撑高质量、高效的数据应用,在不同的医院和区域之间,这种现象更为严重,极大地限制了高质量多中心临床支持软件和临床研究软件的开发和应用。

VTE标准数据集的研发可方便临床信息部门与软件供应商根据应用的需求设计数据采集要求、存储规范、质控标准和应用展示,不断推动我国VTE数据质控的进步。

我国地域辽阔,人口众多,民族及地理环境形态多样,呼吸系统疾病患者众多,具有独特卫生体系优势与丰富的生物样本资源。VTE数据库的建立将打破医学信息"孤岛",实现医疗资源共享,不断提高我国VTE的研究水平,促进创新型药品的研发及诊疗系统的进步。同时VTE标准数据集的设立将带动其他呼吸系统标准数据集的建立,对推动我国呼吸医学科的进步具有极大的作用。

《静脉血栓栓塞症标准数据集》对VTE数据元的归集较全面、系统,具有较强的指导实际操作意义。在国内外相关临床指南与公共卫生管理条例的指导下,应用本书规范基础与临床研究,收集、管理VTE相关的数据,将对促进呼吸系统疾病信息资源的合理利用起到积极作用。

周军

中日友好医院院长

2023年1月

静脉血栓栓塞症(VTE)包括深静脉血栓形成(deep venous thrombosis,DVT)和肺血栓栓塞症(pulmonary thromboembolism,PTE)。以急性 PTE 为主要临床类型的肺栓塞是医院内非预期死亡最主要的原因之一,也是当前影响患者安全并导致医疗纠纷的主要根源之一。VTE 是住院患者的常见并发症。无论是手术患者还是非手术患者,40% ~ 60% 存在着 VTE 风险。早期识别 VTE 高危患者、及时进行恰当预防,可以显著减少 VTE 的发生。目前的调研资料显示,我国内科和外科住院患者的 VTE 预防率显著低于欧美国家。开展 VTE 防治工作迫在眉睫。

规范的数据采集与管理对于推进疾病相关的研究和质控至为重要,但是数据的标准化问题值得关注。长期以来,由于不同医疗机构之间的数据标准不统一,又缺乏数据的互联互通,导致信息"孤岛"现象严重。另外,由于缺乏数据整合、转化的平台,临床资源缺乏规范化管理,无法进行深层次研究分析,导致对疾病风险评估与临床诊断的认识都不足,进一步影响疾病的干预与临床研究成果的转化。为了解决以上问题,国家卫生行政管理部门出台了一系列的标准数据集,如《卫生信息数据元目录》(WS363—2013)、《电子病历基本数据集》(WS445—2014)、《中国公共卫生信息分类与基本数据集》(2009 年)、《卫生信息数据元值域代码》(WS364—2013)、《公共卫生信息分类与编码研究》(2007 年)等。以上系列数据集的出台为规范疾病的临床诊疗、管理随访、临床与转化研究等提供了有力的支持。

近年来,VTE 备受国内外学者关注,高质量、标准化的 VTE 数据集的制定迫在眉睫。为了与国际接轨,促进国际学术交流及我国个性化的数据配置,本书参考临床数据交换标准协会(CDISC)国内外数据集标准,结合 VTE 相关指南、专家共识及流行病学与相关疾病的术语规范,对临床研究数据采集内容的各个单元进行了科学细致的分类,并由全国肺栓塞和深静脉血栓形成防治能力建设项目办公室牵头,组织多学科专家,紧密结合临床及科研需要,编撰了包含 VTE 相关标准化名词及 1 315 个数据元的 VTE 标准数据集。

本书主要从标准化名词与定义,以及数据元素的中文名称、变量名称、变量类型、值域、编码、单位、数据等级、版本号、生产环节对 VTE 相关通用核心数据元、VTE 风险因素与评估、VTE 诊断、VTE 治疗、VTE 预防、VTE 预后与转归、特殊临床情况、临床研究与经济学八个方面进行具体阐述,旨在提高 VTE 临床研究数据的质量,利于数据的比较和整合;简化数据收集,降低研究成本;尽可能保证关键结果的一致性,为临床研究提供通用的研究终点;依托标准数据集可以构建数据库和病例报告表,可以规范临床诊疗,并有效地结合数据资料开展真实世界研究,建立符合我国国情的规范化诊疗模式。

《静脉血栓栓塞症标准数据集》的发布,将有效地促进静脉血栓栓塞性疾病的质量控制和临床数据资源的整合与利用,规范我国 VTE 数据层面的规范管理,对我国 VTE 防治体系建设的标准化、规范化、同质化发展起到重要的推动作用。同时,本数据集可以作为医保结算参考,为医保支付系统提供便利,并且为人工智能在 VTE 方面的应用提供数据支持。本书对其他疾病标准数据集的建立也有借鉴意义,可以作为其他相关数据库建立的参考,对我国医疗卫生体系的发展有重大意义。

本书在编辑出版过程中得到了诸多专家的帮助,在此一并致谢。由于编写时间仓促及知识所限,书中疏漏和不妥之处在所难免,冀望各位读者、专家和同道批评指正。

翟振国　刘　鹏

2023 年 1 月

数据集使用授权与隐私保护说明

　　《静脉血栓栓塞症标准数据集》供全国各医疗单位与个人进行静脉血栓栓塞症防治能力建设使用,使用前须获得全国肺栓塞和深静脉血栓形成防治能力建设项目办公室的同意与授权。

　　联系方式:手机13611282005　邮箱 vte20181013@126.com。

　　根据《中华人民共和国侵权责任法》(2010)第六十二条规定,"医疗机构及其医务人员应当对患者的隐私保密。泄露患者隐私或者未经患者同意公开其病历资料,造成患者损害的,应当承担侵权责任"。因此,在数据集应用过程中,必须重视对患者隐私的保护,人口学部分中姓名、出生日期、家庭住址、身份证件号码等一切涉及患者个人信息的内容均应采取匿名化处理,在保护隐私信息的同时,保证对外发布数据的真实性。

目　录

第一篇

总　论

静脉血栓栓塞症（venous thromboembolism，VTE）包括深静脉血栓形成（deep venous thrombosis，DVT）和肺血栓栓塞症（pulmonary thromboembolism，PTE），是住院患者常见的临床并发症，同时也是严重影响患者生命健康的国际性医疗保健问题。近年来，VTE 领域研究进展迅速，随着研究的不断深入和规范化诊疗技术的普及与推广，VTE 的救治水平不断提高，预后也有显著改善。作为一种可以预防的疾病，VTE 的风险评估和预防越来越被临床医生和医院管理者所关注。

无论是诊断、治疗、预防，还是管理，规范化和标准化都是极其重要的问题。统一标准的标准数据集不仅能帮助临床医生和研究人员进行全面、标准、规范的数据采集及存储，为管理和应用奠定坚实的数据基础，还有助于专业人员从真实世界数据中更好地研究认知疾病、制定决策。迄今为止，我国仍缺乏规范的 VTE 标准数据集，尤其是缺乏基于VTE 自身疾病特点并符合现有行业标准数据管理的标准。基于此，我们组织国内 VTE 相关领域专家，参照国家卫生健康行业中《卫生信息数据集元数据规范》（WS/T305—2009）等相关标准，启动撰写 VTE 标准数据集。首先，我们依据数据集构建的总体原则，制定了数据集的总体框架、著录格式，并根据 VTE 的疾病特点确定入选的数据元范围；其次，为了使扩展数据元在数据交换中得到有效应用，并进一步推动其国际化和标准化，本书参考临床数据交换标准协会（Clinical Data Interchange Standards Consortium，CDISC）的标准对相关名词、定义进行了详细描述。通过三轮内部质控，进行统一编码，并经两轮专家外审，形成最终版的 VTE 标准数据集。

1. 标准数据集相关的政策基础和基本概念

加强标准化工作是新时代推动高质量发展的需要,为推进标准化发展,2021 年 10 月,国务院印发了《国家标准化发展纲要》,在纲要中提出希望在人工智能、量子信息、生物技术等领域,开展标准化研究;在信息技术、大数据、区块链、卫生健康、新能源、新材料等应用前景广阔的技术领域,同步部署技术研发、标准研制与产业推广,加快新技术产业化步伐;适时制定和完善生物医学研究等领域技术安全相关标准,提升技术领域安全风险管理水平。

卫生健康标准是实施卫生健康法律法规、落实卫生健康政策规划、维护人民群众身体健康和生命安全的技术保障。2022 年 1 月,国家卫生健康委印发了《"十四五"卫生健康标准化工作规划》(国卫法规发〔2022〕2 号),提出需要以推动卫生健康事业高质量发展为主题,推动标准化战略与卫生健康事业深度融合,优化卫生健康标准体系,完善标准全周期管理,着力增加优质标准供给,大力促进标准实施,不断增强标准国际话语权,为健康中国建设提供重要的标准化支撑。

卫生健康标准是实施卫生健康法律法规、落实卫生健康政策规划、维护人民群众身体健康和生命安全的技术保障。

【标准相关的几个基本概念】

(1)标准:标准是科学、技术和实践经验的总结。标准往往是一种以特定形式发布,并作为共同遵守的准则和依据,是对重复性事物和概念所作出的统一规定,以科学技术和实践经验的结合成果为基础,并经有关方面协商一致,由主管机构批准。从宏观层面,标准是经济活动和社会发展的技术支撑,是国家基础性制度的重要方面。

按照发生经济作用的范围,标准可分为国际标准、区域标准、国家标准、地区标准、行业标准和企业标准。对需要在全国范围内进行统一的技术要求,应当制定国家标准。国家标准由国务院标准化行政主管部门制定。在公布国家标准之后,该项行业标准即行废止;对需要在某个行业范围内统一的技术要求,可以制定行业标准。行业标准由国务院有关行政主管部门制定,并报国务院标准化行政主管部门备案。按照内容,标准亦可分为兼容性标准、质量标准和减少多样化标准;按照其产生过程,可分为机构标准和事实标准。

(2)标准文件:从技术层面,标准是以文件形式发布的一种统一协定,其中包含可以用来为某一范围内的活动及其结果制定规则、导则或特性定义的技术规范,或者其他精确准则,以确保符合需要,称为标准文件。

标准文件的制定需要经过协商,并经过一个公认机构批准。标准往往对应该严肃对待的领域(如机器和工具的安全性、可靠性和效率以及玩具和医学设备等)具有深远的影响。动态标准化过程体现了科技创新的演进,标准文件与知识产权结合有助于推动自主创新,标准化进一步与"三验"应用创新园区(Application Innovation Park,AIP)结合来带动开放创新。通过标准文件及相关技术策略的实施,可以整合和引导社会资源,激活科技要素,推动自主创新与开放创新,加速技术积累、科技进步、成果推广、创新扩散和产业升级。

(3)标准化:标准化是指制定、发布及实施标准的过程,目的是为了在一定范围内获得最佳秩序,对现实的或潜在的问题制定共同的和重复使用的规则的活动。标准化在推进国家治理体系和治理能力现代化过程中发挥着基础性、引领性作用。

标准化是一个过程,是为了共同利益或公众利益,由各有关方面协商进行、有计划地使物质的和非物质的对象达到统一化的过程。标准化不仅仅为推进经济界、科技界及管理部门的合理化过程提供质量保证,而且也有助于保障人和物的安全、促进生活中各领域的质量改善,并防止给个别人带来特殊的经济利益。

【卫生健康标准相关术语】

(1) 卫生健康标准:近年来,卫生健康标准化工作快速发展,标准体系初步形成,标准管理体制逐步完善,标准质量持续提升,标准化领域不断扩展。国家卫生健康标准委员会,下设卫生健康信息、医疗卫生建设装备、传染病、寄生虫病、地方病、营养、环境健康、学校卫生、卫生有害生物防制、医疗机构管理、医疗服务、医院感染控制、护理、临床检验、血液、基层卫生健康、消毒、老年健康、妇幼健康、职业健康、放射卫生等 21 个标准专业委员会,先后印发《国家卫生健康标准委员会章程》、《卫生健康标准管理办法》等标准管理制度。

(2) 卫生健康信息标准体系:完善的卫生健康信息标准体系包括基础类、数据类、应用类、技术类、管理类、安全与隐私类等 6 类信息标准。目前该体系主要聚焦于两大重点业务领域:①以居民电子健康档案为核心的区域全民健康信息化;②以电子病历为核心的医院信息化。这两大业务领域相关标准的制定已成为健全卫生健康信息标准体系的两条重要的业务主线。另外,需要推进互联网、大数据、人工智能、区块链、5G、物联网、IPv6(第 6 版互联网协议)等新兴信息技术与卫生健康行业融合性标准的供给;加强卫生健康信息标准应用效果评价,促进信息共享互认和互联互通。以国家医疗健康信息互联互通标准化成熟度测评为抓手,对区域和医疗机构信息化建设整体水平进行测评。上述措施将会进一步促进卫生健康信息标准的不断完善。

截至 2020 年,卫生健康信息行业已颁布标准 225 项、团体标准 37 项,其中数据类标准 215 项,涉及数据元 4 000 余项,在临床活动和科研数据的记录、存储和应用中发挥了重要作用。随着高质量医疗服务体系的发展、国家和区域医学中心的相继建立以及医院大型化、综合化和专科化的趋势,通用的行业类标准在电子病历记录中难以适应精细化描述,导致电子病历的结构化表述和规范化程度都面临挑战。

近年来,各医学中心、临床专家提出并编制了诸多基于专科/专病特征的数据集。在此背景下,针对卫生健康领域新技术、新产品、新服务应及时跟进相关标准研制,以满足互联网健康服务、健身休闲、健康管理、智慧健康产品及服务、健康医疗旅游等新兴业态对标准的需求。

【标准数据集相关名词与定义】

(1) 数据元(data element):是数据的基本单元,即通过定义、标识、表示和允许值等一套属性来定义的数据单元。在特定的语义环境中被认为是不可再分的最小数据单元。

(2) 元数据(metadata):最早出现于计算机信息技术领域,目前已应用于多个专业领域。元数据是关于数据的数据,或是描述数据的数据,可以理解为"信息资源的标签或卡片",通过元数据的描述,可以使信息资源的使用者能够了解数据的内容、特征、作用、获取方式等信息,能够对信息资源是否满足特定的应用需求做出适当的评价,并根据评价的结果决定是否采取进一步的措施来获取该信息资源。

(3) 通用数据元素(common data element,CDE):是指数据结构中能独立存在的数据单元。

(4) 数据集(data set,或 dataset):是一种由数据所组成的集合,又称为数据集合、资料集合或资料集。数据集通常以表格形式出现,每一行都对应于某一数据元的数据集的问题,每一列代表一个特定变量,每一个变量(如身高和体重)代表一个物体或价值的随机数,每个数值被称为数据资料。对应于行数,该数据集的数据可能包括一个或多个数据元。

(5) 标准数据集(standard data set,SDS):是指对构成数据集的数据元逐一制定标准定义和表达格式,也就是数据元的标准化。标准化数据元构成的数据集即为标准数据集。

（6）电子数据采集（electronic data capture，EDC）系统：是一种用电子表格收集和管理临床资料与实验室数据的计算机化的系统，即收集相应信息通过网络导入电子病例报告表（electronic case report form，eCRF）。

（7）病例报告表（case report form，CRF）：是临床研究中临床资料的记录方式。它是按研究方案所规定设计的一种文件，用以记录每一名研究对象在试验过程中的数据。

（8）电子病历（electronic medical record，EMR）：也称计算机化的病案系统或基于计算机的患者记录（computer-based patient record，CPR），是用电子设备（计算机、健康卡等）保存、管理、传输和重现的数字化的患者医疗记录，以取代手写纸张病历。

美国国立医学研究所将其定义为：EMR是基于一个特定系统的电子化患者记录，该系统提供用户访问完整准确的数据、警示、提示和临床决策支持系统的能力。国家卫生部颁发的《电子病历基本架构与数据标准（试行）》将电子病历定义为：电子病历是医疗机构对门诊、住院患者（或保健对象）进行临床诊疗和指导干预的、数字化的医疗服务工作记录，是居民个人在医疗机构历次就诊过程中产生和被记录的完整、详细的临床信息资源。

2. 数据集的制定与使用说明

数据元是数据的基本单元，其定义、标识、表示和允许值可通过一系列属性进行定义。本数据集中每一行代表数据集中的一个数据元。元数据是定义和描述其他数据的数据，是对原始数据的说明，从不同的属性来定义数据元，进行数据标准化。数据集就是为特定目的而形成的一系列数据，即由若干数据元组成的集合体。对构成数据集的数据元逐一制定标准定义和表达格式，从而形成标准数据集。VTE标准数据集是为了临床、科研等活动构成标准化电子病历而形成的数据元集合体。

本数据集对数据元通过以下几个维度进行描述：名称、定义、变量名称、变量类型、值域、单位、数据等级、来源、版本号和生产环节。

【名称（术语）】

VTE术语是表达本领域中概念体系的一套名词，外在表现为VTE中文名称和英文名称。数据元的命名本着标准、明确、无歧义的原则进行命名，选择临床指南、文献或术语系统中出现的名称作为标准名，对于在临床中存在多个命名的数据元，会选取一个标准命名。

【定义】

定义是针对该数据元内涵的解释，避免数据采集中出现歧义和不规范（在本书第二篇中有各标准化名词的定义）。

【变量名称】

变量名称是用特定的代码代表数据元，以便后续数据的处理与分析。

【变量类型、值域和单位】

（1）变量类型：指该数据元的值对应的数据类型。

（2）值域:即为允许值的集合。

（3）数值型的变量:数值通常还需要有单位描述才能准确表达值的含义。

【数据等级】

数据等级根据临床实践和临床研究中应用的广泛程度和普及程度进行划分。共分为 3 个等级:

（1）核心:为 VTE 数据采集中最重要的数据元,这部分数据元的应用已深入到临床实践中,来自于指南和专家共识。

（2）补充:为 VTE 数据采集中次重要的数据元,这部分数据元已应用于临床科研中,且被证明与 VTE 具有相关性,来自于临床研究文献和综述。

（3）探索:目前尚不能明确其是否与 VTE 密切相关,但为了保证临床科研可以更广泛、灵活地采集数据信息,前瞻性地纳入这部分数据元。

【来源】

来源包含国内外医学信息学-医学信息标准、权威指南、相关文献和术语规范。

【版本号】

版本号由收录年份-版本次数组成,举例:①某数据元在 2020 年收录于本数据集,作为正式发布的第 1 版,那么该数据元目前版本号为:"V2020.1";②某数据元在 2020 年收录于本数据集,并在正式发布后已经是第 4 次更新,那么该数据元目前版本号为:"V2020.4"。

【生产环节】

生产环节是从临床实际出发,将数据的产生环节记录下来,为后续数据元提供相应的来源标准。

【数据集更新机制】

全国肺栓塞和深静脉血栓形成防治能力建设项目办公室负责 VTE 标准数据集的更新工作。每年定期收集汇总最新国家行业标准、各领域专家的意见与建议以及最新相关研究成果与指南建议,对 VTE 标准数据集进行修订与线上更新。

3. 数据分类及应用场景

标准数据集是系统推进 VTE 防治规范化流程的重要手段,对于促进临床工作者对疾病的规范认知、提高医学研究对重要临床数据的收集效率以及减轻公共卫生管理负担具有重要意义。本数据集可为规范临床、强化质控、促进研究创新、便利医保支付发挥重要作用,并为后续人工智能的开发和大数据的应用提供支持。

3.1 数据分类

VTE 标准数据集主要由 8 个部分构成,分别为通用核心数据元、风险因素与评估、诊断、治疗、预防、预后与转归、特殊临床情况、临床研究与经济学。

【通用核心数据元】

这部分旨在制定针对患者一般情况的信息采集规范。一般信息是指在临床诊疗活动和临床研究中常规采集的患者个人相关内容,不受是否患 VTE 的影响。

此部分涵盖人口统计数据(含人口学信息)、住院信息、病史及体格检查。随着对生物-心理-社会医学模式理解的深入,临床诊疗活动和临床研究对人群的生活方式、社会因素和心理因素的关注度逐渐增加,因此在常规信息采集范围之外,此部分拓展了一些针对人群社会特征、生活方式、心理因素采集的数据元。

其中人口学信息指人口学特征,即患者身份识别、民族、婚姻、职业等特征信息;病史包含既往史、既往用药史、吸烟史、饮酒史、职业暴露史、过敏史、传染病接触史、女性婚育史、家族史;体格检查包括一般状况及身体各部分的视诊、触诊、叩诊、听诊,腹部体征,其他部位体格检查以及体格检查时间。

【风险因素与评估】

对 VTE 的预测及评估基于对风险因素的分析,本章重点针对 VTE 相关风险因素及出血相关风险因素展开。需注意的是,很多 VTE 相关风险因素有其特定含义,因此广大医务工作者在应用时需重点关注定义,以保证数据采集的准确性。

VTE 相关风险因素是临床诊疗和科研中重点关注的内容,因此我们对 VTE 相关研究文献进行荟萃,纳入了已发表的与 VTE 相关的风险因素,涵盖内科疾病相关风险因素、VTE 相关病史、急性创伤或手术、合并用药、治疗操作、其他风险因素等。

在 VTE 诊疗中,出血相关风险因素同样需要重点关注。我们荟萃了文献中报道的出血相关风险因素,针对重点数据元制定了采集规范。

在 VTE 的预防、诊断和管理中牵涉一系列专业评估工作,尤其在 VTE 预防环节,及时、规范而准确的评估是采取正确预防措施的关键。评估量表包含 VTE 风险评估、血栓风险评估、出血风险评估,需注意的是,VTE 的评估强调及时性,因此引入了评估绝对时间和相对时间的概念,以指导临床准确、及时地采集数据。

【诊断】

在临床诊疗活动和临床研究中,常需要根据 VTE 特点,有针对性地采集患者病史、症状、体征、诊断信息,收集相应的危险因素信息,以保证在诊疗过程中和后续临床研究中,对疾病进行充分评估和分析。

该部分以 VTE 特点为出发点,数据元涵盖症状、体征、医学诊断、辅助检查、VTE 患病概率评估模型等方面的内容。其中:

(1) 症状:以肺血栓栓塞症(PTE)症状和深静脉血栓形成(DVT)症状为重点展开。

(2) 体征:除"通用核心数据元"部分涵盖的临床常规的一般状况、颈部视诊、胸部及肺部视触叩听诊、腹部体格检查等外,"体征"重点规范了与 VTE 相关的肢体体征的数据元。

(3) 医学诊断:重点规范了 PTE 诊断、DVT 诊断和 VTE 相关诊断,同时更加强调诊断来源。

由于需要重点区分院外发生的 VTE 和院内发生的 VTE,本章节在疾病症状部分引入了症状发生绝对时间和症状发生相对时间的概念,以帮助广大临床工作者在临床和科研中区分住院相关 VTE,以更好地实施 VTE 防治工作。

(4) 辅助检查:VTE 的诊断、病情评估和治疗过程依赖一系列辅助检查,主要包含影像学检查、肺功能检查、实验室检查和其他临床辅助检查,而临床诊疗和临床研究中对此部分信息采集的规范性不足。

影像学检查信息涵盖 CT 肺动脉造影、CT 静脉造影、核素肺通气灌注扫描、胸部 CT 检查、心脏超声检查、静脉超声检查等十余项内容。这部分数据元,除用于临床诊疗活动和临床研究的信息采集,还建议影像科医生和医疗信息工作者根据重点数据元制订相应的检查报告模板,以更加准确、全面、规范地收集影像学报告数据。实验室检查信息涵盖动脉血气及酸碱分析、血型、全血细胞计数、血糖、血生化、肿瘤标志物、凝血功能、易栓指标、炎性指标、自身免疫指标、心脏相关指标、其他相关指标等。

【治疗】

VTE 治疗包含抗凝治疗、溶栓治疗、介入治疗、手术治疗和其他治疗(如输血等)。

这部分数据元是临床诊疗活动的体现,推荐医院管理专家和医疗卫生信息专家在设计医院信息系统时充分考虑这部分数据元的规范采集,以保障 VTE 预防和治疗的顺畅,并为基于信息技术的医院管理和医疗质量评价工作提供支撑。

【预防】

VTE 的预防需贯穿高危患者的诊疗始终,本章内容包含了 VTE 的药物预防、机械预防、基本预防、围手术期预防等。由于在现代医疗理念中更加关注患者知情和参与情况,内容涉及健康宣教设计及健康理念传递方法,因此我们也引入了健康教育的相关数据元。

【预后与转归】

疾病转归涵盖患者病情的演变和发展。预后是指根据经验预测患者的不良事件和临床结局。VTE 的不良预后主要包括疾病或治疗相关不良事件及 VTE 的复发。

不良事件为临床诊疗和临床研究重点关注的内容。对不良事件报告的及时性、规范性和报告的质量始终是管理的难点。国内外诸多关于不良事件的实践证明,流程复杂常影响上报的有效性和及时性,因此本部分基于简单、方便的原则,帮助医院管理专家和医疗卫生信息专家设计实用性强的不良事件报告流程和内容,实现有效监测;指导临床研究正确设计数据采集内容,实现客观、即时的数据采集。

本章除常规不良事件采集信息之外,重点针对 VTE 预防和治疗中常见的三类不良事件(出血、VTE 复发和肝素诱导的血小板减少症)设计了标准数据元及采集规范。

现代医疗更加强调患者的依从性,本书纳入了患者药物依从性、治疗依从性等数据元,便于开展评价依从性对诊疗质量和结局影响的观察和研究。

【特殊临床情况】

研究表明 VTE 的发生与导致血流缓慢、高凝状态及血管壁损伤三因素的临床情况密切相关。为更好地提高特殊临床情况下的 VTE 预防意识及规范 VTE 诊疗流程,本章列入了恶性肿瘤相关 VTE 情况、妇产科相关 VTE 情况、围手术期相关 VTE 情况及其他特殊临床情况(如中心静脉导管置入、硬性固定等)。

【临床研究与经济学】

为了更好地支持循证医学研究,该部分主要是针对临床研究通用数据元的采集规范,包含临床研究信息、生物样本信息、随访与管理及经济学 4 部分。

临床研究信息主要针对临床研究方面的各类具体信息。

生物样本信息主要包含采集信息、处理信息、存储信息和应用信息。

随访与管理涵盖随访基本情况、是否停用抗凝药物、出血、PTE 与 DVT 及其他相关症状、凝血检查、转归和失访。

经济学部分包括了经济负担、综合医疗服务类、诊断类、治疗类、中药类、血液和血液制品类、耗材类、门诊费用、住院费用,以更好地开展卫生经济学相关研究和医疗质量评价。

3.2 应用场景

高质量的数据资源是数据集的核心评价指标,要求数据集编写过程中要严格遵循国内外最新的卫生健康标准和来自循证医学研究证据的指南推荐意见。标准数据集建立的目标是为了获得疾病的流行病学及人口统计学数据,规范疾病的诊断、治疗、预防和质量控制,整合医学数据,促进科学研究。应用大数据人工智能技术,有助于建立疾病发生的风险评估模型,开发基于数据集的临床辅助诊疗决策系统,反馈和改善医疗和护理质量。因此,标准数据集在制定过程中,一定要充分考虑其应用场景。

【规范临床实践】

临床信息采集和病历文书记录是病历的重要构成部分。准确记录日常临床诊疗活动和结果的病例资料,不但是重要的法律文件,同时也具有教学价值和科研价值。因此准确、完整、及时、可再利用等要素是对优秀临床病历的基本要求。由于很多客观原因,很多临床工作者的病史记录或检查结果记录的规范性和标准性有所欠缺,部分情况下,临床术语表达会产生歧义或遗漏重要信息,导致病例临床指导价值有限、教学价值降低,也难以作为真实世界数据进行再度分析利用,在某些极端情况下,也会导致潜在医疗安全隐患和法律风险。

真实世界数据(real-world date,RWD)和真实世界证据(real-world evidence,RWE)在临床研究和医疗保健决策中发挥越来越多的作用。如果数据能够以一种在语义上相互理解,并可通过统一化的操作方式进行良好的定义和结构化,则可利用 RWD 并生成可靠的 RWE。数据标准的采用是构建临床医学和治疗学发展高质量证据的基石。临床数据交换标准协会(Clinical Data Interchange Standards Consortium,CDISC)的数据标准较为成熟,得到全球认可,并被制药行业大量用于法规提交。CDISC 真实世界数据连接计划实施的目的就是要更好地了解和发现在真实世界数据中实施 CDISC 标准过程中存在的障碍,并确定恰当的工具和指南,以保证准确实施这些标准。

VTE 作为一种相对复杂的临床疾病,包括 DVT 和 PTE 两种临床表现形式,临床上涉及多个学科,在不同学科之间诊断和治疗的规范性有待统一。本数据集的数据元全面涵盖了 VTE 相关的病史采集、风险评估、检验检查项目及结果、预防和干预措施、不良事件等方面,并提供标准名称、定义和应记录的标准值,可指导临床形成高质量、全面、标准规范的记录,在一定程度上,可以在不同专科领域进行同质化培训,以进一步规范临床实践。

【强化质量改进和控制】

现阶段,大多数医院仍然存在信息系统间的"数据孤岛"和数据无法共享的现象,数据存储不规范,难以支撑高质量、高效的数据应用,在不同的医院和区域之间,这种现象更为严重,极大地限制了高质量多中心临床支持软件和临床研究软件的开发和应用。近年来,随着医院电子信息化程度的提升,临床实践或临床科研软件应用方案不断更新,以提升诊疗质量和效率或提升临床科研数据的采集质量。高质量的标准数据集可以为医院的临床信息部门或软件平台提供工具,规范数据采集、存储和应用,进一步提升数据质量,并可以开发更多的应用场景。

本数据集全面准确地描述了数据元的分类、标准名称、变量类型、值域和单位,并由临床专家和信息化专家审核,可方便临床信息部门与软件工程专家根据应用的需求设计数据采集要求、存储规范、质控标准和应用展示。通过制定一系列质控的定义和标准,可以为 VTE 质控的具体实施提供重要的标准化工具。

【促进科研创新与转化】

对临床研究工作者而言,标准的病例报告表对于规范临床研究、促进科研创新与转化至关重要。2020年《药物临床试验质量管理规范》(good clinical practice,GCP)(国家食品药品监督管理局令第 57 号)中强调指出,"药物临床试验质量管理规范"是药物临床试验全过程的质量标准,包括方案设计、组织实施、监查、稽查、记录、分析、总结和报告。规范中对临床研究数据采集与报告文件都提出了严格的质量管理要求,涵盖记录源数据的源文件(如病历、检查报告单、受试者日志等)和转录源文件中源数据、用于向申办者报告的病例报告表中需要记录的数据。

病例报告表(case report form,CRF)作为记录数据的载体,在设计上很大程度决定了数据采集的质量和完整性,通常在研究方案确定后,研究人员根据方案设计 CRF,但如何按照临床习惯设置观察指标、明确数据采集项及对指标结果记录的要求,在准确、全面收集结果的同时,减少观察者记录工作的工作量,对设计者有着非常高的要求,而基于 CRF 的电子数据采集(EDC)系统则更依赖规范的数据收集和管理。

本数据集的数据元分类和数据元描述均根据 CDISC 标准制定,CDISC 由全球近 200 家单位组成,会员包括行业领先的跨国生物技术和药物开发公司、医疗设备和诊断设备公司、合同研究组织(contract research organization,CRO)和技术提供商、政府机构、学术研究中心及其他非营利组织。在定义 CRF 时可直接参考引用 CDISC 标准,同时可根据上下文和关联数据元,充分理解 VTE 领域的科研数据采集要求,准确全面地采集临床科研数据。

【行政决策支持】

近年来,我国基本医疗保险制度不断完善,在付费方式上实行多元复合支付方式,DRGs 和 DIP 支付方式已经在全国 100 余城市开展。与此同时,基本医疗保险患者在医院患者中的比例不断增加,收治医疗保险患者已经成为医院经济效益与社会效益实现的重大影响因素,而付费方式的测算和医保基金的结算来源于"病案首页"及"医疗保障基金结算清单"的数据,从而要求结构化、编码准确、表述清晰的临床医疗数据作为信息来源。

VTE 所涉及的 ICD-10 编码以及对应的操作手术编码等数据集,是相关疾病诊断和治疗方式进行分组的主要依据。VTE 标准数据集是填写"医疗保障基金结算清单"客观、真实、及时、规范的前提,有助于项目填写完整,准确反映患者诊疗、医疗收费等信息,并决定所入的组别、权重,直接关系到医院与医保部门之间的基金结算,将为医保结算和医保支付系统提供便利的数据支持。

【人工智能与临床决策支持】

随着人工智能(artificial intelligence,AI)技术不断应用于医疗服务领域(如疾病风险预测、疾病诊疗、辅助检查、新药研发及慢病管理等),我国医疗卫生发展正从"信息化"向"智能化"方向转变。为解决医院 VTE 防治过程中的一系列问题,提升预防效率与诊疗水平,将 AI 技术引入 VTE 防治领域成为研究热点。国内外有许多研究根据经过验证的风险评估模型,建立了预防 VTE 风险的智能预警系统,但结果表明单纯的智能预警系统不足以建立集 VTE 评估与辅助决策于一体的防治系统。

通过对院内文字信息运用 VTE 标准数据集,完成信息抽取、分词、命名实体识别,以实现结构化变量的输出,借助自然语言处理算法、深度学习算法,可深度治理海量信息。集成医院信息系统(hospital information system,HIS)、电子病历(electronic medical record,EMR)、影像存档与传输系统(picture archiving and communication system,PACS)、实验室信息管理系统(laboratory information management system,LIS)等系统的数据,通过数据库将散在的、抽象的数据抽取到临床数据中心,进行标准化转换、运算;此外,基于自然语言处理、知识图谱、机器学习等 AI 技术,进行数据的再次整理与集成,实现临床数据的标准化、归一化及结构化,为前端应用奠定基础;然后通过规则引擎、AI 引擎等将处理的数据转化为计算机能识别的内容,为临床实现智能化 VTE 防治提供支持。

元数据、数据集标准等技术标准是数据治理的核心要素,VTE 标准数据集对定义、标识、表述的规范化,可有效反映 VTE 诊断、治疗、操作和药品等信息资源,以对结构化电子病历、规范化影像与病理等载体的准确描述,形成以患者为中心的电子病历数据集合,为 VTE 临床、科研等数据跨系统交换等提供参考,为健康医疗大数据资源的共享、临床质控、科研创新、人工智能计算的应用提供标准化的数据基础,为相关临床决策工具的研发及应用提供大数据支持。

近年来,随着对疾病认识的深入和诊疗规范的推广实施,VTE 的预防和诊治水平不断提高,目前亟需基于疾病特点及现有行业标准的 VTE 标准数据集。另外,随着信息化技术的进步,大数据及人工智能为医学领域带来了革新,将数据集与人工智能工具结合,不仅有助于临床医生和科技工作者进行全面、标准、规范的数据采集及存储,为实践应用奠定坚实的数据基础,还有助于专业人员从真实世界数据中更好地认知、研究疾病,精准地制定临床决策和质量控制。标准数据集的建立和优化,将有效地促进 VTE 的质量控制和临床数据资源的整合与利用,规范我国 VTE 在数据层面的管理,对我国 VTE 防治体系建设的标准化、规范化、同质化发展起到重要的推动作用。

第二篇

静脉血栓栓塞症标准化名词与定义

1. 静脉血栓栓塞症相关疾病

01.001　深静脉血栓形成

deep venous thrombosis(DVT)

血液在深静脉腔内异常凝结,阻塞管腔,导致静脉回流障碍,引起远端静脉压力增高、肢体肿胀、疼痛及浅静脉扩张等临床表现,多见于下肢,可造成不同程度的慢性深静脉功能不全。

01.002　肺血栓栓塞症

pulmonary thromboembolism(PTE)

来自静脉系统或右心的血栓阻塞肺动脉或其分支所致的疾病,以肺循环和呼吸功能障碍为其主要临床和病理生理特征。

01.003　静脉血栓栓塞症

venous thromboembolism(VTE)

深静脉血栓形成与肺血栓栓塞症的总称。

01.004　肺栓塞

pulmonary embolism(PE)

各种栓子阻塞肺动脉或其分支为其发病原因的一组疾病或临床综合征的总称,包括肺血栓栓塞症、脂肪栓塞综合征、羊水栓塞、空气栓塞、异物栓塞、肿瘤栓塞等,其中以肺血栓栓塞症最为常见。

01.005　慢性肺血栓栓塞症

chronic pulmonary thromboembolism

慢性肺血栓栓塞症指部分急性肺血栓栓塞症发生之后,血栓不能完全溶解,或静脉血栓多次脱落反复栓塞肺动脉,导致血栓机化,进而可诱发肺动脉重构。

01.006　慢性肺血栓栓塞症合并急性发作

chronic pulmonary thromboembolism complicated with acute exacerbation

急、慢性肺血栓栓塞症同时出现于同一位患者,这种情况在临床上并不少见,常见于肺血栓栓塞症未得到有效治疗的情况,临床表现可见在慢性肺血栓栓塞症基础上出现急性肺血栓栓塞症症状,CT肺血管造影等影像学证实慢性血栓与急性血栓并存的特点。

01.007　慢性血栓栓塞性肺动脉高压

chronic thromboembolic pulmonary hypertension(CTEPH)

急性肺血栓栓塞症发生后肺动脉内血栓未完全溶解,或肺血栓栓塞反复发生,出现血栓机化、肺血管管腔狭窄甚至闭塞,肺血管阻力增加、肺动脉压力进行性增高、右心室肥厚甚至右心衰竭。部分CTEPH患者并没有肺栓塞病史,所以尚不清楚CTEPH是否一定由急性肺栓塞发展而来。在诊断急性肺栓塞过程中,需要对影像学检查结果进行仔细分析,明确是否存在CTEPH征象。超声心动图是CTEPH患者的首选一线筛查方法,不建议对无症状肺栓塞患者进行常规筛查。

01.008　肺梗死

pulmonary infarction

肺动脉发生栓塞后,其支配的肺组织因血流受阻或中断而发生坏死。

01.009　出血性肺不张

hemorrhagic pulmonary atelectasis

由于肺内出血导致的肺组织不含气或含气量减少,肺组织萎缩,体积缩小。

01.010　肺源性心脏病

pulmonary heart disease

支气管-肺组织、胸廓或肺血管病变致肺血管阻力增加,产生肺动脉高压,继而右心室结构和/或功能改变的疾病。

01.011　肺栓塞后综合征

post pulmonary embolism syndrome, post PE syndrome

急性肺栓塞发生后,经过至少3个月的充分抗凝治疗,仍存在呼吸困难、运动不耐受和/或功能或精神状态受损,不能用其他原因(包括血栓复发、基础疾病、合并症等)解释。心肺运动试验与运动负荷右心导管检查可以敏感地识别导致症状的心血管、肺和骨骼肌系统的改变,有助于判断肺栓塞后综合征。40%~60%的肺栓塞患者可能存在肺栓塞后综合征。

01.012　慢性血栓栓塞性肺疾病

chronic thromboembolic pulmonary diseases (CTEPD)

急性肺血栓栓塞症在经过3个月的有效抗凝治疗后,通过通气/灌注显像,或CT肺血管造影、磁共振肺血管造影,或肺动脉造影证实存在慢性肺血栓且有呼吸困难等症状的临床综合征;其中合并肺动脉高压的为慢性血栓栓塞性肺动脉高压。

2. 静脉血栓栓塞症流行病学与风险因素

2.1　流行病学

02.013　流行病学

epidemiology

研究人群中疾病与健康状况的分布及其影响因素,并研究如何防治疾病以及促进健康的策略和措施的科学。

02.014　发病率

incidence

一定时期内,一定范围人群中某种疾病(如静脉血栓栓塞症)新发病例出现的频率。

02.015　患病率

prevalence

一定时期内,一定范围人群中某种疾病(如静脉血栓栓塞症)现患病例(新旧病例)所占的比例。

02.016　死亡率

mortality

一定时期内,一定范围人群中总死亡人数与该人群同期平均人口数之比。

02.017　病死率

fatality

一定时期内,因患某种疾病(如静脉血栓栓塞症)而死亡的人数占该病患者总人数的比例。

02.018　生存率

survival

接受某种治疗的患者或某种疾病(如静脉血栓栓塞症)的患者中,经过若干年随访后,尚存活的患者所占的比例。

02.019　长期变异

secular change

对疾病动态的、连续的观察,其临床特征、发病率、死亡率等的长期变化。

02.020　描述性研究

descriptive study

根据日常记录资料或通过特殊调查所得到的资料,将疾病或健康状况的分布特点真实地揭示出来,提出关于致病因素的假设和进一步研究方向的观察性研究方法。

02.021 横断面调查
cross-sectional study

在某一时点或短时期内,按照研究设计的要求,对一定范围内的人群,应用普查或者抽样调查的方法,收集有关疾病或健康状况的资料,以描述疾病或健康状况的分布,并观察某些因素与疾病或健康状况之间的关联。

02.022 普查
census

对特定时间、特定范围的人群中每一位成员进行的全面调查。

02.023 抽样调查
sampling survey

从研究对象的总体中随机抽取有代表性的一部分人群进行调查,以所得的结果推及总体人群某种疾病(如静脉血栓栓塞症)的患病率或某些特征情况的调查方法。

02.024 病例对照研究
case-control study

选择患有和未患有某种特定疾病(如静脉血栓栓塞症)的人群分别作为病例组和对照组,调查两组人群过去暴露于某种或某些(危险)因素的比例,判断暴露因素是否与该疾病相关联以及关联程度大小的观察性研究方法。

02.025 队列研究
cohort study

选定暴露和未暴露于某种或某些(危险)因素的两组人群,追踪其疾病结局,比较两组人群疾病结局发生率的差异,从而判断暴露因素与疾病结局有无因果关联以及关联程度大小的观察性研究方法。

02.026 归因危险度
attributed risk(AR)

暴露组发病率(或死亡率)与非暴露组发病率(或死亡率)的绝对差值。

02.027 相对危险度
relative risk(RR)

暴露组发病率(或死亡率)与非暴露组发病率(或死亡率)的相对比值。

02.028 临床试验
clinical trial

通常以患病人群为研究对象,并以患病个体为单位,研究某种或某些药物或治疗方法在消除疾病症状、恢复健康或提高生存率方面效果的试验性研究方法。

02.029 真实性
validity

实验的测量值与实际值("金标准"的测量值)符合的程度。

02.030 可靠性
reliability

在相同情况下,对相同人群进行统一筛查试验,重复检测获得相同结果的稳定程度。

02.031 偏倚
bias

在研究的设计、实施、分析等阶段发生的系统误差。

2.2 风险因素

02.032 静脉血栓栓塞症病史
venous thromboembolism history

患者既往患过静脉血栓栓塞症及相关疾病,包括肺血栓栓塞症、下肢深静脉血栓形成及其他部位静脉血栓。

02.033 易栓症
thrombophilia

存在抗凝蛋白、凝血因子、纤溶蛋白等遗传性或获得性缺陷,或存在获得性风险因素从而具有高血栓栓塞倾向。

02.034 静脉血栓栓塞症家族史
venous thromboembolism family history

家族中直系亲属或三代内旁系亲属曾被诊断为静脉血栓栓塞症。

02.035 高血压

hypertension

以体循环动脉压升高为主要临床表现的心血管综合征。

02.036 冠状动脉粥样硬化性心脏病

coronary atherosclerotic heart disease

冠状动脉发生粥样硬化引起管腔狭窄或闭塞，导致心肌缺血缺氧或坏死而引起的心脏病。

02.037 急性心肌梗死

acute myocardial infarction

在冠状动脉病变的基础上，发生冠状动脉血供急剧减少或中断导致急性心肌缺血坏死。

02.038 风湿性心脏病

rheumatic heart disease

又名风湿性心脏瓣膜病，简称风心病。是风湿性炎症过程所致的瓣膜损害而造成的心脏病变。

02.039 心肌病

cardiomyopathy

由不同病因引起的心肌病变导致心肌机械和/或心电功能障碍，常表现为心室肥厚或扩张。

02.040 心功能不全/心力衰竭

heart dysfunction/heart failure

各种心脏结构或功能性疾病导致心室充盈和/或射血功能受损，心排血量不能满足机体组织代谢需要，以肺循环和/或体循环淤血，器官、组织血液灌注不足为临床表现的一组综合征。

02.041 心房颤动/扑动

atrial fibrillation/flutter

规律有序的心房电活动的丧失，代之以快速无序的颤动波。

02.042 高同型半胱氨酸血症

hyperhomocysteinemia

一种以血液中同型半胱氨酸升高为特征的疾病，通常指同型半胱氨酸>15μmol/L。

02.043 高脂血症

hyperlipemia

血液中胆固醇和甘油三酯升高的疾病。

02.044 慢性阻塞性肺疾病

chronic obstructive pulmonary disease

简称慢阻肺，是一种以具有持续存在的气流受限为特征的慢性气道疾病，通常与显著暴露于有害颗粒或气体而引起的气道和/或肺泡异常有关，其中吸烟是引起慢阻肺最常见的风险因素。

02.045 肺部感染

pulmonary infection

病原体侵犯肺部引起的炎症。

02.046 肺结核

pulmonary tuberculosis

结核分枝杆菌引起的慢性传染病。

02.047 支气管哮喘

bronchial asthma

一种以慢性气道炎症和气道高反应性为特征的异质性疾病。

02.048 间质性肺疾病

interstitial lung disease

一组主要累及肺间质和肺泡腔，导致肺泡-毛细血管功能单位丧失的弥漫性肺疾病。

02.049 慢性肺源性心脏病

chronic pulmonary heart disease

支气管-肺组织、胸廓或肺血管慢性病变致肺血管阻力增加，产生肺动脉高压，继而右心室结构和/或功能改变的疾病。

02.050 克罗恩病

Crohn disease

病因未明，是一种慢性炎性肉芽肿性疾病，多见于末段回肠和邻近结肠，但从口腔至肛门各段消化道均可受累，呈节段性分布。

02.051 溃疡性结肠炎

ulcerative colitis

一种病因尚不清楚的直肠和结直肠慢性非特异性炎症。

02.052 消化性溃疡

peptic ulcer

胃肠黏膜发生的炎症性缺损。

02.053 慢性肝炎

chronic hepatitis

多种致病因素造成肝脏的慢性炎症损伤。

02.054 肝硬化

liver cirrhosis

各种慢性肝病进展至以慢性肝炎、弥漫性纤维化、假小叶、再生结节和肝内外血管增殖为特征的病理阶段。

02.055 巴德-基亚里综合征

Budd-Chiari syndrome

又称布-加综合征,为肝静脉和/或其开口以上的下腔静脉段阻塞性病变引起的一种肝后型门静脉高压症。

02.056 慢性肾炎

chronic nephritis

以蛋白尿、血尿、高血压和水肿为基本临床表现,起病方式各不相同,病情迁延并慢性进展的一组疾病。

02.057 肾病综合征

nephrotic syndrome

以大量蛋白尿（>3.5g/24 小时）、低蛋白血症（血清白蛋白<30g/L）、水肿和高脂血症为特征的临床综合征。

02.058 肾功能不全/肾衰竭

renal dysfunction/renal failure

以代谢产物潴留,水、电解质及酸碱平衡紊乱和全身系统症状为表现的一种临床综合征。

02.059 糖尿病

diabetes mellitus

一组由多病因引起的以高血糖为特征的代谢性疾病。

02.060 甲状腺功能亢进

hyperthyroidism

血液循环中甲状腺激素过多,引起神经、循环、消化等系统兴奋性提高和代谢亢进为主要表现的一组临床综合征。

02.061 甲状腺功能减退

hypothyroidism

由各种原因导致的低甲状腺激素血症或甲状腺激素抵抗而引起的全身性低代谢综合征。

02.062 甲状腺抗体异常

abnormal thyroid autoantibodies

循环系统中甲状腺组织的自身抗体异常。

02.063 脑卒中

stroke

包括缺血性脑卒中和出血性脑卒中,以突然发病、迅速出现局限性或弥漫性脑功能缺损为共同临床特征的脑血管疾病。

02.064 缺血性脑血管病

ischemic cerebral vascular disease

各种因素导致的脑血管狭窄或闭塞引起的脑功能障碍。

02.065 出血性脑血管病

hemorrhagic cerebral vascular disease

由于各种原因引起脑部血管破裂,导致血液流入脑组织或蛛网膜下腔内引起的疾病。

02.066 系统性红斑狼疮

systemic lupus erythematosus

一种以致病性自身抗体和免疫复合物形成并介导器官、组织损伤的自身免疫性疾病。

02.067 多发性肌炎/皮肌炎

polymyositis/dermatomyositis

一组以横纹肌和皮肤慢性炎症为特征的异质性疾病。

02.068 血管炎

vasculitis

在病理上以血管壁炎症为特征的一组炎性自身免疫性疾病,分为原发性和继发性。

02.069 类风湿关节炎

rheumatoid arthritis

一种以侵蚀性、对称性多关节炎为主要临床表现的慢性、全身性自身免疫性疾病。

02.070 抗磷脂综合征

antiphospholipid syndrome

一种以反复动静脉血栓形成、习惯性流产、血小板减少以及抗磷脂抗体持续中高滴度阳性为主要特征的非炎症性自身免疫性疾病。

02.071 系统性硬化症

systemic scleroderma

曾称硬皮病,是一种以皮肤局部或广泛变硬和内脏进行性硬化为特征的结缔组织病。

02.072 干燥综合征

Sjögren's syndrome

一种以侵犯泪腺、唾液腺等外分泌腺体,B淋巴细胞异常增殖,组织淋巴细胞浸润为特征的弥漫性结缔组织病。

02.073 混合性结缔组织病

mixed connective tissue disease

是一种少见的结缔组织病,临床上常有系统性红斑狼疮、系统性硬化症、多发性肌炎/皮肌炎、类风湿关节炎等疾病的部分症状,但均达不到这些疾病各自的诊断标准,血清学以高滴度抗U1-RNP抗体为特征。

02.074 白血病

leukemia

是一类造血干细胞的恶性克隆性疾病,因白血病细胞自我增殖、分化及凋亡异常,而停滞在细胞发育的不同阶段。

02.075 淋巴瘤

lymphoma

起源于淋巴结和淋巴组织,其发生大多与免疫应答过程中淋巴细胞增殖分化产生的某种免疫细胞恶变有关,是免疫系统恶性肿瘤。

02.076 骨髓增生异常综合征

myelodysplastic syndrome

一组起源于造血干细胞,以血细胞病态造血、高风险向急性髓系白血病转化为特点的异质性髓系肿瘤性疾病。

02.077 原发性血小板增多症

primary thrombocythemia

一种以骨髓巨核细胞持续性增生和血小板增多且功能异常为特征的慢性骨髓增生性疾病。

02.078 真性红细胞增多症

polycythemia vera

克隆性红细胞异常增殖为主的骨髓增殖性肿瘤。

02.079 骨髓纤维化

myelofibrosis

一种由于骨髓造血组织中的胶原蛋白增生,导致其纤维组织严重增生,并影响造血功能的一种骨髓增生性疾病。

02.080 阵发性睡眠性血红蛋白尿症

paroxysmal nocturnal hemoglobinuria

一种后天获得性的造血干细胞基因突变所致的红细胞膜缺陷性溶血病。

02.081 恶性肿瘤

malignant neoplasm

以不可控制的恶性细胞生长和扩散以及组织

浸润为特征,并经病理检验明确的疾病。

02.082　严重感染(<1个月)

serious infection(<1month)

1个月内曾因感染性疾病住院治疗,或静脉使用抗生素药物。

02.083　髋、骨盆骨折或下肢骨折

fracture of hip,pelvis or lower limb

髋、骨盆或下肢骨的完整性和连续性中断。

02.084　急性脊髓损伤(<1个月)

acute spinal cord injury(<1month)

1个月内由于椎体的移位或碎骨片突入椎管内,使脊髓或马尾神经产生不同程度的损伤。

02.085　近期(<1个月)创伤或外科手术

recent(<1month)trauma or surgery

1个月内的创伤或外科手术。

02.086　糖皮质激素类药物

corticosteroids

对体内的糖、脂肪、蛋白质以及水和电解质代谢起调节作用的一类甾体激素,有强大的抗炎和免疫抑制作用;长期大量使用所致不良反应包括感染、高血糖、消化性溃疡等。

02.087　口服避孕药物

oral contraceptive

雌、孕激素组成的复方制剂。

02.088　止血药物

hemostatic drugs

可以制止体内、外出血的药物。

02.089　6个月内放射性治疗

radiotherapy within 6 months

6个月内的放射性治疗。

02.090　石膏固定

plaster immobilization

用石膏在体外进行固定。

02.091　深静脉通路

deep vein access

使用金属或管状无菌材料建立的血管静脉通路。

02.092　透析

dialysis

通过一种净化装置使体液内的成分(溶质或水分)通过半透膜排出代谢废物,清除多余的水分,是部分替代肾功能的一种治疗方法。一般可分为血液透析和腹膜透析两种。

02.093　静脉曲张

varicosity

静脉出现隆起、扩张、迂曲等表现,可发生于多个部位,其中较常见的有下肢静脉曲张、精索静脉曲张、胃底食管静脉曲张、眼眶静脉曲张等。

02.094　脱水

dehydration

由于各种因素导致的人体饮水不足或消耗、丢失大量水分而无法及时补充,使体内水分减少而引起新陈代谢障碍的一组临床综合征。

02.095　活动性出血

active hemorrhage

机体受暴力作用后,由于较大的血管破裂,血液不停地从损伤血管流出。

02.096　肾衰竭

renal failure

肾衰竭是各种慢性肾脏疾病发展到后期,引起的肾功能部分或者全部丧失的一种病理状态。

02.097　肝衰竭

livers failure

肝衰竭是指肝脏受到病毒感染、酒精、药物等因素造成的损害后,引起肝细胞大量坏死及肝功能减退,从而出现以凝血功能障碍和黄疸、腹胀、腹水为主要表现的一组临床症候群。

02.098 脓毒症

sepsis

曾称败血症,是由于病原微生物及其毒性产物持续存在于血液内所引起的一种急性全身性感染。

02.099 胰瘘

pancreatic fistula

因胰管破裂,胰液从胰管漏出 7 天以上。

02.100 合并使用抗凝药、抗血小板药物或溶栓药物

concurrent use of anticoagulant, antiplatelet or thrombolytic

患者合并使用抗凝药、抗血小板药物或溶栓药物。

02.101 凝血功能障碍

coagulation dysfunction

凝血因子缺乏或者功能异常。

02.102 入住重症监护室(ICU)

intensive care units admission

本次住院期间入住重症监护室,包括综合性ICU 与专科 ICU。

02.103 其他溶栓治疗相对禁忌证

other thrombolytic relative contraindication

患者存在的溶栓治疗相对禁忌证。

02.104 出血风险因素

risk of bleeding

指出血相关的风险因素,例如肾功能不全、肝病、活动性消化道溃疡、血小板减少症、贫血、高血压以及使用抗血小板药物和非甾体抗炎药等。出血风险的评估对于预防决策、治疗疗程决策具有非常重要的价值。

3. 静脉血栓栓塞症诊断

3.1 症状

03.105 咳嗽

cough

人体的一种保护性呼吸反射动作,用于清除呼吸道内的异物。

03.106 咳痰

expectoration

借助于支气管黏膜上皮细胞的纤毛运动、支气管平滑肌的收缩及咳嗽时的气流冲动,将呼吸道内的分泌物从口腔排出的动作。

03.107 发热

fever

各种原因所致体温调节中枢功能障碍,导致体温升高超过正常范围。

03.108 呼吸困难

dyspnea

患者主观感觉胸闷、气短、空气不足或呼吸费力,客观表现为呼吸频率、节律和深度的改变,以及辅助呼吸肌参与呼吸等。

03.109 胸痛

chest pain

由胸壁疾病、心血管系统疾病、呼吸系统疾病、纵隔内其他器官或脊柱病变引起的胸部疼痛。

03.110 胸闷

chest tightness

自觉胸中堵塞不畅、沉闷不适的表现。

03.111 咯血

hemoptysis

喉以下的呼吸道或肺组织出血,经口腔咳出。

03.112 心悸

palpitation

患者主观感到自己心脏搏动,并伴有不适或心慌感。

03.113 晕厥

syncope

由于一过性广泛脑缺血而导致突发短暂意识丧失,发作时患者肌张力丧失,不能保持正常姿势而倒地。

03.114 低血压

hypotension

动脉收缩压低于90mmHg(1mmHg=0.133kPa)、舒张压低于60mmHg时可称为低血压或低血压状态。

03.115 休克

shock

机体有效循环血量减少、组织灌注不足,细胞代谢紊乱和功能受损的病理生理过程。

3.2 体征

03.116 肢体肿胀

limbs swelling

由于淤血、充血、水肿、炎症或其他原因导致的肢体体积增大。

03.117 疼痛或压痛

pain or tenderness

四肢出现疼痛或压痛。

03.118 浅静脉扩张

superficial vein dilation

四肢、躯体浅静脉扩张。

03.119 皮肤色素沉着

skin pigmentation

部分或全身皮肤色泽加深。

03.120 患肢皮肤破溃

skin ulcers on the affected limb

患肢或者肢体皮肤存在皮肤破溃或溃疡。

3.3 影像学检查

03.121 计算机断层肺动脉造影

computed tomography pulmonary angiography (CTPA)

CTPA能够同时显示肺血管和肺实质。能够显示肺动脉形态、有无血管畸形、显示肺动脉管腔内及管腔外病变;根据肺动脉充盈缺损形态、部位辅助判断有无肺栓塞、栓塞的性质;同时测定主肺动脉直径、同水平升主动脉直径、心房及心室的直径或面积,辅助判断有无肺动脉高压,且能够显示纵隔病变部位,辅助判断病变性质。采用双期CT肺血管造影扫描方案能够同时显示主动脉及肺静脉有无病变、病变范围及性质。采用能谱或双能量CTPA扫描方案能够观察肺栓塞引起的肺灌注减低或缺损部分及范围。同时肺窗能够显示肺野内病变(如肺梗死灶、肺结节及空洞、间质性炎症等)。

03.122 计算机断层静脉造影

computed tomography venography(CTV)

即CT静脉造影,可发现静脉血栓、上肢静脉血栓部位、下腔静脉血栓、下肢静脉血栓部位、静脉充盈缺损、静脉充盈缺损部位、静脉狭窄、静脉狭窄部位、静脉闭塞、静脉闭塞部位。

03.123 核素肺通气/灌注扫描

ventilation-perfusion(V/Q)scan

吸入放射性同位素后行肺通气/灌注扫描,可通过灌注显像的减低或缺损区域、通气显像的放射减低或缺损区域、通气/灌注不匹配、通气/灌注不匹配部位及程度,间接判断有无肺栓塞及肺栓塞部位。

03. 124　胸部计算机断层显像

chest CT scan

通过胸部 CT 检查胸廓对称性、胸廓骨质、胸壁软组织、胸膜、胸腔、肺纹理、肺部实变影、实变影部位、实变影大小、实变影性质、肺部斑片影、斑片影部位、斑片影大小、斑片影性质、肺部磨玻璃影、肺部磨玻璃影部位、肺部磨玻璃影大小、小叶间隔增厚、小叶间隔增厚部位、铺路石征、地图征、肺部结节、结节部位、结节大小、结节形态、结节性质、肺门淋巴结增大、纵隔淋巴结增大、心脏检查结果、大血管检查结果、纵隔肿块、肺动脉高压。

03. 125　胸部 X 线片

chest radiography

通过胸部 X 线扫描，可发现区域性肺血管纹理变细、区域性肺血管纹理稀疏、区域性肺血管纹理消失、肺野透亮度增加、局部浸润性阴影、尖端指向肺门的楔形阴影、肺不张、肺膨胀不全、肺动脉干增宽、肺动脉干截断征、肺动脉段膨隆、右心室扩大、患侧横膈抬高、胸腔积液。

03. 126　胸部核磁

chest magnetic resonance imaging

胸部核磁通过显示肺血管形态、肺灌注、肺及心肌的功能及组织特征评价先天性及获得性肺血管疾病。通过纵向弛豫加权成像（T_1WI）及横向弛豫加权成像（T_2WI）、扩散加权成像（DWI）可鉴别肺动脉充盈缺损的性质。四维血流成像能够无创性提示肺动脉血流动力学。

03. 127　心脏超声检查

echocardiography examination

通过心脏超声检查显示主动脉根部内径、升主动脉内径、左心房内径、左心室舒张末期内径、左心室收缩末期内径、左心室后壁厚度、右心室游离壁厚度、右心室前壁运动幅度、右心房横径、右心室内径、室间隔厚度、肺动脉内径、左心室射血分数、肺动脉瓣口最大血流速度、主动脉瓣口最大血流速度、二尖瓣口 E 峰流速、二尖瓣口 A 峰速度、三尖瓣口 E 峰速度、三尖瓣口 A 峰速度、三尖瓣反流压差、二尖瓣检查结果、三尖瓣检查结果、主动脉检查结果、主动脉瓣检查结果、右心房血栓、右心室血栓、左心房大小、左心室大小、室间隔厚度、左心室壁厚度、右心房大小、右心室大小、心包积液、下腔静脉最小径、估测肺动脉收缩压、肺动脉主干血栓、肺动脉分支血栓。

03. 128　静脉超声

vein ultrasonography

通过静脉超声发现下肢静脉血栓、下肢静脉血栓部位、上肢静脉血栓、上肢静脉血栓部位、静脉局部性扩张、静脉局部性扩张部位、静脉增宽、静脉增宽部位、增宽静脉内径、血管腔内异常回声；是否对血管腔内异常回声部位进行加压，对加压部位、加压表现、充盈缺损、充盈缺损部位进行具体描述。

3.4　实验室检查

03. 129　动脉血气及酸碱分析

arterial blood gas and pH analysis

检测动脉血的酸碱度（pH）、氧分压（PO_2）、二氧化碳分压（PCO_2）、实际碳酸氢盐（AB）、标准碳酸氢盐（SB）、实际碱剩余（ABE）、碱剩余（BE）、氧饱和度（$SatO_2$）、氧合血红蛋白（HbO_2）浓度、乳酸浓度。

03. 130　全血细胞计数

complete blood count

检测血中白细胞计数（WBC）、中性粒细胞绝对值（Neut#）、中性粒细胞百分数（Neut%）、嗜酸性粒细胞绝对值（Eos#）、嗜酸性粒细胞百分数（Eos%）、淋巴细胞绝对值（Lymph#）、淋巴细胞百分数（Lymph%）、嗜碱性粒细胞绝对值（Baso#）、嗜碱性粒细胞百分数（Baso%）、单核细胞绝对值（Mono#）、单核细胞百分数（Mono%）、红细胞计数（RBC）、红细胞体积分布宽度变异系数（RDW-CV）、平均红细胞血红蛋白含量（MCH）、平均红细胞血红蛋白浓度（MCHC）、平均红细胞体积（MCV）、红细胞比容（Hct）、血红蛋白（Hb）、血小板计数（PLT）。

03. 131　血糖

blood glucose

检测血液中血液葡萄糖（Glu）、糖化血红蛋白

（GHb）、血红蛋白 A$_{1a}$（HbA$_{1a}$）、血红蛋白 A$_{1b}$（HbA$_{1b}$）、血红蛋白 A$_{1c}$（HbA$_{1c}$）。

03.132　血生化

blood biochemistry

检测血液中血脂、总胆固醇（TC）、甘油三酯（TG）、低密度脂蛋白胆固醇（LDL-C）、高密度脂蛋白胆固醇（HDL-C）、肝功能、总蛋白（TP）、白蛋白（ALB）、前白蛋白（PA）、球蛋白（GLB）、白蛋白/球蛋白比值（A/G）、γ-谷氨酰基转移酶（GGT）、丙氨酸氨基转移酶（ALT）、天冬氨酸氨基转移酶（AST）、血清总胆汁酸（TBA）、总胆红素（TB）、结合胆红素（CB）、非结合胆红素（UCB）、碱性磷酸酶（ALP）、谷氨酸脱氢酶（GDH）、腺苷脱氨酶（ADA）、尿素（Urea）、血尿素氮（BUN）、肌酐（Cr）、血尿素氮/肌酐比值（BUN/Cr）、尿酸（UA）、钾（K）、钠（Na）、氯（Cl）、钙（Ca）、镁（Mg）。

03.133　肿瘤标志物

tumor markers

检测血液中癌胚抗原（CEA）、甲胎蛋白（AFP）、癌抗原 125（CA125）、癌抗原 15-3（CA15-3）、癌抗原 19-9（CA19-9）、癌抗原 72-4（CA72-4）、神经元特异性烯醇化酶（NSE）、细胞角蛋白 19 片段抗原 21-1（CYFRA21-1）、胃泌素释放肽前体（Pro-GRP）、鳞癌相关抗原（SCC）、总前列腺特异性抗原（t-PSA）、游离前列腺特异性抗原（f-PSA）。

03.134　凝血功能

coagulation function

检测静脉血活化部分凝血活酶时间（APTT）、凝血酶时间（TT）、纤维蛋白原（FIB）、纤维蛋白原降解产物（FDP）、凝血酶原时间（PT）、国际标准化比值（INR）、稀释凝血酶时间（dTT）、D-二聚体、抗 Xa 因子活性（anti-FXa）。

03.135　易栓指标

thrombophilia markers

检测蛋白 C 活性（PC：A）、蛋白 S 活性（PS：A）、游离蛋白 S 抗原含量（FPS：Ag）、抗凝血酶活性（AT：A）、同型半胱氨酸（Hcy）、抗心磷脂抗体（ACL）、狼疮抗凝物（LAC）-稀释的蝰蛇毒时间

（DRVVT）、狼疮抗凝物（LAC）-硅土凝固时间（SCT）、抗心磷脂抗体（ACL）-IgM、抗心磷脂抗体（ACL）-IgG、抗 β$_2$-糖蛋白 1（β$_2$-GP1）抗体-IgM、抗 β$_2$-糖蛋白 1（β$_2$-GP1）抗体-IgG、凝血因子 Ⅱ 活性（FⅡ：C）、凝血因子 Ⅶ 活性（FⅦ：C）、凝血因子 Ⅷ 活性（FⅧ：C）、凝血因子 Ⅸ 活性（FⅨ：C）、凝血因子 Ⅹ 活性（FⅩ：C）、凝血因子 Ⅺ 活性（FⅪ：C）、凝血因子 Ⅻ 活性（FⅫ：C）、血管性血友病因子抗原含量（vWF：Ag）。

03.136　炎症指标

inflammation markers

检测白细胞介素-1（IL-1）、白细胞介素-2（IL-2）、白细胞介素-3（IL-3）、白细胞介素-6（IL-6）、白细胞介素-8（IL-8）、集落刺激因子（CSF）、肿瘤坏死因子-α（TNF-α）、干扰素-γ（IFN-γ）、感染指标、C 反应蛋白（CRP）、超敏 C 反应蛋白（hs-CRP）、降钙素原（PCT）、红细胞沉降率（ESR）、铁蛋白（Fet）。

03.137　自身免疫指标

autoimmune markers

检测类风湿因子（RF）、循环免疫复合物（CIC）、补体 C3、补体 C4、补体经典途径溶血活性（CH$_{50}$）、抗核抗体（ANA）、抗双链 DNA（dsDNA）抗体、抗 Sm 抗体、抗核糖核蛋白抗体、抗 U1 核糖核蛋白抗体、抗 SSA 抗体、抗 SSB 抗体、抗 Jo-1 抗体、抗 Ro-52 抗体、抗 Scl-70 抗体、抗组蛋白抗体、抗 RA-54 抗体、抗着丝点抗体、抗核小体抗体（AnuA）、抗人白细胞 B27（HLA-B27）抗体、抗中性粒细胞胞质抗体（ANCA）、狼疮抗凝物（LAC）。

03.138　心脏相关指标

cardiac related markers

检测肌酸激酶（CK）、肌酸激酶同工酶（CK-MB）、肌红蛋白（Myo）、肌钙蛋白 I（cTNI）、肌钙蛋白 T（cTNT）、乳酸脱氢酶（LDH）、脑钠肽（BNP）、氨基末端-B 型利钠肽前体（NT-proBNP）。

03.139　基因检测

genetic testing

检测因子 V 基因（*F5*）Leiden、凝血酶原基因（*F2*）G20210A 突变、纤溶酶原激活物抑制物-1 基

因（*PAI-1*）4G/5G、亚甲基四氢叶酸还原酶（MTH-FR）C677T、蛋白 C 基因（*PROC*）、蛋白 S 基因（*PROS1*）、抗凝血酶基因（*SERPINC1*）、富组氨酸糖蛋白基因（*HRG*）、凝血酶调节蛋白基因（*THBD*）变异。

3.5　其他辅助检查

03.140　肺功能检查

pulmonary function test

评估气流受限严重程度及通气功能障碍类型，包括：第 1 秒用力呼气容积、第 1 秒用力呼气容积预计值、一秒率、一秒率预计值、第 1 秒用力呼气容积占预计值百分比、第一秒用力呼气容积占用力肺活量比值、肺活量、用力肺活量、用力肺活量预计值、用力肺活量占预计值百分比、弥散功能（$D_L CO\%$）、功能残气量、残气量、肺总量。

03.141　支气管镜检查

bronchoscopy examination

运用支气管镜设备和技术进行检查。

03.142　肺部活体组织检查

lung biopsy examination

即肺部组织活检。

03.143　冠状动脉造影检查

coronary angiography examination

冠状动脉造影检查及报告检查结论。

03.144　静脉造影检查

venography examination

上腔静脉造影检查、下腔静脉造影检查、髂静脉造影检查、上肢静脉造影检查、肾静脉造影检查、肠系膜静脉造影检查、脾静脉造影检查及结论。

03.145　心电图检查

electrocardiogram examination

观察心电图有无肺性 P 波、ST-T 改变、T 波倒置、T 波倒置导联、电轴右偏、顺钟向转位、右心室肥厚、右心室低电压、右束支传导阻滞、右心劳损、QT 间期延长、$S_I Q_{III} T_{III}$ 波群。

3.6　危险分层

03.146　急性肺血栓栓塞症（低危）

acute pulmonary thromboembolism（low risk）

血流动力学稳定，且不存在右心功能不全和心脏生物学标志物升高的急性肺血栓栓塞症。

03.147　急性肺血栓栓塞症（中低危）

acute pulmonary thromboembolism（intermediate-low risk）

血流动力学稳定，右心功能不全和心脏生物学标志物两者之一为阳性的急性肺血栓栓塞症。

03.148　急性肺血栓栓塞症（中高危）

acute pulmonary thromboembolism（intermediate-high risk）

血流动力学稳定，右心功能不全和心脏生物学标志物两者均为阳性的急性肺血栓栓塞症。

03.149　急性肺血栓栓塞症（高危）

acute pulmonary thromboembolism（high risk）

血流动力学不稳定，包含两种情况：一是患者发生心脏骤停；二是患者出现低血压或梗阻性休克（出现持续性低血压，即收缩压<90mmHg，或较基础值下降幅度≥40mmHg，持续 15 分钟以上，同时除外新发生的心律失常、低血容量或感染中毒所致的血压下降；或使用血管活性药物后血压≥90mmHg，同时伴有低灌注等休克表现）。

4. 静脉血栓栓塞症治疗

4.1　抗凝治疗

04.150　VTE 抗凝治疗

VTE anticoagulation

使用抗凝药物进行治疗。

04.151　抗凝药物

anticoagulants

包括普通肝素、低分子量肝素、磺达肝癸钠、阿加曲班、比伐卢定、华法林、新型口服抗凝药物。

04.152　溶栓治疗

thrombolysis

使用溶解纤维蛋白的药物进行血栓的治疗。

4.2　溶栓治疗

04.153　溶栓药物

thrombolytics

包括尿激酶、链激酶、重组组织型纤溶酶原激活剂等。

04.154　溶栓方案

thrombolytic regimen

常规推荐溶栓方案的具体内容。

04.155　尿激酶 2 小时溶栓方案

2-hour urokinase thrombolytic regimen

尿激酶 20 000U/kg 持续静脉滴注 2 小时。

04.156　尿激酶 12 小时溶栓方案

12-hour urokinase thrombolytic regimen

尿激酶负荷量 4 400U/kg,静脉注射 10 分钟,继以 2 200U/（kg·h）静脉滴注 12 小时。

04.157　链激酶 2 小时溶栓方案

2-hour streptokinase thrombolytic regimen

链激酶 150 万 U 持续静脉滴注 2 小时。

04.158　链激酶 12 小时溶栓方案

12-hour streptokinase thrombolytic regimen

链激酶负荷量 25 万 U,静脉注射 30 分钟,继以 10 万 U/h 持续静脉滴注 12~24 小时。

04.159　重组组织型纤溶酶原激活物（rt-PA）50mg 溶栓方案

rt-PA 50mg thrombolysis protocol

rt-PA 50mg 持续静脉滴注 2 小时。

04.160　重组组织型纤溶酶原激活物（rt-PA）100mg 溶栓方案

rt-PA 100mg thrombolysis protocol

rt-PA 100mg 持续静脉滴注 2 小时。

04.161　临床恶化

clinical deterioration

在治疗和观察过程中出现低血压、休克;或尚未进展至低血压、休克,但出现心肺功能恶化,如症状加重、生命体征恶化、组织缺氧、严重低氧血症、心脏生物学标志物升高等。

04.162　二次溶栓

secondary thrombolysis

包含有无二次溶栓、二次溶栓治疗开始时间、二次溶栓药物及二次溶栓的方案内容。

4.3　介入治疗

04.163　介入治疗类型

intervention type

包括导管取栓、导管溶栓、血栓抽吸、机械血栓清除,以及传统的导管碎栓、导管抽栓。

04.164　介入治疗手术名称

name of intervention

包括肺动脉导管碎栓、肺动脉球囊碎栓、肺动脉血栓抽吸、肺动脉导管溶栓、肺动脉机械血栓清除、球囊肺动脉成形术、肺动脉支架植入术、下腔静脉滤器植入术。

04.165　球囊扩张和/或支架置入术

balloon dilatation and/or stent implantation

患者采用球囊扩张或支架植入术。

04.166　导管介入溶栓部位

intraarterial thrombolytic therapy position

患者采用导管介入溶栓的部位。

04.167　导管介入溶栓溶栓(CDT)药物

intraarterial thrombolytic therapy medicine

导管介入溶栓使用的溶栓药物。

4.4　手术治疗

04.168　手术名称

name of surgery

手术取栓的名称;包括:肺动脉血栓摘除术,腘静脉取栓术,下腔静脉、髂静脉、股静脉、腘静脉血栓取出术等。

04.169　手术取栓装置

surgical thrombectomy device

手术取栓器械或装置:Fogarty 导管等。

04.170　闭塞段血管

occluded segment vessel

闭塞的血管节段;包括:下腔静脉(肝后段,肾静脉下段)、左右髂总静脉、左右髂内静脉、左右髂外静脉、左右股静脉、左右胫前静脉、左右腓静脉、左右胫后静脉、左右肌间静脉。

4.5　其他治疗

04.171　止血带

tourniquet

止血带是外科手术常用的止血装备,尤以骨科四肢手术应用居多,可阻断血液流向远端肢体,创造"无血"的手术视野,减少围手术期失血量,但同时也存在增加下肢静脉血栓形成的风险。

04.172　体外膜氧合

extracorporeal membrane oxygenation(ECMO)

ECMO 是体外生命支持技术的一种,将血通过泵从体内引至体外,经膜式氧合器进行气体交换之后再将血回输入体内,完全或部分替代心和/或肺功能,并使心肺得以充分休息,从而为原发病的诊治争取时间。

5. 静脉血栓栓塞症预防

5.1　基本预防

05.173　VTE 预防

prophylaxis of VTE

是否本次就诊接受预防措施。

05.174　VTE 基本预防

basic prophylaxis of VTE

告知患者 VTE 风险、VTE 风险警示和指导患者早期活动;如有以上一种行为,则视为有基本预防。

05. 175 知情同意

informed-consent

告知患者所处的 VTE 风险及相应的预防建议。

05. 176 VTE 风险警示

risk warning of VTE

在患者床边放置或标记 VTE 风险警示。

05. 177 早期活动

early activity

指导患者术后早期活动,通常指术后 24 小时内。

05. 178 术前行下肢静脉血管超声

ultrasound of lower extremity veins before operation

患者术前是否进行过下肢静脉血管超声检查。

5.2 药物预防

05. 179 药物预防

pharmaceutical prophylaxis

是否应用抗凝药物以降低患者 VTE 发生的风险。

05. 180 抗凝药物名称

name of anticoagulants

抗凝药物包括:低分子量肝素、磺达肝癸钠、阿加曲班、比伐卢定、华法林、利伐沙班、阿哌沙班、达比加群等。

5.3 机械预防

05. 181 机械预防

mechanic prophylaxis

是否应用机械预防措施以降低患者 VTE 发生风险。

05. 182 机械预防方式

approach of mechanical prophylaxis

使用机械预防的方式。

05. 183 足底静脉泵

sole vein pump

一种模仿"生理性足泵"的能有效预防深静脉血栓(DVT)等疾病的空气脉冲物理治疗仪。

05. 184 间歇性充气加压装置

intermittent pneumatic compression(IPC)

一种主机对其气囊循环充气和放气,实现对气囊包裹的肢体间断施加压力,以促使加压肢体肌肉被动收缩,从而促进静脉血液回流的装置。

05. 185 梯度压力弹力袜

graduated compression stockings(GCS)

一种具有梯度压力、可对腿部进行压迫的医用弹力袜。

05. 186 下腔静脉滤器

inferior vena cava filter(IVCF)

一种预防下腔静脉系统栓子脱落引起肺动脉栓塞(PE)的医用过滤器。

05. 187 机械预防禁忌

mechanical prophylaxis contraindications

是否存在机械预防的禁忌证,如:充血性心力衰竭、肺水肿或下肢严重水肿、下肢深静脉血栓形成、血栓性静脉炎或肺栓塞、间歇充气加压装置和梯度弹力袜,不适用于下肢局部情况异常(如皮炎、坏疽、近期接受皮肤移植手术)、下肢血管严重动脉硬化或其他缺血性血管病、下肢严重畸形等。

05. 188 术中使用充气加压泵

inflatable pressurized pump during operation

患者术中使用充气加压泵。

6. 静脉血栓栓塞症预后与转归

6.1 随访预后情况

06.189 随访名称
name of follow-up
受试者随访名称的完整描述。

06.190 随访编号
follow-up number
按照某一特定编码规则赋予受试者随访的编号。

06.191 随访周期
follow-up period
两次随访间隔时间长度,如半年、一年。

06.192 随访日期
follow-up date
对受试者进行医学随访当日的公元纪年日期。

06.193 随访状态
follow-up status
包括完成随访、失访或死亡。

06.194 下一次随访日期
date of next follow-up
计划下一次对受试者进行医学随访的公元纪年日期。

06.195 本次随访人员
follow-up staff
本次随访人员在公安管理部门正式登记注册的姓氏和名称。

06.196 本次随访审核意见
audit opinion of this follow-up
本次随访审核是否通过。

06.197 审核备注
remark of the follow-up audit
针对本次审核的补充说明和注意事项提示。

06.198 首次注册登记日期
date of first-time registration
首次注册登记的公元纪年日期。

06.199 年度随访第次
number of follow-up visits
此次随访是本年度随访总次数的第几次。

06.200 是否已停用抗凝药物
whether discontinuing anticoagulants
在随访时,是否停用了抗凝药物。

06.201 出血
bleeding
随访时间内是否发生过出血。

06.202 出血部位
position of bleeding
出血的部位。

06.203 出血程度
severity of bleeding
出血的程度。

06.204 出血原因
cause of bleeding
发生出血的原因。

06.205 出血日期
date of bleeding
发生出血的日期。

06.206 出血干预

intervening measure of bleeding

发生出血后如何干预,如是否输血。

06.207 PTE 相关症状

PTE related symptom

随访期间内发生的 PTE 相关症状。

06.208 DVT 相关症状

DVT related symptom

随访期间内发生的 DVT 相关症状。

06.209 其他 VTE 相关症状

other VTE related symptom

随访期间内发生的其他 VTE 相关症状。

06.210 HA-VTE 事件

HA-VTE events

医院相关 VTE 事件。

06.211 国际标准化比值

international normalized ratio(INR)

随访记录的 INR 检查值。

06.212 D-二聚体

D-dimer

随访记录的 D-二聚体检查值。

06.213 转归

outcome

随访记录中患者的转归。

06.214 出院后 1 年内死亡

dead or alive within one year after discharge

出院后 1 年内是否死亡。

06.215 死亡日期

date of death

死亡当日的公元纪年日期。

06.216 根本死因

direct cause of death

导致死亡的最根本疾病的诊断。

06.217 是否失访

loss to follow-up

因迁移或失去联系等造成的失访。

06.218 失访次数

number of loss to follow-up

失访的次数。

06.219 失访日期

date of loss to follow-up

失访当日的公元纪年日期。

06.220 失访原因

reason of loss to follow-up

失访原因的简要描述。

6.2 临床依从性

06.221 用药依从性

medication compliance

受试者用药的规律性描述,包含注射和口服用药。

06.222 换药物/中断用药

chang/discontinue medication

是否存在换药物/中断用药。

06.223 换药物/中断原因

reasons for changing/discontinuing medication

受试者换药物/中断原因的简要描述。

06.224 病情稳定时规律就诊

regular visit when the disease condition is stable

病情稳定时是否按医嘱规律就诊。

06.225 就诊频率

visit frequency

1 年就诊次数。

06.226 指定医生

assigned doctor

受试者就诊的医生是否指定。

06.227　指定医生姓名

name of assigned doctor

指定医生在公安和卫生主管部门正式登记注册的姓名。

06.228　复查 D-二聚体

follow-up with D-dimer testing

是否按医嘱复查 D-二聚体。

06.229　复查 D-二聚体频率

frequency of D-dimer follow-up

1 年复查 D-二聚体次数。

06.230　复查国际标准化比值(INR)

follow-up with international standard ratio(INR)

是否按医嘱复查国际标准化比值(INR)。

06.231　复查国际标准化比值(INR)频率

frequency of international standard ratio(INR)follow-up

定期复查国际标准化比值(INR)的频率。

06.232　复查静脉超声

follow-up with venous ultrasound

是否按医嘱复查静脉超声。

06.233　复查静脉超声频率

frequency of venous ultrasound follow-up

1 年复查静脉超声次数。

06.234　复查 CTPA

follow-up with CTPA examination

是否按医嘱复查 CTPA。

06.235　复查 CTPA 频率

frequency of CTPA follow-up

1 年复查 CTPA 次数。

06.236　复查核素肺通气/灌注扫描

follow-up with radionuclide lung ventilation perfusion scan examination

是否按医嘱复查核素肺通气/灌注扫描。

06.237　复查核素肺通气/灌注扫描频率

frequency of radionuclide lung ventilation perfusion scan follow-up

1 年复查核素肺通气/灌注扫描次数。

06.238　复查心脏超声

follow-up with echocardiography

是否按医嘱复查心脏超声。

06.239　复查心脏超声频率

frequency of echocardiography follow-up

1 年复查心脏超声次数。

06.240　复查其他检查/检验

follow-up with other examinations and tests

是否按医嘱复查其他检查、检验。

6.3　转归与不良事件

06.241　不良事件名称

name of adverse event

不良事件的名称。

06.242　不良事件相关性量表

adverse event relatedness scale

治疗方式/干预措施与特定不良事件之间的因果关系的等级。

06.243　不良事件严重程度

degree of adverse event

对不良事件的严重程度的表述。

06.244　不良事件来源

cause of adverse event

不良事件来源于什么医疗过程。

06.245　不良事件开始日期

start date of adverse event

不良事件开始的公元纪年日期。

06.246　不良事件结束日期

end date of adverse event

不良事件结束的公元纪年日期。

06.247　不良事件结局

consequence of adverse event

不良事件的结局。

06.248　不良事件持续存在

continuous existence of adverse event

在不存在结束日期的情况下,需说明不良事件是否持续存在。

06.249　针对不良事件采取措施

measurement against adverse event

针对不良事件的调整措施。

06.250　不良事件实施干预措施的日期和时间

date and time of adverse event intervention

开始干预以解决不良事件的日期和时间。如果时间不可用,只编码日期。

06.251　不良事件是否导致研究中止

study suspension due to adverse event

记录不良事件是否导致研究中止。

06.252　不良事件程度分级

adverse event grading

不良事件的程度分级。

06.253　Ⅰ级不良事件

grade Ⅰ adverse event

警讯事件,指涉及死亡,或造成受试者肢体或其功能丧失的时间。

06.254　Ⅱ级不良事件

grade Ⅱ adverse event

不良后果事件,指对受试者机体与功能造成损害的事件。

06.255　Ⅲ级不良事件

grade Ⅲ adverse event

未造成后果事件,指虽然发生了错误事实,但未造成不良后果,即未给患者机体与功能造成任何损害的时间。

06.256　Ⅳ级不良事件

grade Ⅳ adverse event

临界错误事件,指接近错误事件或发现的缺陷,但未形成事实。

06.257　不良事件毒性分级

common terminology criteria for adverse events (CTCAE v5.0)

不良事件毒性的严重程度分级。

06.258　严重不良事件

serious adverse event

临床试验过程中发生以下任一情况:需住院治疗、住院时间延长、伤残、工作能力受损、危及生命、死亡、导致先天畸形。

06.259　严重不良事件与先天性异常或出生缺陷有关

serious adverse event due to congenital abnormality or birth defects

严重不良事件是否与先天性异常或出生缺陷有关。

06.260　严重不良事件导致永久重大伤残或无行为能力

severe disability or incapability due to serious adverse event

记录严重不良事件是否导致永久或重大伤残或无行为能力。

06.261　严重不良事件导致死亡

death due to serious adverse event

记录严重不良事件是否导致死亡。

06.262 严重不良事件导致住院

hospitalization due to serious adverse event

记录严重不良事件是否导致患者首次住院或住院时间延长。

06.263 严重不良事件导致危及生命

life-threatening due to serious adverse event

记录严重不良事件是否危及患者生命。

06.264 严重不良事件导致其他重要医学事件

other medical event due to serious adverse event

记录严重不良事件是否与试验方案或研究者手册中定义的其他严重或重要医学事件有关。

06.265 出血开始时间

start time of bleeding

出血开始的具体时间。

06.266 出血结束时间

end time of bleeding

出血结束的具体时间。

06.267 出血原因

cause of bleeding

发生出血事件的原因。

06.268 出血类型

type of bleeding

大出血:导致血红蛋白下降≥20g/L,需要输注≥2单位的全血或红细胞,或为重要部位或脏器的明显出血(有临床表现),如颅内、脊椎内、眼内、腹膜后、关节内或心包,或伴有筋膜室综合征的肌肉内出血/死亡。

临床相关非大出血:不符合大出血标准,同时与下列情况有关的显性出血——需要医疗干预、需要约谈医生(计划外的就诊或电话沟通)、暂停使用抗凝药物、疼痛不适、日常生活行动受影响。

小出血:不符合大出血和临床相关非大出血标准的显性出血。

06.269 血红蛋白明显下降

obvious decrease of hemoglobin

抗血栓药使用后,血红蛋白下降超过20g/L。

06.270 血小板下降明显

obvious decrease of platelet

血小板下降超过基数50%。

06.271 牙龈出血

gum bleeding

抗血栓药物使用后是否存在新出现的牙龈出血。

06.272 鼻出血

nosebleeding

抗血栓药物使用后是否存在鼻出血。

06.273 出血后输血

blood transfusion after hemorrhage

发生出血事件后需输血2U以上以维持体循环稳定。

06.274 腹膜后出血

retroperitoneal hemorrhage

抗血栓药物使用后是否存在腹膜后出血。

06.275 颅内出血

intracranial hemorrhage

抗血栓药物使用后是否存在颅内出血。

06.276 椎管内出血

intraspinal hemorrhage

抗血栓药物使用后是否存在椎管内出血。

06.277 心包内出血

pericardium hemorrhage

抗血栓药物使用后是否存在心包内出血。

06.278 眼底出血

fundus hemorrhage

抗血栓药物使用后是否存在眼底出血。

06.279　消化道出血

gastrointestinal bleeding

抗血栓药物使用后是否存在消化道出血。

06.280　皮肤出血

skin bleeding

抗血栓药物使用后是否存在皮肤瘀点或瘀斑。

06.281　失血性休克

hemorrhagic shock

抗血栓药物使用后是否发生出血性休克(一种循环血量减少性休克,各种因素造成全血或血液成分之一部分发生急速丧失,超过总血量的 30% ~ 35%,导致循环血量不足而引起)。

06.282　其他需内科抢救或外科手术的出血事件

other bleeding events requiring medical rescue or surgical operation

抗血栓药物使用后是否需内科抢救或外科手术止血。

06.283　静脉溶栓并发症

complications of intravenous thrombolysis

静脉溶栓发生的并发症。

06.284　肝素诱导的血小板减少症

heparin-induced thrombocytopenia

在应用肝素类药物过程中出现的、由抗体介导的肝素不良反应,临床上以血小板计数降低为主要表现,可引发静脉、动脉血栓形成,严重者甚至导致死亡。

06.285　4T 评分

4T score

评估肝素诱导的血小板减少症(HIT)临床可能性的有效工具。

06.286　复发日期

date of occurrence

复发出现症状的日期。

06.287　诊断日期

date of diagnosis

诊断复发的日期。

06.288　诊断名称

name of diagnosis

复发的疾病的名称。

06.289　肺血栓栓塞症复发

pulmonary thromboembolism recurrence

是否发生复发性肺血栓栓塞症事件。

06.290　深静脉血栓形成复发

deep venous thrombosis recurrence

是否发生复发性深静脉血栓形成事件。

06.291　诊断方法

method of diagnosis

明确复发性静脉血栓栓塞症事件的诊断方法。

06.292　复发原因

reason of recurrence

分析复发性静脉血栓栓塞症事件发生的原因。

7. 特殊临床情况

7.1 恶性肿瘤

07.293 恶性肿瘤类型

cancer type

受试者的恶性肿瘤类型:神经系统恶性肿瘤、头颈部恶性肿瘤、甲状腺恶性肿瘤、食管恶性肿瘤、肺部恶性肿瘤、乳腺恶性肿瘤、胃恶性肿瘤、胰腺恶性肿瘤、肝恶性肿瘤、胆管恶性肿瘤、结直肠恶性肿瘤、肾或输尿管恶性肿瘤、膀胱恶性肿瘤、前列腺恶性肿瘤、妇科恶性肿瘤、血液系统恶性肿瘤及其他未列举的恶性肿瘤。

07.294 活动性恶性肿瘤

active cancer

受试者被诊断为活动性癌症的迹象,如:正在接受放化疗、预期进行手术、肿瘤转移、肿瘤晚期。

07.295 恶性肿瘤的程度

cancer extent

指明特定恶性肿瘤类型的程度:原位性、区域性、转移性。

07.296 疾病评估日期/时间

disease assessment date/time

与评估患者恶性肿瘤状况或活动有关的日期和时间(如果有且适用)。

07.297 原发性肿瘤大小/范围

primary tumor size/extent

根据美国国家癌症研究所肿瘤分期指南,对原发实体瘤的大小和范围进行说明。

07.298 区域淋巴结范围

regional lymph node extent

根据美国国家癌症研究所癌症分期标准,指示区域淋巴结癌的程度。

07.299 远处转移

distant metastasis

指明特定恶性肿瘤的转移程度。

07.300 恶性肿瘤编码

code of cancer

根据国际疾病分类肿瘤学专辑第3版(ICD-O-3)对恶性肿瘤进行标准编码。

07.301 淋巴瘤分期

lymphoma stage

使用 Ann Arbor 淋巴瘤分期与 Lugano 修订版标准确定的淋巴瘤阶段。

注:疾病的范围是通过正电子发射断层扫描-计算机断层扫描确定的,适用于热性淋巴瘤,而非组织学的计算机断层扫描。扁桃体、Waldeyer 环和脾脏被认为是结节组织。

07.302 固体肿瘤的反应:非靶向病变

solid tumor response:non-target lesion

根据 RECIST 工作组的标准,恶性肿瘤治疗对非目标实体肿瘤(病变)的活性和疗效。

07.303 固体肿瘤的反应:靶向病变

solid tumor response:target lesion

根据 RECIST 工作组的标准,恶性肿瘤治疗对目标实体肿瘤(病变)的活性和疗效。

07.304 辅助治疗

adjuvant therapy

是否接受恶性肿瘤药物辅助治疗。

07.305 新疗程

new course

一个新疗程的癌症药物治疗。

07.306　结束时间

end date

恶性肿瘤药物治疗疗程的最后一天。

07.307　需要持续时间(天)

intended duration(days)

恶性肿瘤药物治疗的总预定时间,以天为单位。

07.308　开始时间

start date

目前恶性肿瘤药物治疗疗程的第一天。

07.309　总持续时间(天)

total duration(days)

恶性肿瘤药物治疗的总时间,以天计。

07.310　药物名称

agent

对恶性肿瘤药物治疗过程中使用药物的文字描述。

7.2　妇产科

07.311　目前或最近的多胎妊娠

current or recent multiple pregnancy

目前或最近的多胎妊娠的指标。

07.312　目前使用的不孕不育治疗

current use of fertility treatments

目前使用的不孕不育治疗方法的指标。

07.313　妊娠

pregnancy

表示参与者目前是否怀孕。

07.314　妊娠史

pregnancy history

参与者所经历的怀孕总数,无论是足月还是早产,包括本次怀孕。

07.315　最近的剖宫产

recent caesarian section

说明参与者是否为剖宫产术后3个月内。

07.316　最近的产后

recently postpartum

说明参与者是否为产后3个月内。

07.317　胎龄(周)

gestational age(weeks)

通过基于最后一次月经或超声检查的估计确定的孕龄(周)。

07.318　孕龄估计法

gestational age estimation method

孕龄估计的方法。

07.319　怀孕3个月

trimester pregnant

参与者目前怀孕的第3个月。

07.320　怀孕前的体重(kg)

pre-pregnancy weight(kg)

参与者自我报告的怀孕前的体重,单位是公斤。

07.321　孕周

gestational week

患者本次就诊所处的孕周数。

07.322　产后30天内

postpartum(<30days)

产后30天内。

07.323　死产

stillbirth

是否有死产。

07.324　早产伴脓毒血症

premature delivery with septicopyemia

是否有早产伴脓毒血症。

07.325　胎儿生长受限

fetal growth restriction

是否有胎儿生长受限。

07.326　不明原因或习惯性流产史

history of habitual abortion or abortion of unknown reason

不明原因或习惯性的流产史。

07.327　产次(≥3次)

number of births(≥3)

产次是否≥3次。

07.328　子痫前期

preeclampsia

本次妊娠期间是否曾发生子痫前期。

07.329　人工辅助生殖(仅限于产前阶段)

artificial assisted reproduction(prenatal stage only)

本次妊娠是否采用人工辅助生殖。

07.330　多胎妊娠

multiple pregnancy

本次妊娠是否为多胎妊娠。

07.331　急诊剖宫产术

emergency cesarean section

本次妊娠期间是否行急诊剖宫产术。

07.332　择期剖宫产术

elective cesarean section

本次妊娠期间是否行择期剖宫产术。

07.333　内旋转/外倒转术

internal rotation/external inversion

本次产程中是否行内旋转/外倒转术。

07.334　产程延长

prolonged labor

本次产程中是否存在产程延长。

07.335　产后出血

postpartum hemorrhage

本次生产是否出现产后出血。

07.336　孕期手术

gestation period surgery

本次妊娠期间是否曾行手术治疗。

07.337　产褥期手术

puerperal surgery

本次产褥期内是否曾行手术治疗。

07.338　妊娠剧吐

hyperemesis gravidarum

本次妊娠期间是否曾发生妊娠剧吐。

07.339　卵巢过度刺激综合征

ovarian hyperstimulation syndrome

本次妊娠期间是否曾发生卵巢过度刺激综合征。

7.3　围手术期

07.340　手术前 ASA 身体状况分类

pre-procedure ASA physical status classification

根据美国麻醉师协会(ASA)身体状况分类系统的分类,参试者的麻醉前医疗合并症。

07.341　选择性手术

elective procedure

表示所列手术是选择性的。

07.342　围手术期血栓栓塞风险

periprocedural thromboembolic risk

使用美国胸科医师学会(ACCP)的标准对围手术期血栓栓塞事件的风险进行分层。

07.343　手术出血风险

procedural bleeding risk

与患者进行的外科手术有关的出血风险。出血风险标准的定义是根据不同临床研究来确定的。

通常来说,任何长时间(>45min)的手术操作以及在重要部位(如神经系统和心脏)、血运丰富的器官或大血管、纤溶亢进部位(如泌尿系统)等进行的手术或有创操作视为高危出血风险。

07.344　手术日期和时间

procedure date and time

进行手术的日期和时间(如果适用和可用)。如果时间被编码,则使用手术开始时间。

07.345　手术种类

procedure category

对患者进行的手术类别。

07.346　手术时间(小时)

procedure duration(hours)

参与者手术过程的持续时间(小时)。

07.347　进行病变部位的手术

lesion procedure(s)performed

为治疗静脉病变而进行的手术。

07.348　不良事件:手术中

adverse event:intraprocedure

记录手术中发生不良反应的事件名称。

07.349　不良事件:手术后

adverse event:post-procedure

记录手术后发生不良反应的事件名称。

07.350　手术时肝素诱导的血小板减少症的诊断

heparin-induced thrombocytopenia(HIT)diagnosis at time of procedure

HIT 是在应用肝素类药物过程中出现的、由抗体介导的肝素不良反应,临床上以血小板计数降低为主要表现,可引发静、动脉血栓形成,严重者甚至导致死亡。手术过程中肝素暴露的患者,出现血小板下降和/或血栓形成:①低度临床可能性(1~3分)患者,HIT 抗体检测呈阴性,可排除 HIT;②中度临床可能性(4~5分)患者,IgG 特异性抗体呈阳性,

可基本确诊;③高度临床可能性(6~8分)患者,IgG 特异性抗体呈阳性,可确诊。

07.351　术后并发症类型

postoperative complication type

外科手术导致的术后并发症,主要包括出血、感染、损伤、切口未愈合、内环境紊乱、静脉血栓形成。

07.352　其他术后并发症类型

other types of postoperative complications

其他外科手术导致的术后并发症类型。

07.353　麻醉类型

anesthesia type

对患者实施的麻醉类型。

07.354　术后并发症诊断日期和时间

postoperative complication diagnosis date and time

诊断出术后并发症的日期和时间。

7.4　中心静脉置管

07.355　既往置入中心静脉导管

previous placement of central venous catheter(CVC)

说明患者既往是否有置入中心静脉导管(CVC)的病史。

07.356　部位

site

既往中心静脉导管置入的解剖部位。

07.357　种类

type

既往置入的中心静脉导管的类型。

07.358　既往置入 CVC 的日期和时间

date and time of previous CVC placement

既往在患者体内置入中心静脉导管的日期和时间。如果不能提供具体时间,只编码日期。

07.359　既往移除 CVC 的日期和时间

date and time of previous removal of CVC

移除患者体内中心静脉导管的日期和时间。如果不能提供具体时间,只编码日期。

7.5　硬性固定

07.360　坚强固定(如管型石膏)至少一周

rigid immobilization(e. g. plaster cast)for at least one week

为治疗四肢骨折、损伤等而实施或使用的任何坚强固定至少一周。固定的类型可以包括但不限于:管型石膏、支具、负重或不负重。

07.361　适应证

indication

实施或使用至少一周坚强固定的临床指征。

07.362　关节固定

joints immobilized

实施或使用至少一周坚强固定的关节。

07.363　部位

location

实施或使用至少一周坚强固定的解剖位置。

07.364　治疗类型

therapy type

实施或使用至少一周坚强固定治疗的类型。

07.365　结束的日期和时间

end date and time

终止坚强固定的日期和时间。如果不能提供具体时间,只编码日期。

07.366　开始的日期和时间

start date and time

首次实施或使用坚强固定的日期和时间。如果不能提供具体时间,只编码日期。

07.367　总时间(天)

total time(days)

坚强固定的总持续时间,以天为单位。

8. 临床研究与经济学

8.1　临床研究信息

08.368　正在参与临床研究

being involved in clinical research

受试者是否正在参与临床研究。

08.369　临床研究阶段

stage of clinical research

受试者在临床研究中所处阶段。

08.370　知情同意

obtaining informed consent

是否获得受试者知情同意。

08.371　项目名称

title of project

临床研究项目名称的完整描述。

08.372　临床研究类型

type of clinical research

临床研究的类型。

08.373　研究单位

research institute

开展临床研究的单位的完整名称。

08.374　负责医生

coordinating physician

负责该临床研究的医生在公安户籍管理部门正式登记注册的姓氏和名称。

08.375　入组标准

eligible criteria

临床研究受试者的入组标准。

08.376　入组组别

group

临床研究受试者入组的组别。

08.377　盲法

blinding

临床研究采用何种盲法。

08.378　入组日期

date of enrollment

受试者入组的公元纪年日期。

08.379　是否出组

withdrawal

受试者是否出组。

08.380　出组日期

date of withdrawal

受试者出组的公元纪年日期。

08.381　出组原因

reason of withdrawal

对受试者出组原因的简要描述。

08.382　临床研究破盲

unblinding

临床研究是否破盲。

08.383　临床研究完成日期

end date of clinical research

临床研究完成的公元纪年日期。

08.384　临床研究治疗数据

treatment data of subjects in clinical research

受试者是否有治疗相关数据可获取。

08.385　研究治疗开始日期

start date of treatment in clinical research

研究治疗开始的公元纪年日期。

08.386　研究治疗结束日期

end date of treatment in clinical research

研究治疗结束的公元纪年日期。

08.387　治疗期内受试者被执行/服用的药物剂量

medication dose in clinical research

研究治疗期间在固定给药间隔单位时间内每次给予的药物剂量。

08.388　治疗期内受试者被执行/服用的药物剂量单位

unit of medication dose in clinical research

每个治疗期内受试者使用药物的剂量单位。

08.389　研究治疗的药物剂型

form of medication in clinical research

受试者研究治疗使用的药物剂型。

08.390　研究治疗的药物使用频率

frequency of medication

研究治疗中规定日期内执行的给药频率。

08.391　药物分发和回收记录

record of drug dispensation and return

是否对药物分发和回收进行了记录。

08. 392　被分发或研究的药物名称

name of dispensed or returned drug

被分发/回收的研究药物的名称。

08. 393　药物被分发的日期

date of drug dispensed

药物被分发的公元纪年日期。

08. 394　药物被回收的日期

date of drug return

药物被回收的公元纪年日期。

08. 395　药物被分发的实际数量

quantity of dispensed drug

分发的药物实际数量。

08. 396　药物被回收的实际数量

quantity of returned drug

临床研究回收的药物实际数量。

08. 397　研究使用器械名称

medical instruments

临床研究所使用的器械名称。

08. 398　研究使用操作名称

operation name

临床研究所进行的手术名称。

08. 399　SNOMED CT 编码

SNOMED CT code

医学临床术语系统化命名法（SNOMED CT）代码,用于报告参与者的医疗状况/疾病。

8.2　生物样本信息

08. 400　样本采集地点

sample collection location

采集生物样本时受试者所在的地点。

08. 401　采集对象

sample collection objects

采集到生物样本的受试者。

08. 402　采集时疾病状态

disease status at the time of sample collection

采集时受试者情况处于未患病/预防阶段/诊断阶段/治疗阶段/康复阶段。

08. 403　采集类型

sample types

从受试者不同部位采集的生物样本类型。

08. 404　采集部位

collection position

采集样本的起源或部位。

08. 405　同批采集数量

collection quantity in the same batch

同一批次样本数量。

08. 406　样本量

collection quantity

采集到生物样本的容量/体积。

08. 407　采集人员

collection staff

负责从事采集生物样本的人员。

08. 408　样本采集日期

collection date

从受试者采集的生物样本的日期。

08. 409　采集编码

collection code

对受试者的原始样本进行编码以便识别。

08. 410　采集后转运信息

transfer information after collection

样本采集到再次进行处理前转运的时间/温度/状态等信息。

08. 411　生物样本

biological sample

是否留取生物样本。

08.412 生物样本编码

code number of biological sample

按照某一特定编码规则赋予样本的顺序号,样本有唯一的号码或身份识别码。

08.413 样本处理日期

processing date

处理生物样本(如血液分装/组织包埋切片等)的公元纪年日期。

08.414 处理地点

processing place

进行生物样本处理操作的位置地点。

08.415 分装信息

packing information

为更合理存储,某些样本需提取不同的成分,分装于不同的容器内进行存储,需要明确登记分装信息。

08.416 样本成分

sample composition

样本进行分装并存储到单个容器,分装后的样本成为独立的样本个体,每个容器包含的主要样本类型。

08.417 分装量

packing quantity

样本分装至容器中的容量/体积/份数。

08.418 分装编码

packing code

按照某一特定编码规则赋予分装后样本的顺序号,每一份样本有唯一的号码或身份识别码。

08.419 样本处理人员

sample processing staff

对生物样本进行处理操作的人员。

08.420 处理环境条件

environment condition of sample processing

处理生物样本所需的环境条件,如是否需要无

菌等。

08.421 处理后转运信息

transfer information after processing

样本处理后至放入容器存储前转运的环境条件以及相关信息。

08.422 样本存储日期

storage time

将生物样本放入存储容器的日期。

08.423 样本存储地点

storage place

存储生物样本的容器所放置的地理位置。

08.424 存储位置

storage location

生物样本在存储容器中具体的位置,如房间号-冰箱号-冻存架号-冻存盒号-行列号。

08.425 样本存储人员

storage staff

完成样本存储操作的人员。

08.426 存储环境条件

storage environment condition

根据不同生物样本选择存储的环境条件,如组织样本存储于 $-196℃$ 液氮中有利于保证其质量。

08.427 样本所属研究者

owner of specimen

样本所属的研究者或研究团体根据研究目的来决定。

08.428 样本申请者

applicant of specimen

以研究为目的申请生物样本出库的研究者。

08.429 样本应用审批状态

approval status of specimen

申请样本使用需由样本所属研究者审批决定,审批通过与否。

08.430　样本应用数量

quantity of specimen

出库使用的生物样本的量(包括数量/容量/体积等)。

08.431　样本检测日期

detection date of specimen

样本进行各项分析检测的日期。

08.432　样本检测量

detection amount of specimen

进行检测项目使用的样本量。

08.433　样本检测参数

detection parameter of specimen

样本检测项目的测定值所在的正常值/范围。

08.434　样本检测结果

detection result of specimen

样本检测项目的测定值/判定结果。

08.435　样本质量

specimen quality

样本质量是否符合研究需求。

08.436　报告人员

report staff

出具样本检测报告的人员。

08.437　样本报告日期

report date

出具样本检测报告的日期。

8.3　经济学

08.438　经济状况

economic condition

受试者经济状况描述。

08.439　医疗费用来源

medical expense type

受试者医疗费用支付方式描述。

08.440　个人承担费用

self-pay expense

受试者因疾病治疗承担的费用。

08.441　直接经济负担

direct economic burden

患者由于 VTE 预防和治疗所直接消耗的经济资源,包括治疗直接费用(涵盖患者因此病在不同卫生机构就诊、住院等的费用,药店购买药品的费用),以及非医疗费用(即因此病产生的社会服务费用,患者额外营养费用,患者由于就医所花费的交通、差旅费等)。

08.442　间接经济负担

indirect economic burden

是指由于 VTE 的发病、伤残和过早死亡给患者本人和社会所带来的经济损失,包含经济损失、本人功能能力降低造成的损失,患者陪护人员损失的工作时间、个人生活能力降低而造成的损失。

08.443　综合医疗服务类总费用

total expense of integrated medical service

受试者综合医疗服务类总费用。

08.444　一般医疗服务费

cost of general medical service

受试者用于一般医疗服务的费用。

08.445　一般治疗操作费

cost of general therapeutic procedures

各科室共同使用的医疗项目(包括注射、清创、导尿、吸氧、抢救、重症监护等)产生的费用。

08.446　护理费

nursing care cost

受试者住院期间等级护理费及专项护理费。

08.447　其他费用

amount of other expense

各科室共同使用的服务项目(包括病房取暖费、病房空调费、尸体料理费等)产生的费用。

08.448 诊断类总费用

total expense of diagnosis

受试者住院期间用于诊断的总费用。

08.449 病理诊断费

cost of pathological diagnosis

受试者住院期间病理学检查的费用。

08.450 实验室诊断费

cost of laboratory diagnosis

受试者住院期间实验室检查的费用。

08.451 影像学诊断费

cost of imaging diagnosis

受试者住院期间影像学检查的费用。

08.452 临床诊断费

cost of clinical diagnosis

临床科室开展的用于诊断的其他各种检查项目的费用,包括有关内镜检查、视力检测等项目费用。

08.453 VTE 诊断费

cost of diagnosing VTE

诊断 VTE 所产生的花费。

08.454 治疗类总费用

total expense of treatment

受试者用于治疗产生的总费用。

08.455 非手术治疗项目费用

cost of non-surgical treatment

临床利用非有创手段进行治疗的项目产生的费用。

08.456 临床物理治疗费

cost of clinical physiotherapy

临床利用光、电、热等外界物理因素进行治疗的项目(如放射治疗、放射性核素治疗、聚焦超声治疗等)产生的费用。

08.457 手术治疗

cost of surgical treatment

临床利用有创手段进行治疗的项目产生的费用,包括麻醉费及各种介入、孕产、手术治疗等费用。

08.458 手术费

cost of surgery

手术治疗费中的手术费用。

08.459 麻醉费

cost of anesthesia

手术治疗费中麻醉产生的费用。

08.460 康复类总费用

total cost of rehabilitation

受试者康复治疗产生的费用,包括康复评定和治疗。

08.461 西药类总费用

total cost of western medicine

受试者住院期间的西药费用。

08.462 抗菌药物费用

antibiotics cost

受试者住院期间的抗菌药物的费用,属于西药费用。

08.463 VTE 治疗费

cost of VTE treatment

治疗 VTE 所产生的治疗花费。

08.464 中药类总费用

total expense of traditional Chinese medicine

受试者住院期间的中药费用。

08.465 中成药费

cost of Chinese patent medicine

受试者住院期间的中成药费用。中成药是指以中草药为原料,经制剂加工制成各种不同剂型的中药制品,属于中药类总费用。

08.466 中草药费

cost of Chinese herbal medicine

受试者住院期间的中草药费用,属于中药类总费用。

08.467 中医类总费用

total cost of traditional Chinese medicine

利用中医手段治疗产生的总费用。

08.468 血液和血液制品类总费用

total cost of blood and blood products

受试者使用血液和血液制品类产生的总费用。

08.469 输血费

cost of blood transfusion

受试者使用血所产生的费用,包括输注全血、红细胞、血小板、白细胞、血浆的费用,医疗机构对患者临床用血的收费包括血站供应价格、配血费和储血费。

08.470 白蛋白费

cost of albumin

受试者使用白蛋白的费用。

08.471 球蛋白费

cost of globin

受试者使用球蛋白的费用。

08.472 凝血因子费

cost of blood coagulation factors

受试者使用凝血因子的费用。

08.473 细胞因子费

cost of cytokine

受试者使用细胞因子的费用。

08.474 耗材类总费用

total cost of consumable

受试者所使用的医用材料总费用。

08.475 检查用一次性医用材料费

cost of disposable medical materials for examination

受试者检查检验所使用的一次性医用材料费用。

08.476 治疗用一次性医用材料费

cost of disposable medical materials for treatment

受试者治疗所使用的一次性医用材料费用。

08.477 手术用一次性医用材料费

cost of disposable medical materials for operation

受试者进行手术、介入操作时所使用的一次性医用材料费用。

08.478 门诊费用

outpatient visit cost

受试者门诊就诊的费用金额。

08.479 门诊报销比例

outpatient visit reimbursement proportion

受试者门诊费用报销比例。

08.480 住院费用

hospitalization cost

受试者住院期间总费用。

08.481 住院报销比例

hospitalization reimbursement proportion

受试者住院费用报销比例。

第三篇

静脉血栓栓塞症标准化数据元

1. 静脉血栓栓塞症相关通用核心数据元

序号	中文名称	变量名称	变量类型	值域	单位	数据等级	版本号	生产环节
1.1	**人口统计数据**							
1.1.1	**人口学信息**							
1	姓名	DM_NAME_TXT	字符	可变长度，最大长度为50个字符	/	核心	V2020.1	病案首页
2	性别	DM_SEX_EO	字符	C_DM_SEX	/	核心	V2020.1	病案首页
3	国籍	DM_NAT_TXT	字符	GB/T2659—2000世界各国和地区名称代码	/	核心	V2020.1	病案首页
4	出生日期	DM_BRTH_DAT	日期型	YYYY-MM-DD	/	核心	V2020.1	病案首页
5	民族	DM_ETHNIC_TXT	字符	GB/T3304—1991中国各民族名称的罗马字母拼写法和代码	/	核心	V2020.1	病案首页
6	住院号	DM_ADM_NUM	数值	可变长度，最大长度为20个字符	/	核心	V2020.1	病案首页
7	就诊卡号	DM_CLCA_NUM	数值	可变长度，最大长度为20个字符	/	补充	V2020.1	病案首页
8	居民健康卡号	DM_RHC_NUM	数值	/	/	补充	V2020.1	病案首页
9	病案号	DM_MERE_NUM	数值	可变长度，最大长度为18个字符	/	核心	V2020.1	病案首页
10	身份证件类型	DM_IDT_EO	字符	C_DM_IDT	/	核心	V2020.1	病案首页
11	身份证件号码	DM_ID_NUM	数值	可变长度，最大长度为18个字符	/	核心	V2020.1	病案首页
12	现住地址-省（自治区、直辖市）	DM_CAPR_LOC	字符	可变长度，最大长度为70个字符	/	核心	V2020.1	病案首页
13	现住地址-市（地区、州）	DM_CACI_LOC	字符	可变长度，最大长度为70个字符	/	核心	V2020.1	病案首页
14	现住地址-县(区)	DM_CACO_LOC	字符	可变长度，最大长度为70个字符	/	核心	V2020.1	病案首页
15	现住地址-乡（镇、街道办事处）	DM_CATO_LOC	字符	可变长度，最大长度为70个字符	/	核心	V2020.1	病案首页
16	现住地址-村(街、路、弄等)	DM_CAVI_LOC	字符	可变长度，最大长度为70个字符	/	核心	V2020.1	病案首页

序号	中文名称	变量名称	变量类型	值域	单位	数据等级	版本号	生产环节
17	现住地址-门牌号码	DM_CAHO_NUM	数值	可变长度,最大长度为70个字符	/	核心	V2020.1	病案首页
18	联系电话	DM_TEL_NUM	数值	0~99999999999	/	补充	V2020.1	病案首页
19	籍贯	DM_PAO_TXT	字符	/	/	补充	V2020.1	病案首页
20	籍贯-省(自治区、直辖市)	DM_PAOPR_LOC	字符	可变长度,最大长度为70个字符	/	补充	V2020.1	病案首页
21	籍贯-市(地区、州)	DM_PAOCI_LOC	字符	可变长度,最大长度为70个字符	/	补充	V2020.1	病案首页
22	出生地址-省(自治区、直辖市)	DM_BIPR_LOC	字符	可变长度,最大长度为70个字符	/	补充	V2020.1	病案首页
23	出生地址-市(地区、州)	DM_BICI_LOC	字符	可变长度,最大长度为70个字符	/	补充	V2020.1	病案首页
24	出生地址-县(市、区)	DM_BICO_LOC	字符	可变长度,最大长度为70个字符	/	补充	V2020.1	病案首页
25	出生地址-乡(镇、街道办事处)	DM_BITO_LOC	字符	可变长度,最大长度为70个字符	/	补充	V2020.1	病案首页
26	出生地址-村(街、路、弄等)	DM_BIVI_LOC	字符	可变长度,最大长度为70个字符	/	补充	V2020.1	病案首页
27	出生地址-门牌号码	DM_BIHO_NUM	数值	可变长度,最大长度为70个字符	/	补充	V2020.1	病案首页
28	医疗保险-类别	DM_MIC_EO	字符	C_DM_MIC	/	补充	V2020.1	病案首页
29	婚姻状况	DM_MAST_EO	字符	C_DM_MAST	/	探索	V2020.1	病案首页
30	文化程度	DM_DOE_TXT	字符	GB/T4658—2006学历代码	/	补充	V2020.1	病案首页
31	语言	DM_LAN_TXT	字符	/	/	探索	V2020.1	病案首页
32	职业状况	DM_SOE_EO	字符	C_DM_SOE	/	核心	V2020.1	病案首页
33	职业类别	DM_OCCU_TXT	字符	GB/T2261.4—2003个人基本信息分类与代码第4部分:从业状况(个人身份)代码	/	补充	V2020.1	病案首页
1.2	**住院信息**							
34	住院流水号	HI_HOSE_NUM	数值	标识唯一一次住院信息	/	核心	V2020.1	病案首页
35	住院第次	HI_HOTI_NUM	数值	标识患者第几次住院	/	核心	V2020.1	病案首页
36	病案号	HI_PAID_NUM	数值	患者住院标识号	/	核心	V2020.1	病案首页
37	入院科别	HI_ADMD_EO	字符	C_HI_DPTM	/	核心	V2020.1	病案首页

序号	中文名称	变量名称	变量类型	值域	单位	数据等级	版本号	生产环节
38	入院科室	HI_MAST_EO	字符	C_HI_SCTN	/	核心	V2020.1	病案首页
39	入院日期	HI_ADM_DAT	日期型	YYYY-MM-DD	/	核心	V2020.1	病案首页
40	出院科别	HI_DSCD_EO	字符	C_HI_DPTM	/	核心	V2020.1	病案首页
41	出院科室	HI_DIEM_EO	字符	C_HI_SCTN	/	核心	V2020.1	病案首页
42	出院日期	HI_DIS_DAT	日期型	YYYY-MM-DD	/	核心	V2020.1	病案首页
43	护理级别	HI_NULE_EO	字符	C_HI_NULE	/	核心	V2020.1	病案首页
44	转科科别	HI_TRSD_EO	字符	C_HI_DPTM	/	核心	V2020.1	病案首页
45	转科科室	HI_TRSS_EO	字符	C_HI_SCTN	/	核心	V2020.1	病案首页
46	出院转归情况	HI_DIOU_TXT	字符	CV06.00.226 离院方式代码表	/	核心	V2020.1	病案首页

1.3　病史

1.3.1　既往史

序号	中文名称	变量名称	变量类型	值域	单位	数据等级	版本号	生产环节
47	既往疾病名称	MH_PRDI_TXT	字符	/	/	核心	V2020.1	病历系统-入院记录-既往史
48	既往病史开始时间	MH_SDOPMH_DAT	日期型	YYYY-MM-DD	/	核心	V2020.1	病历系统-入院记录-既往史

1.3.2　既往用药史

序号	中文名称	变量名称	变量类型	值域	单位	数据等级	版本号	生产环节
49	药物名称	MH_DRNA_TXT	字符	/	/	核心	V2020.1	病历系统-入院记录-既往史
50	单次剂量	MH_SIDO_NUM	数值	0~1 000	/	核心	V2020.1	病历系统-入院记录-既往史
51	剂量单位	MH_UNIT_EO	字符	C_MH_UNIT	/	核心	V2020.1	病历系统-入院记录-既往史
52	给药频率	MH_FROA_EO	字符	C_FROA	/	核心	V2020.1	病历系统-入院记录-既往史
53	给药途径	MH_ROOA_EO	字符	C_MH_ROOA	/	核心	V2020.1	病历系统-入院记录-既往史
54	给药日期	MH_FODD_DAY	日期型	YYYY-MM-DD	/	核心	V2020.1	病历系统-入院记录-既往史
55	给药时长	MH_FODT_NUM	数值	0~100	h	核心	V2020.1	病历系统-入院记录-既往史
56	是否停药	MH_GOMD_YN	布尔型	C_YN	/	核心	V2020.1	病历系统-入院记录-既往史
57	停药日期	MH_GOMD_DAY	日期型	YYYY-MM-DD	/	核心	V2020.1	病历系统-入院记录-既往史
58	是否改药	MH_CHMD_YN	布尔型	C_YN	年	核心	V2020.1	病历系统-入院记录-既往史

序号	中文名称	变量名称	变量类型	值域	单位	数据等级	版本号	生产环节
59	改药日期	MH_CHMD_DAY	日期型	YYYY-MM-DD	/	核心	V2020.1	病历系统-入院记录-既往史
1.3.3 吸烟史								
60	吸烟史	MH_SMHI_YN	布尔型	C_YN	/	核心	V2020.1	病历系统-入院记录-个人史
61	吸烟开始日期	MH_DOSS_DAT	日期型	YYYY-MM-DD	/	补充	V2020.1	病历系统-入院记录-个人史
62	吸烟时长	MH_DOS_NUM	数值	0~100	年	核心	V2020.1	病历系统-入院记录-个人史
63	戒烟	MH_QUSM_YN	布尔型	C_YN	/	核心	V2020.1	病历系统-入院记录-个人史
64	戒烟日期	MH_DOQS_DAT	日期型	YYYY-MM-DD	/	补充	V2020.1	病历系统-入院记录-个人史
65	日吸烟量	MH_DCOC_NUM	数值	最大长度为3位的数字	支	核心	V2020.1	病历系统-入院记录-个人史
66	吸烟习惯	MH_SMHA_AN	字符	/	/	探索	V2020.1	病历系统-入院记录-个人史
67	二手烟暴露	MH_SHSE_YN	布尔型	C_YN	/	探索	V2020.1	病历系统-入院记录-个人史
1.3.4 饮酒史								
68	饮酒史	MH_ADH_YN	布尔型	C_YN	/	探索	V2020.1	病历系统-入院记录-个人史
69	饮酒频率	MH_FOD_NUM	数值	0~50	次/周	探索	V2020.1	病历系统-入院记录-个人史
70	饮酒史时长	MH_DODH_NUM	数值	0~100	年	探索	V2020.1	病历系统-入院记录-个人史
71	日饮酒量	MH_DAC_NUM	数值	最大长度为3位的数字	g	探索	V2020.1	病历系统-入院记录-个人史
1.3.5 职业暴露史								
72	职业暴露	MH_OCEX_YN	布尔型	C_YN	/	探索	V2020.1	病历系统-入院记录-个人史
73	职业暴露种类	MH_TOOE_TXT	字符	CV03.00.203 职业病危害因素类别代码表	/	探索	V2020.1	病历系统-入院记录-个人史
74	实际接触危害因素的工龄	MH_DOOE_NUM	数值	0~100	年	探索	V2020.1	病历系统-入院记录-个人史
1.3.6 过敏史								
75	过敏史	MH_ALHI_YN	布尔型	C_YN	/	补充	V2020.1	病历系统-入院记录-既往史
76	药物过敏	MH_DRAL_AN	字符	C_MH_DRAL	/	补充	V2020.1	病历系统-入院记录-既往史
77	食物过敏	MH_FOAL_AN	字符	C_MH_FOAL	/	探索	V2020.1	病历系统-入院记录-既往史
78	吸入过敏	MH_INAL_AN	字符	C_MH_INAL	/	探索	V2020.1	病历系统-入院记录-既往史

序号	中文名称	变量名称	变量类型	值域	单位	数据等级	版本号	生产环节
79	接触性过敏	MH_COAL_AN	字符	C_MH_COAL	/	探索	V2020.1	病历系统-入院记录-既往史
80	过敏类型	MH_ALTY_AN	字符	C_MH_ALTY	/	探索	V2020.1	病历系统-入院记录-既往史
81	过敏处理方式	MH_TROA_TXT	字符	/	/	探索	V2020.1	病历系统-入院记录-既往史
1.3.7　传染病接触史								
82	传染病接触史	MH_PHETID_YN	布尔型	C_YN	/	探索	V2020.1	病历系统-入院记录-既往史
83	接触的传染病种类	MH_TETID_AN	字符	C_MH_TETID	/	探索	V2020.1	病历系统-入院记录-既往史
84	疫水接触史	MH_CHCW_YN	布尔型	C_YN	/	探索	V2020.1	病历系统-入院记录-个人史
1.3.8　女性婚育史								
85	足月产次数	MH_FTBI_NUM	数值	0~30	次	补充	V2020.1	病历系统-入院记录-婚育史
86	早产次数	MH_PRBI_NUM	数值	0~100	次	补充	V2020.1	病历系统-入院记录-婚育史
87	流产总次数	MH_TATI_NUM	数值	0~100	次	补充	V2020.1	病历系统-入院记录-婚育史
88	自然流产次数	MH_NUSA_NUM	数值	0~100	次	探索	V2020.1	病历系统-入院记录-婚育史
89	生育子女数	MH_NUCB_NUM	数值	0~100	人	补充	V2020.1	病历系统-入院记录-婚育史
1.3.9　家族史								
90	家族疾病史	MH_FAHI_YN	布尔型	C_YN	/	补充	V2020.1	病历系统-入院记录-家族史
91	家族疾病患者与本患者亲属关系	MH_RTFM_AN	字符	C_MH_RTFM	/	探索	V2020.1	病历系统-入院记录-家族史
92	家族疾病名称	MH_NOFD_AN	字符	C_MH_NOFD	/	探索	V2020.1	病历系统-入院记录-家族史
1.4　体格检查								
1.4.1　一般状况								
93	体温	PE_BOTE_NUM	数值	可变长度,3位的十进制小数格式(包括小数点),小数点后保留1位有效数字	℃	核心	V2020.1	病历系统-入院记录-体格检查护理系统
94	血压-收缩压	PE_SYPR_NUM	数值	可变长度,最小为2位、最大为3位的数字	mmHg	核心	V2020.1	病历系统-入院记录-体格检查护理系统

序号	中文名称	变量名称	变量类型	值域	单位	数据等级	版本号	生产环节
95	血压-舒张压	PE_DIPR_NUM	数值	可变长度,最小为 2 位、最大为 3 位的数字	mmHg	核心	V2020.1	病历系统-入院记录-体格检查 护理系统
96	左上肢血压-收缩压	PE_LULSP_NUM	数值	可变长度,最小为 2 位、最大为 3 位的数字	mmHg	核心	V2020.1	病历系统-入院记录-体格检查 护理系统
97	左上肢血压-舒张压	PE_LULDP_NUM	数值	可变长度,最小为 2 位、最大为 3 位的数字	mmHg	核心	V2020.1	病历系统-入院记录-体格检查 护理系统
98	右上肢血压-收缩压	PE_RULSP_NUM	数值	可变长度,最小为 2 位、最大为 3 位的数字	mmHg	核心	V2020.1	病历系统-入院记录-体格检查 护理系统
99	右上肢血压-舒张压	PE_RULDP_NUM	数值	可变长度,最小为 2 位、最大为 3 位的数字	mmHg	核心	V2020.1	病历系统-入院记录-体格检查 护理系统
100	脉率	PE_PURA_NUM	数值	可变长度,最小为 2 位、最大为 3 位的数字	次/min	核心	V2020.1	病历系统-入院记录-体格检查 护理系统
101	心率	PE_HERA_NUM	数值	可变长度,最小为 2 位、最大为 3 位的数字	次/min	核心	V2020.1	病历系统-入院记录-体格检查 护理系统
102	呼吸频率	PE_RERA_NUM	数值	可变长度,最大为 3 位的数字	次/min	核心	V2020.1	病历系统-入院记录-体格检查 护理系统
103	身高	PE_HEIT_NUM	数值	可变长度,最小为 4 位、最大为 5 位的十进制小数格式(包括小数点),小数点后保留 1 位有效数字	cm	核心	V2020.1	病历系统-入院记录-体格检查 护理系统
104	体重(体质量)	PE_WEIT_NUM	数值	可变长度,最小为 3 位、最大为 6 位的十进制小数格式(包括小数点),小数点后保留 2 位有效数字	kg	核心	V2020.1	病历系统-入院记录-体格检查 护理系统
105	意识状态	PE_SOC_EO	字符	C_PE_SOC	/	探索	V2020.1	病历系统-入院记录-体格检查 护理系统
106	营养状况	PE_SON_EO	字符	C_PE_SON	/	探索	V2020.1	病历系统-入院记录-体格检查 护理系统

序号	中文名称	变量名称	变量类型	值域	单位	数据等级	版本号	生产环节
107	经皮血氧饱和度	PE_OXSA_NUM	数值	0~100	%	补充	V2020.1	病历系统-入院记录-体格检查护理系统
108	血氧检查时状态	PE_SODOST_EO	字符	C_PE_SODOST	/	探索	V2020.1	病历系统-入院记录-体格检查护理系统
109	血氧检查时吸氧浓度	PE_OCDOST_NUM	数值	0~100	%	探索	V2020.1	病历系统-入院记录-体格检查护理系统
1.4.2　颈部视诊								
110	颈静脉充盈/搏动	PE_JVF_YN	布尔型	C_YN	/	探索	V2020.1	病历系统-入院记录-体格检查
1.4.3　胸部视诊								
111	呼吸运动	PE_TORM_EO	字符	C_PE_TORM	/	探索	V2020.1	病历系统-入院记录-体格检查
112	胸廓外形	PE_TCSH_EO	字符	C_PE_TCSH	/	探索	V2020.1	病历系统-入院记录-体格检查
113	呼吸节律	PE_RERH_EO	字符	C_PE_RERH	/	探索	V2020.1	病历系统-入院记录-体格检查
1.4.4　胸部触诊								
114	胸廓扩张度	PE_DOTE_EO	字符	C_PE_DOTE	/	探索	V2020.1	病历系统-入院记录-体格检查
115	触觉语颤	PE_TAFR_EO	字符	C_PE_TAFR	/	探索	V2020.1	病历系统-入院记录-体格检查
116	胸膜摩擦感	PE_PLFF_EO	字符	C_PE_PLFF	/	探索	V2020.1	病历系统-入院记录-体格检查
1.4.5　胸部叩诊								
117	叩诊音	PE_PESO_EO	字符	C_PE_PESO	/	探索	V2020.1	病历系统-入院记录-体格检查
118	叩诊音异常部位	PE_LOAPS_TXT	字符	/	/	探索	V2020.1	病历系统-入院记录-体格检查
1.4.6　胸部听诊								
119	呼吸音	PE_BRSO_EO	字符	C_PE_BRSO	/	探索	V2020.1	病历系统-入院记录-体格检查
120	呼吸音异常部位	PE_LOABS_TXT	字符	/	/	探索	V2020.1	病历系统-入院记录-体格检查
121	啰音	PE_RALES_EO	字符	C_PE_RALES	/	探索	V2020.1	病历系统-入院记录-体格检查
122	啰音部位	PE_LORA_TXT	字符	/	/	探索	V2020.1	病历系统-入院记录-体格检查

序号	中文名称	变量名称	变量类型	值域	单位	数据等级	版本号	生产环节
123	语音共振	PE_VORE_EO	字符	C_PE_VORE	/	探索	V2020.1	病历系统-入院记录-体格检查
124	胸膜摩擦音	PE_PLFR_EO	字符	C_PE_PLFR	/	探索	V2020.1	病历系统-入院记录-体格检查
125	胸膜摩擦音部位	PE_LOPFR_TXT	字符	/	/	探索	V2020.1	病历系统-入院记录-体格检查
1.4.7	心脏视诊							
126	心尖搏动	PE_APIM_EO	字符	C_PE_APIM	/	探索	V2020.1	病历系统-入院记录-体格检查
1.4.8	心脏触诊							
127	心尖搏动强度	PE_STOAB_EO	字符	C_PE_STOAB	/	探索	V2020.1	病历系统-入院记录-体格检查
128	心尖搏动部位	PE_SIOAB_TXT	字符	/	/	探索	V2020.1	病历系统-入院记录-体格检查
129	心包摩擦感	PE_PEFR_EO	字符	C_PE_PEFR	/	探索	V2020.1	病历系统-入院记录-体格检查
1.4.9	心脏叩诊							
130	心界	PE_HEBO_EO	字符	C_PE_HEBO	/	探索	V2020.1	病历系统-入院记录-体格检查
131	心脏增大	PE_CAME_YN	布尔型	C_YN	/	探索	V2020.1	病历系统-入院记录-体格检查
1.4.10	心脏听诊							
132	心律	PE_HERH_EO	字符	C_PE_HERH	/	探索	V2020.1	病历系统-入院记录-体格检查
133	心音	PE_HESO_EO	字符	C_PE_HESO	/	探索	V2020.1	病历系统-入院记录-体格检查
134	心脏杂音	PE_CAMU_EO	字符	C_PE_CAMU	/	探索	V2020.1	病历系统-入院记录-体格检查
135	心脏杂音部位	PE_LOCM_AN	字符	/	/	探索	V2020.1	病历系统-入院记录-体格检查
136	心包摩擦音	PE_PEFR_EO	字符	C_PE_PEFR	/	探索	V2020.1	病历系统-入院记录-体格检查
137	三尖瓣区杂音	PE_TRMU_EO	字符	C_PE_TRMU	/	探索	V2020.1	病历系统-入院记录-体格检查
138	P2亢进	PE_PHYF_EO	字符	C_PE_PHYF	/	探索	V2020.1	病历系统-入院记录-体格检查
139	P2分裂	PE_PDIV_EO	字符	C_PE_PDIV	/	探索	V2020.1	病历系统-入院记录-体格检查

续表

序号	中文名称	变量名称	变量类型	值域	单位	数据等级	版本号	生产环节
1.4.11 腹部体征								
140	肝脏增大	PE_HEME_EO	字符	C_PE_HEME	/	探索	V2020.1	病历系统-入院记录-体格检查
141	脾脏增大	PE_SPME_EO	字符	C_PE_SPME	/	探索	V2020.1	病历系统-入院记录-体格检查
142	腹部压痛	PE_ABTE_EO	字符	C_PE_ABTE	/	探索	V2020.1	病历系统-入院记录-体格检查
143	移动性浊音	PE_SHDU_EO	字符	C_PE_SHDU	/	探索	V2020.1	病历系统-入院记录-体格检查
1.4.12 其他部位体格检查								
144	口唇发绀	PE_CYOL_EO	字符	C_PE_CYOL	/	探索	V2020.1	病历系统-入院记录-体格检查
145	淋巴结	PE_LYNO_EO	字符	C_PE_LYNO	/	探索	V2020.1	病历系统-入院记录-体格检查
146	淋巴结部位	PE_LOLN_TXT	字符	/	/	探索	V2020.1	病历系统-入院记录-体格检查
147	淋巴结个数	PE_NOLN_NUM	数值	0~100	个	探索	V2020.1	病历系统-入院记录-体格检查
148	淋巴结大小	PE_SOLN_NUM	数值	0~20	cm	探索	V2020.1	病历系统-入院记录-体格检查
149	淋巴结触痛	PE_LNHA_EO	字符	C_PE_LNHA	/	探索	V2020.1	病历系统-入院记录-体格检查
1.4.13 体格检查时间								
150	体格检查时间	PE_PETI_DAT	日期型	YYYY-MM-DD	/	探索	V2020.1	病历系统-入院记录-体格检查

序号	中文名称	变量名称	变量类型	值域	单位	数据等级	版本号	生产环节
2.1	**静脉血栓栓塞症血栓相关风险因素**							
2.1.1	**内科疾病相关风险因素**							
2.1.1.1	**心血管疾病**							
151	高血压	RF_HTN_YN	布尔型	C_YN	/	核心	V2020.1	病历系统-住院记录病案首页
152	冠状动脉粥样硬化性心脏病	RF_CAD_YN	布尔型	C_YN	/	核心	V2020.1	病历系统-住院记录病案首页
153	急性心肌梗死	RF_AMI_YN	布尔型	C_YN	/	核心	V2020.1	病历系统-住院记录病案首页
154	风湿性心脏病	RF_VHD_YN	布尔型	C_YN	/	核心	V2020.1	病历系统-住院记录病案首页
155	心肌病	RF_CAMY_YN	布尔型	C_YN	/	核心	V2020.1	病历系统-住院记录病案首页
156	心力衰竭	RF_HEFA_YN	布尔型	C_YN	/	核心	V2020.1	病历系统-住院记录病案首页
157	心房颤动	RF_AF_YN	布尔型	C_YN	/	核心	V2020.1	病历系统-住院记录病案首页
158	高同型半胱氨酸血症	RF_HHCY_YN	布尔型	C_YN	/	核心	V2020.1	病历系统-住院记录病案首页
159	高脂血症	RF_HLPM_YN	布尔型	C_YN	/	核心	V2020.1	病历系统-住院记录病案首页
160	其他心血管病	RF_OCD_TXT	文本型	/	/	核心	V2020.1	病历系统-住院记录病案首页
2.1.1.2	**呼吸系统疾病**							
161	慢性阻塞性肺疾病	RF_COPD_YN	布尔型	C_YN	/	核心	V2020.1	病历系统-住院记录病案首页
162	肺部感染	RF_PI_YN	布尔型	C_YN	/	核心	V2020.1	病历系统-住院记录病案首页
163	肺结核	RF_PTB_YN	布尔型	C_YN	/	核心	V2020.1	病历系统-住院记录病案首页
164	支气管哮喘	RF_BRAS_YN	布尔型	C_YN	/	核心	V2020.1	病历系统-住院记录病案首页

序号	中文名称	变量名称	变量类型	值域	单位	数据等级	版本号	生产环节
165	间质性肺疾病	RF_ILD_YN	布尔型	C_YN	/	核心	V2020.1	病历系统-住院记录病案首页
166	慢性肺源性心脏病	RF_CPHD_YN	布尔型	C_YN	/	核心	V2020.1	病历系统-住院记录病案首页
167	支气管扩张症	RF_ROCT_YN	布尔型	C_YN	/	核心	V2020.1	病历系统-住院记录病案首页
168	呼吸衰竭	RF_REFA_YN	布尔型	C_YN	/	核心	V2020.1	病历系统-住院记录病案首页
169	肺动脉高压	RF_PAH_YN	布尔型	C_YN	/	核心	V2020.1	病历系统-住院记录病案首页
170	其他呼吸系统疾病	RF_ORSD_TXT	文本型	/	/	核心	V2020.1	病历系统-住院记录病案首页
2.1.1.3　消化系统疾病								
171	消化性溃疡	RF_PU_YN	布尔型	C_YN	/	核心	V2020.1	病历系统-住院记录病案首页
172	慢性肝炎	RF_HEPA_YN	布尔型	C_YN	/	核心	V2020.1	病历系统-住院记录病案首页
173	肝硬化	RF_LICI_YN	布尔型	C_YN	/	核心	V2020.1	病历系统-住院记录病案首页
174	Budd-Chiari 综合征	RF_BCSY_YN	布尔型	C_YN	/	核心	V2020.1	病历系统-住院记录病案首页
175	急性胰腺炎	RF_AP_YN	布尔型	C_YN	/	核心	V2020.1	病历系统-住院记录病案首页
176	急性肠梗阻	RF_AIO_YN	布尔型	C_YN	/	核心	V2020.1	病历系统-住院记录病案首页
177	克罗恩病	RF_CRDI_YN	布尔型	C_YN	/	核心	V2020.1	病历系统-住院记录病案首页
178	溃疡性结肠炎	RF_ULCO_YN	布尔型	C_YN	/	核心	V2020.1	病历系统-住院记录病案首页
179	其他消化系统疾病	RF_ODSD_TXT	文本型	/	/	核心	V2020.1	病历系统-住院记录病案首页
2.1.1.4　肾脏疾病								
180	慢性肾炎	RF_CN_YN	布尔型	C_YN	/	核心	V2020.1	病历系统-住院记录病案首页
181	急性肾损伤	RF_AKI_YN	布尔型	C_YN	/	核心	V2020.1	病历系统-住院记录病案首页
182	急性肾小球肾炎	RF_AGN_YN	布尔型	C_YN	/	核心	V2020.1	病历系统-住院记录病案首页
183	急进性肾小球肾炎	RF_RPGN_YN	布尔型	C_YN	/	核心	V2020.1	病历系统-住院记录病案首页

续表

序号	中文名称	变量名称	变量类型	值域	单位	数据等级	版本号	生产环节
184	肾病综合征	RF_NS_YN	布尔型	C_YN	/	核心	V2020.1	病历系统-住院记录病案首页
185	肾功能不全	RF_RD_YN	布尔型	C_YN	/	核心	V2020.1	病历系统-住院记录病案首页
186	慢性肾衰竭	RF_RF_YN	布尔型	C_YN	/	核心	V2020.1	病历系统-住院记录病案首页
187	其他肾脏疾病	RF_OKD_TXT	文本型	/	/	核心	V2020.1	病历系统-住院记录病案首页
2.1.1.5	**代谢及内分泌系统疾病**							
188	糖尿病	RF_DM_YN	布尔型	C_YN	/	核心	V2020.1	病历系统-住院记录病案首页
189	甲状腺功能亢进	RF_HPET_YN	布尔型	C_YN	/	核心	V2020.1	病历系统-住院记录病案首页
190	甲状腺功能减退	RF_HPOT_YN	布尔型	C_YN	/	核心	V2020.1	病历系统-住院记录病案首页
191	甲状腺抗体异常	RF_ABTA_YN	布尔型	C_YN	/	核心	V2020.1	病历系统-住院记录病案首页
192	其他代谢及内分泌系统疾病	RF_OMED_TXT	文本型	/	/	核心	V2020.1	病历系统-住院记录病案首页
2.1.1.6	**神经系统疾病**							
193	脑卒中	RF_STROKE_YN	布尔型	C_YN	/	核心	V2020.1	病历系统-住院记录病案首页
194	缺血性脑血管病	RF_SCVD_YN	布尔型	C_YN	/	核心	V2020.1	病历系统-住院记录病案首页
195	出血性脑血管病	RF_HCVD_YN	布尔型	C_YN	/	核心	V2020.1	病历系统-住院记录病案首页
196	其他神经系统疾病	RF_ONSD_TXT	文本型	/	/	核心	V2020.1	病历系统-住院记录病案首页
2.1.1.7	**结缔组织病**							
197	系统性红斑狼疮	RF_SLE_YN	布尔型	C_YN	/	核心	V2020.1	病历系统-住院记录病案首页
198	多发性肌炎/皮肌炎	RF_PMDM_YN	布尔型	C_YN	/	核心	V2020.1	病历系统-住院记录病案首页
199	血管炎	RF_VASLT_YN	布尔型	C_YN	/	核心	V2020.1	病历系统-住院记录病案首页
200	类风湿关节炎	RF_RA_YN	布尔型	C_YN	/	核心	V2020.1	病历系统-住院记录病案首页

序号	中文名称	变量名称	变量类型	值域	单位	数据等级	版本号	生产环节
201	抗磷脂综合征	RF_APS_YN	布尔型	C_YN	/	核心	V2020.1	病历系统-住院记录病案首页
202	系统性硬化症	RF_SLD_YN	布尔型	C_YN	/	核心	V2020.1	病历系统-住院记录病案首页
203	贝赫切特综合征	RF_BESY_YN	布尔型	C_YN	/	核心	V2020.1	病历系统-住院记录病案首页
204	干燥综合征	RF_SJSY_YN	布尔型	C_YN	/	核心	V2020.1	病历系统-住院记录病案首页
205	混合性结缔组织病	RF_MCTD_YN	布尔型	C_YN	/	核心	V2020.1	病历系统-住院记录病案首页
206	其他结缔组织病	RF_OCTD_TXT	文本型	/	/	核心	V2020.1	病历系统-住院记录病案首页

2.1.1.8　血液系统疾病

序号	中文名称	变量名称	变量类型	值域	单位	数据等级	版本号	生产环节
207	白血病	RF_LEKM_YN	布尔型	C_YN	/	核心	V2020.1	病历系统-住院记录病案首页
208	淋巴瘤	RF_LYPO_YN	布尔型	C_YN	/	核心	V2020.1	病历系统-住院记录病案首页
209	骨髓瘤	RF_MM_YN	布尔型	C_YN	/	核心	V2020.1	病历系统-住院记录病案首页
210	骨髓增生异常综合征	RF_MDS_YN	布尔型	C_YN	/	核心	V2020.1	病历系统-住院记录病案首页
211	原发性血小板增多症	RF_PTC_YN	布尔型	C_YN	/	核心	V2020.1	病历系统-住院记录病案首页
212	真性红细胞增多症	RF_PCV_YN	布尔型	C_YN	/	核心	V2020.1	病历系统-住院记录病案首页
213	骨髓纤维化	RF_MF_YN	布尔型	C_YN	/	核心	V2020.1	病历系统-住院记录病案首页
214	阵发性睡眠性血红蛋白尿	RF_PNH_YN	布尔型	C_YN	/	核心	V2020.1	病历系统-住院记录病案首页
215	其他血液系统疾病	RF_OBSD_TXT	文本型	/	/	核心	V2020.1	病历系统-住院记录病案首页

2.1.1.9　血管性疾病

序号	中文名称	变量名称	变量类型	值域	单位	数据等级	版本号	生产环节
216	静脉炎	RF_PHLB_YN	布尔型	/	/	核心	V2020.1	病历系统-住院记录病案首页
217	静脉曲张	RF_VARS_YN	布尔型	/	/	核心	V2020.1	病历系统-住院记录病案首页
218	其他血液系统疾病	RF_OVD_TXT	文本型	/	/	核心	V2020.1	病历系统-住院记录病案首页

续表

序号	中文名称	变量名称	变量类型	值域	单位	数据等级	版本号	生产环节
2.1.2　VTE 相关病史								
219	VTE 病史	RF_VTEH_YN	布尔型	C_YN	/	核心	V2020.1	病历系统-入院记录-既往史 病案首页
220	易栓症病史	RF_THBP_YN	布尔型	C_YN	/	核心	V2020.1	病历系统-入院记录-既往史 病案首页
221	VTE 家族史	RF_VFH_YN	布尔型	C_YN	/	核心	V2020.1	病历系统-入院记录-家族史 病案首页
2.1.3　急性创伤或手术								
2.1.3.1　手术情况								
222	硬膜外麻醉	RF_EPAN_YN	布尔型	C_YN	/	核心	V2020.1	病历系统-入院记录-既往史 病案首页 手术系统
223	椎管内麻醉	RF_INAN_YN	布尔型	C_YN	/	核心	V2020.1	病历系统-入院记录-既往史 病案首页 手术系统
224	复杂腹部手术	RF_CASU_YN	布尔型	C_YN	/	核心	V2020.1	病历系统-入院记录-既往史 病案首页 手术系统
225	胰十二指肠切除术	RF_PADUTO_YN	布尔型	C_YN	/	核心	V2020.1	病历系统-入院记录-既往史 病案首页 手术系统
226	肝切除术	RF_HETO_YN	布尔型	C_YN	/	核心	V2020.1	病历系统-入院记录-既往史 病案首页 手术系统
227	心脏手术	RF_CASU_YN	布尔型	C_YN	/	核心	V2020.1	病历系统-入院记录-既往史 病案首页 手术系统
228	胸部手术	RF_THSU_YN	布尔型	C_YN	/	核心	V2020.1	病历系统-入院记录-既往史 病案首页 手术系统
229	开颅手术	RF_CRTO_YN	布尔型	C_YN	/	核心	V2020.1	病历系统-入院记录-既往史 病案首页 手术系统

序号	中文名称	变量名称	变量类型	值域	单位	数据等级	版本号	生产环节
230	脊柱手术	RF_SPSU_YN	布尔型	C_YN	/	核心	V2020.1	病历系统-入院记录-既往史 病案首页 手术系统
231	游离皮瓣重建手术	RF_FFRE_YN	布尔型	C_YN	/	核心	V2020.1	病历系统-入院记录-既往史 病案首页 手术系统
232	髋、骨盆骨折或下肢骨折	RF_FOHPLL_YN	布尔型	C_YN	/	核心	V2020.1	病历系统-入院记录-既往史 病案首页 手术系统
233	关节置换术	RF_JPSU_YN	布尔型	C_YN	/	核心	V2020.1	病历系统-入院记录-既往史 病案首页 手术系统
234	急性脊髓损伤(<1个月)	RF_ASCI_YN	布尔型	C_YN	/	核心	V2020.1	病历系统-入院记录-既往史 病案首页 手术系统
235	近期(<1个月)创伤或外科手术	RF_RTSU_YN	布尔型	C_YN	/	核心	V2020.1	病历系统-入院记录-既往史 病案首页 手术系统
2.1.4　合并用药								
236	糖皮质激素类药物	RF_CORT_YN	布尔型	C_YN	/	补充	V2020.1	病历系统-入院记录-既往史 医嘱系统
237	糖皮质激素类药物名称	RF_CORTN_AN	字符	C_RF_CORTN	/	探索	V2020.1	病历系统-入院记录-既往史 医嘱系统
238	口服避孕药物	RF_ORCO_YN	布尔型	C_YN	/	探索	V2020.1	病历系统-入院记录-既往史 医嘱系统
239	止血药物	RF_HEDR_YN	布尔型	C_YN	/	探索	V2020.1	病历系统-入院记录-既往史 医嘱系统
240	止血药物名称	RF_NAOHD_AN	字符	C_RF_NAOHD	/	探索	V2020.1	病历系统-入院记录-既往史 医嘱系统

序号	中文名称	变量名称	变量类型	值域	单位	数据等级	版本号	生产环节
2.1.5	**治疗操作**							
241	侵入性或无创通气	RF_INOVE_YN	布尔型	C_YN	/	核心	V2020.1	病历系统-入院记录-既往史 病案首页 医嘱系统
242	石膏固定	RF_PLIM_YN	布尔型	C_YN	/	探索	V2020.1	病历系统-入院记录-既往史 医嘱系统
243	深静脉通路	RF_DVA_YN	布尔型	C_YN	/	探索	V2020.1	病案首页 护理系统 病历系统-病程记录 医嘱系统
244	深静脉通路部位	RF_DVAL_AN	字符	C_RF_DVAL	/	探索	V2020.1	病案首页 护理系统 病历系统-病程记录
245	透析	RF_DIAL_YN	布尔型	C_YN	/	探索	V2020.1	病历系统-入院记录-既往史 医嘱系统
246	腰椎穿刺术	RF_LUPU_YN	布尔型	C_YN	/	核心	V2020.1	病历系统-病程记录 医嘱系统
247	胸腔穿刺术	RF_THPU_YN	布尔型	C_YN	/	核心	V2020.1	病历系统-病程记录 医嘱系统
248	腹腔穿刺术	RF_ABCP_YN	布尔型	C_YN	/	核心	V2020.1	病历系统-病程记录 医嘱系统
249	骨髓穿刺术	RF_MAPU_YN	布尔型	C_YN	/	核心	V2020.1	病历系统-病程记录 医嘱系统
2.1.6	**其他风险因素**							
250	近期大出血(<3个月)	RF_MAHE_YN	布尔型	C_YN	/	探索	V2020.1	病历系统-入院记录-既往史
251	近期卧床或制动>3天(<3个月)	RF_RBBH_YN	布尔型	C_YN	/	探索	V2020.1	病历系统-入院记录-既往史
252	长途旅行史(>4h, <3个月)	RF_LDT_YN	布尔型	C_YN	/	探索	V2020.1	病历系统-入院记录-既往史
253	合并使用抗凝药、抗血小板药物或溶栓药物	RF_CUOAAT_YN	布尔型	C_YN	/	核心	V2020.1	病历系统-入院记录-既往史 医嘱系统
254	脱水	RF_DEHY_YN	布尔型	C_YN	/	探索	V2020.1	病历系统-入院记录-既往史
2.2	**静脉血栓栓塞症出血相关风险因素**							
255	活动性出血	RF_ACHE_YN	布尔型	C_YN	/	核心	V2020.1	病历系统-入院记录-既往史
256	出血事件(3个月内)	RF_BLEV_YN	布尔型	C_YN	/	核心	V2020.1	病历系统-入院记录-既往史

序号	中文名称	变量名称	变量类型	值域	单位	数据等级	版本号	生产环节
257	严重肾功能不全	RF_SERF_YN	布尔型	C_YN	/	核心	V2020.1	病历系统-入院记录-既往史 检验系统
258	肝功能不全	RF_SELF_YN	布尔型	C_YN	/	核心	V2020.1	病历系统-入院记录-既往史 检验系统
259	活动性消化道溃疡	RF_ACPU_YN	布尔型	C_YN	/	核心	V2020.1	病历系统-入院记录-既往史
260	脓毒症	RF_SEPS_YN	布尔型	C_YN	/	核心	V2020.1	病历系统-入院记录-既往史
261	胰瘘	RF_PAFI_YN	布尔型	C_YN	/	核心	V2020.1	病历系统-入院记录-既往史
262	出血性疾病	RF_BLDI_YN	布尔型	C_YN	/	核心	V2020.1	病历系统-入院记录-既往史
263	凝血功能障碍	RF_CODI_YN	布尔型	C_YN	/	核心	V2020.1	病历系统-入院记录-既往史 检验系统
264	血小板数量减少（<50×10^9/L）	RF_TNOPD_YN	布尔型	C_YN	/	核心	V2020.1	病历系统-入院记录-既往史 检验系统
265	未控制的高血压（收缩压>160mmHg）	RF_UNHTN_YN	布尔型	C_YN	/	核心	V2020.1	病历系统-入院记录-既往史
266	同时使用抗凝药物或溶栓药物	RF_UADTD_YN	布尔型	C_YN	/	核心	V2020.1	病历系统-入院记录-既往史 医嘱系统
267	同时使用抗血小板药物	RF_UAD_YN	布尔型	C_YN	/	核心	V2020.1	病历系统-入院记录-既往史 医嘱系统
268	腰穿、硬膜外或椎管内麻醉术前4~12h	RF_BEOIA_YN	布尔型	C_YN	/	核心	V2020.1	病历系统-入院记录-既往史 手麻系统
269	腹部手术：术前贫血/复杂手术	RF_ASPACS_YN	布尔型	C_YN	/	核心	V2020.1	病历系统-入院记录-既往史 手麻系统
270	胰十二指肠切除术：脓毒症、胰漏、手术部位出血	RF_PANSPL_YN	布尔型	C_YN	/	核心	V2020.1	病历系统-入院记录-既往史 手麻系统
271	肝切除术：原发性肝癌，术前血红蛋白和血小板计数低	RF_LRPLC_YN	布尔型	C_YN	/	核心	V2020.1	病历系统-入院记录-既往史 手麻系统
272	心脏手术：体外循环时间较长	RF_HSIVCL_YN	布尔型	C_YN	/	核心	V2020.1	病历系统-入院记录-既往史 手麻系统

续表

序号	中文名称	变量名称	变量类型	值域	单位	数据等级	版本号	生产环节
273	胸部手术:全肺切除术或全肺扩大切除术	RF_CSPOAE_YN	布尔型	C_YN	/	核心	V2020.1	病历系统-入院记录-既往史 手麻系统
274	开颅手术、脊柱手术、脊柱外伤、游离皮瓣重建手术	RF_CSSS,ST_YN	布尔型	C_YN	/	核心	V2020.1	病历系统-入院记录-既往史 手麻系统
275	其他未提及的出血风险因素	RF_OBRFNM_YN	布尔型	C_YN	/	核心	V2020.1	病历系统-入院记录-既往史 手麻系统

2.3 静脉血栓栓塞症血栓与出血风险评估模型及应用

2.3.1 风险评估量表信息

序号	中文名称	变量名称	变量类型	值域	单位	数据等级	版本号	生产环节
276	VTE 风险评估	RM_VRA_YN	布尔型	C_YN	/	核心	V2020.1	病历系统 护理系统
277	出血风险评估	RM_BRA_YN	布尔型	C_YN	/	核心	V2020.1	病历系统 护理系统

2.3.2 血栓风险评估

序号	中文名称	变量名称	变量类型	值域	单位	数据等级	版本号	生产环节
278	Caprini 风险评估	RM_CRAM_YN	布尔型	C_YN	/	核心	V2020.1	病历系统 护理系统
279	Caprini 风险评分	RM_CRAM_NUM	数值	0~100	分	核心	V2020.1	病历系统 护理系统
280	Caprini 风险分层	RM_CARS_EO	字符	C_RM_CRS	/	核心	V2020.1	病历系统 护理系统
281	Caprini 评估时间节点	RM_TPCA_EO	字符	C_RM_TPCA	/	核心	V2020.1	病历系统 护理系统
282	Caprini 评估时间	RM_TICA_DATT	日期时间型	YYYY-MM-DD Thh:mm:ss	/	核心	V2020.1	病历系统 护理系统
283	Padua 风险评估	RM_PDRS_YN	布尔型	C_YN	/	核心	V2020.1	病历系统 护理系统
284	Padua 风险评分	RM_PDRS_NUM	数值	0~20	分	核心	V2020.1	病历系统 护理系统
285	Padua 风险分层	RM_PDRS_EO	字符	C_RM_PDRS	/	核心	V2020.1	病历系统 护理系统
286	Padua 评估时间节点	RM_TPPS_EO	字符	C_RM_TPPS	/	核心	V2020.1	病历系统 护理系统
287	Padua 评估时间	RM_TIPD_DATT	日期时间型	YYYY-MM-DD Thh:mm:ss	/	核心	V2020.1	病历系统 护理系统

序号	中文名称	变量名称	变量类型	值域	单位	数据等级	版本号	生产环节
288	Khorana 风险评估	RM_KRAM_YN	布尔型	C_YN	/	补充	V2020.1	病历系统 护理系统
289	产后发生 VTE 的风险因素	RM_FPV_EO	字符	C_RM_FPV	/	补充	V2020.1	病历系统 护理系统
290	其他 VTE 风险评估表	RM_OVRAM_TXT	字符	/	/	核心	V2020.1	病历系统 护理系统
2.3.3 出血风险评估								
291	外科出血风险评估	RM_BRSS_YN	布尔型	C_YN	/	核心	V2020.1	病历系统
292	外科出血风险分层	RM_BRSS_EO	字符	C_RM_BRSS	/	核心	V2020.1	病历系统
293	内科出血风险评估	RM_BRSM_YN	布尔型	C_YN	/	核心	V2020.1	病历系统
294	内科出血风险分层	RM_BRSM_EO	字符	C_RM_BRSM	/	核心	V2020.1	病历系统
295	NHS 模型结果	RM_NHSM_EO	字符	C_RM_NHSM	/	核心	V2020.1	病历系统
296	NHS 模型评估时间	RM_TNHS_DATT	日期时间型	YYYY-MM-DD Thh:mm:ss	/	核心	V2020.1	病历系统
297	IMPROVE 评分	RM_IBRAM_NUM	数值型	0~31	分	核心	V2020.1	病历系统
298	IMPROVE 评分时间	RM_ATIA_DATT	日期时间型	YYYY-MM-DD Thh:mm:ss	/	核心	V2020.1	病历系统
299	REITE 出血风险分层	RM_RESC_EO	字符	C_RM_RESC	/	核心	V2020.1	病历系统
300	REITE 评分时间	RM_ATORS_DATT	日期时间型	YYYY-MM-DD Thh:mm:ss	/	核心	V2020.1	病历系统
301	ACCP 风险分层	RM_ACCPS_EO	字符	C_RM_ACCPS	/	核心	V2020.1	病历系统
302	ACCP 评分时间	RM_TIAS_DATT	日期时间型	YYYY-MM-DD Thh:mm:ss	/	核心	V2020.1	病历系统
303	HAS-BLED 评分结果	RM_HABLS_NUM	数值型	0~6	分	核心	V2020.1	病历系统
304	HEMORR2 HAGES 评分	RM_HESC_NUM	数值型	0~12	分	核心	V2020.1	病历系统

3. 静脉血栓栓塞症诊断

序号	中文名称	变量名称	变量类型	值域	单位	数据等级	版本号	生产环节
3.1 症状								
3.1.1 PTE 症状								
305	咳嗽	SYM_COUGH_YN	布尔型	C_YN	/	探索	V2020.1	病历系统-入院记录-现病史
306	咳痰	SYM_EXPTOR_YN	布尔型	C_YN	/	探索	V2020.1	病历系统-入院记录-现病史
307	发热	SYM_FEVER_YN	布尔型	C_YN	/	核心	V2020.1	病历系统-入院记录-现病史
308	呼吸困难	SYM_DYSPN_YN	布尔型	C_YN	/	核心	V2020.1	病历系统-入院记录-现病史
309	呼吸困难时长	SYM_DOD_NUM	数值	0~1 200	月	核心	V2020.1	病历系统-入院记录-现病史
310	胸痛	SYM_CHPA_YN	布尔型	C_YN	/	核心	V2020.1	病历系统-入院记录-现病史
311	胸痛类型	SYM_CHPT_TXT	文本型	/	/	核心	V2020.1	病历系统-入院记录-现病史
312	胸痛时长	SYM_DUOCP_NUM	数值	0~1 200	月	核心	V2020.1	病历系统-入院记录-现病史
313	胸闷	SYM_CHTI_YN	布尔型	C_YN	/	核心	V2020.1	病历系统-入院记录-现病史
314	胸闷时长	SYM_DUOCP_NUM	数值	0~1 200	min	核心	V2020.1	病历系统-入院记录-现病史
315	咯血	SYM_HEMOP_YN	布尔型	C_YN	/	核心	V2020.1	病历系统-入院记录-现病史
316	咯血类型	SYM_DEOHE_EO	字符	C_SYM_DEOHE	/	核心	V2020.1	病历系统-入院记录-现病史
317	咯血时长	SYM_DUOHE_NUM	数值	0~1 200	月	补充	V2020.1	病历系统-入院记录-现病史
318	咯血量	SYM_TVOHE_NUM	数值	0~3 000	ml	补充	V2020.1	病历系统-入院记录-现病史
319	每次咯血量	SYM_VOFHE_NUM	数值	0~3 000	ml	补充	V2020.1	病历系统-入院记录-现病史
320	心悸	SYM_PALPIT_YN	布尔型	C_YN	/	探索	V2020.1	病历系统-入院记录-现病史

序号	中文名称	变量名称	变量类型	值域	单位	数据等级	版本号	生产环节
321	晕厥	SYM_SYNCOP_YN	布尔型	C_YN	/	探索	V2020.1	病历系统-入院记录-现病史
322	晕厥时长	SYM_DOSY_NUM	数值	0~1 200	min	补充	V2020.1	病历系统-入院记录-现病史
323	低血压	SYM_LBP_YN	布尔型	C_YN	/	探索	V2020.1	病历系统-入院记录-现病史
324	休克	SYM_SHOCK_YN	布尔型	C_YN	/	探索	V2020.1	病历系统-入院记录-现病史
3.1.2　DVT 症状								
325	肢体肿胀	SYM_SOTL_YN	布尔型	C_YN	/	核心	V2020.1	病历系统-入院记录-现病史
326	肿胀部位	SYM_SWPA_AN	字符	C_ST_LMB	/	补充	V2020.1	病历系统-入院记录-现病史
327	疼痛或压痛	SYM_POTE_YN	布尔型	C_YN	/	核心	V2020.1	病历系统-入院记录-现病史
328	疼痛或压痛部位	SYM_SOPOT_AN	字符	C_ST_LMB	/	补充	V2020.1	病历系统-入院记录-现病史
329	浅静脉扩张	SYM_SVDI_YN	布尔型	C_YN	/	探索	V2020.1	病历系统-入院记录-现病史
330	浅静脉扩张部位	SYM_SSVD_AN	字符	C_ST_LMB	/	探索	V2020.1	病历系统-入院记录-现病史
331	患肢皮肤颜色	SYM_SCAL_EO	字符	C_SYM_SCAL	/	探索	V2020.1	病历系统-入院记录-现病史
332	皮肤色素沉着	SYM_SKPI_YN	布尔型	C_YN	/	探索	V2020.1	病历系统-入院记录-现病史
333	皮肤色素沉着部位	SYM_SOSP_AN	字符	C_ST_LMB	/	探索	V2020.1	病历系统-入院记录-现病史
334	患肢皮肤破溃	SYM_SUOTAL_YN	布尔型	C_YN	/	探索	V2020.1	病历系统-入院记录-现病史
3.1.3　症状通用数据元								
335	其他	SYM_OTSY_TXT	文本型	/	/	探索	V2020.1	病历系统-入院记录-现病史
336	症状发生绝对时间	SYM_ABTSO_DAT	日期型	YYYY-MM-DD	/	核心	V2020.1	病历系统-入院记录-现病史
337	症状发生相对时间	SYM_RETSO_EO	字符	C_SYM_RETSO	/	核心	V2020.1	病历系统-入院记录-现病史
3.2　体征								
3.2.1　肢体体征								
338	下肢水肿	SX_LEO_YN	布尔型	C_YN	/	探索	V2020.1	病历系统-入院记录-体格检查
339	下肢水肿部位	SX_SLEO_EO	字符	C_SX_SLEO	/	探索	V2020.1	病历系统-入院记录-体格检查

序号	中文名称	变量名称	变量类型	值域	单位	数据等级	版本号	生产环节
340	下肢水肿程度	SX_DLEO_EO	字符	C_SX_DLEO	/	探索	V2020.1	病历系统-入院记录-体格检查
341	下肢静脉曲张	SX_VVLE_YN	布尔型	C_YN	/	核心	V2020.1	病历系统-入院记录-体格检查
342	下肢静脉曲张部位	SX_VVLEP_EO	字符	C_SX_VVLEP	/	探索	V2020.1	病历系统-入院记录-体格检查
343	Homans 征	SX_HOSI_YN	布尔型	C_YN	/	探索	V2020.1	病历系统-入院记录-体格检查
344	腓肠肌压痛	SX_TEOG_YN	布尔型	C_YN	/	核心	V2020.1	病历系统-入院记录-体格检查
345	右下肢大腿周径	SX_THCIR_NUM	数值	10~100	cm	探索	V2020.1	病历系统-入院记录-体格检查 护理系统
346	左下肢大腿周径	SX_THCIL_NUM	数值	10~100	cm	探索	V2020.1	病历系统-入院记录-体格检查 护理系统
347	右下肢小腿周径	SX_CCFR_NUM	数值	10~100	cm	探索	V2020.1	病历系统-入院记录-体格检查 护理系统
348	左下肢小腿周径	SX_CCFL_NUM	数值	10~100	cm	探索	V2020.1	病历系统-入院记录-体格检查 护理系统
349	左上臂周径	SX_BCFL_NUM	数值	10~100	cm	探索	V2020.1	病历系统-入院记录-体格检查 护理系统
350	右上臂周径	SX_BCFR_NUM	数值	10~100	cm	探索	V2020.1	病历系统-入院记录-体格检查 护理系统
351	左前臂周径	SX_FCFL_NUM	数值	10~100	cm	探索	V2020.1	病历系统-入院记录-体格检查 护理系统
352	右前臂周径	SX_FCFR_NUM	数值	10~100	cm	探索	V2020.1	病历系统-入院记录-体格检查 护理系统

3.3 医学诊断

3.3.1 临床诊断基础属性信息

序号	中文名称	变量名称	变量类型	值域	单位	数据等级	版本号	生产环节
353	诊断地点	DX_DISI_EO	字符	C_DX_DISI	/	补充	V2020.1	病历系统-入院记录-入院诊断、出院诊断

3.3.2 肺血栓栓塞症诊断

序号	中文名称	变量名称	变量类型	值域	单位	数据等级	版本号	生产环节
354	肺栓塞	DX_PE_YN	布尔型	C_YN	/	核心	V2020.1	病历系统-入院记录-入院诊断、出院诊断
355	肺血栓栓塞症	DX_PTE_YN	布尔型	C_YN	/	核心	V2020.1	病历系统-入院记录-入院诊断、出院诊断

序号	中文名称	变量名称	变量类型	值域	单位	数据等级	版本号	生产环节
356	肺动脉血栓形成	DX_PT_YN	布尔型	C_YN	/	核心	V2020.1	病历系统-入院记录-入院诊断、出院诊断
357	急性肺血栓栓塞症	DX_APE_YN	布尔型	C_YN	/	核心	V2020.1	病历系统-入院记录-入院诊断、出院诊断
358	急性肺血栓栓塞症(低危)	DX_APELR_YN	布尔型	C_YN	/	核心	V2020.1	病历系统-入院记录-入院诊断、出院诊断
359	急性肺血栓栓塞症(中低危)	DX_APEILR_YN	布尔型	C_YN	/	核心	V2020.1	病历系统-入院记录-入院诊断、出院诊断
360	急性肺血栓栓塞症(中高危)	DX_APEIHR_YN	布尔型	C_YN	/	核心	V2020.1	病历系统-入院记录-入院诊断、出院诊断
361	急性肺血栓栓塞症(高危)	DX_APEHR_YN	布尔型	C_YN	/	核心	V2020.1	病历系统-入院记录-入院诊断、出院诊断
362	肺梗死	DX_PI_YN	布尔型	C_YN	/	核心	V2020.1	病历系统-入院记录-入院诊断、出院诊断
363	出血性肺不张	DX_HPA_YN	布尔型	C_YN	/	核心	V2020.1	病历系统-入院记录-入院诊断、出院诊断
364	慢性肺动脉栓塞	DX_CPE_YN	布尔型	C_YN	/	核心	V2020.1	病历系统-入院记录-入院诊断、出院诊断
365	慢性肺血栓栓塞急性发作	DX_ARCPTE_YN	布尔型	C_YN	/	核心	V2020.1	病历系统-入院记录-入院诊断、出院诊断
366	慢性血栓栓塞性疾病	DX_CTED_YN	布尔型	C_YN	/	核心	V2020.1	病历系统-入院记录-入院诊断、出院诊断
367	慢性血栓栓塞性肺动脉高压	DX_CTEPH_YN	布尔型	C_YN	/	核心	V2020.1	病历系统-入院记录-入院诊断、出院诊断
368	骑跨型肺血栓栓塞症	DX_SPE_YN	布尔型	C_YN	/	核心	V2020.1	病历系统-入院记录-入院诊断、出院诊断
369	肿瘤相关肺血栓栓塞症	DX_CAPTE_YN	布尔型	C_YN	/	核心	V2020.1	病历系统-入院记录-入院诊断、出院诊断

序号	中文名称	变量名称	变量类型	值域	单位	数据等级	版本号	生产环节
3.3.3 深静脉血栓形成诊断								
370	上肢深静脉血栓形成	DX_UEDVT_YN	布尔型	C_YN	/	核心	V2020.1	病历系统-入院记录-入院诊断、出院诊断
371	颈内静脉血栓形成	DX_IJVT_YN	布尔型	C_YN	/	核心	V2020.1	病历系统-入院记录-入院诊断、出院诊断
372	锁骨下静脉血栓形成	DX_SVT_YN	布尔型	C_YN	/	核心	V2020.1	病历系统-入院记录-入院诊断、出院诊断
373	腋静脉血栓形成	DX_AVT_YN	布尔型	C_YN	/	核心	V2020.1	病历系统-入院记录-入院诊断、出院诊断
374	肱静脉血栓形成	DX_BVT_YN	布尔型	C_YN	/	核心	V2020.1	病历系统-入院记录-入院诊断、出院诊断
375	下肢深静脉血栓形成	DX_LEDVT_YN	布尔型	C_YN	/	核心	V2020.1	病历系统-入院记录-入院诊断、出院诊断
376	股静脉血栓形成	DX_FVT_YN	布尔型	C_YN	/	核心	V2020.1	病历系统-入院记录-入院诊断、出院诊断
377	股深静脉血栓形成	DX_DFVT_YN	布尔型	C_YN	/	核心	V2020.1	病历系统-入院记录-入院诊断、出院诊断
378	股浅静脉血栓形成	DX_SFVT_YN	布尔型	C_YN	/	核心	V2020.1	病历系统-入院记录-入院诊断、出院诊断
379	髂静脉血栓形成	DX_IVT_YN	布尔型	C_YN	/	核心	V2020.1	病历系统-入院记录-入院诊断、出院诊断
380	腘静脉血栓形成	DX_PVT_YN	布尔型	C_YN	/	核心	V2020.1	病历系统-入院记录-入院诊断、出院诊断
381	胫前静脉血栓形成	DX_TVTF_YN	布尔型	C_YN	/	核心	V2020.1	病历系统-入院记录-入院诊断、出院诊断
382	胫后静脉血栓形成	DX_TVTB_YN	布尔型	C_YN	/	核心	V2020.1	病历系统-入院记录-入院诊断、出院诊断
383	腓静脉血栓形成	DX_PVT_YN	布尔型	C_YN	/	核心	V2020.1	病历系统-入院记录-入院诊断、出院诊断

序号	中文名称	变量名称	变量类型	值域	单位	数据等级	版本号	生产环节
384	手术后下肢深静脉血栓形成	DX_LEDVT_YN	布尔型	C_YN	/	核心	V2020.1	病历系统-入院记录-入院诊断、出院诊断
385	上腔静脉血栓形成	DX_SVCT_YN	布尔型	C_YN	/	核心	V2020.1	病历系统-入院记录-入院诊断、出院诊断
386	下腔静脉血栓形成	DX_IVCT_YN	布尔型	C_YN	/	核心	V2020.1	病历系统-入院记录-入院诊断、出院诊断
387	肾静脉血栓形成	DX_RVT_YN	布尔型	C_YN	/	核心	V2020.1	病历系统-入院记录-入院诊断、出院诊断
388	门静脉血栓形成	DX_POTH_YN	布尔型	C_YN	/	核心	V2020.1	病历系统-入院记录-入院诊断、出院诊断
389	肝静脉血栓形成	DX_HVT_YN	布尔型	C_YN	/	核心	V2020.1	病历系统-入院记录-入院诊断、出院诊断
390	脾静脉血栓形成	DX_SPVT_YN	布尔型	C_YN	/	核心	V2020.1	病历系统-入院记录-入院诊断、出院诊断
391	肠系膜静脉血栓形成	DX_MEVT_YN	布尔型	C_YN	/	核心	V2020.1	病历系统-入院记录-入院诊断、出院诊断
392	妊娠期深静脉血栓形成	DX_DVTIP_YN	布尔型	C_YN	/	核心	V2020.1	病历系统-入院记录-入院诊断、出院诊断

3.3.4　VTE 相关诊断

序号	中文名称	变量名称	变量类型	值域	单位	数据等级	版本号	生产环节
393	肌间静脉血栓形成	DX_INVT_YN	布尔型	C_YN	/	核心	V2020.1	病历系统-入院记录-入院诊断、出院诊断
394	妊娠期静脉血栓形成	DX_VETIP_YN	布尔型	C_YN	/	核心	V2020.1	病历系统-入院记录-入院诊断、出院诊断
395	血栓复发	DX_THRE_YN	布尔型	C_YN	/	核心	V2020.1	病历系统-入院记录-入院诊断、出院诊断
396	静脉炎	DX_PHBPL_YN	布尔型	C_YN	/	核心	V2020.1	病历系统-入院记录-入院诊断、出院诊断

序号	中文名称	变量名称	变量类型	值域	单位	数据等级	版本号	生产环节
397	血栓性静脉炎	DX_THROM_YN	布尔型	C_YN	/	核心	V2020.1	病历系统-入院记录-入院诊断、出院诊断
398	上肢静脉炎	DX_UPEP_YN	布尔型	C_YN	/	核心	V2020.1	病历系统-入院记录-入院诊断、出院诊断
399	下肢静脉炎	DX_LOEP_YN	布尔型	C_YN	/	核心	V2020.1	病历系统-入院记录-入院诊断、出院诊断
400	心腔内血栓	DX_PHBPL_YN	布尔型	C_YN	/	核心	V2020.1	病历系统-入院记录-入院诊断、出院诊断
401	右心血栓	DX_TBPLE_YN	布尔型	C_YN	/	核心	V2020.1	病历系统-入院记录-入院诊断、出院诊断
402	右心房血栓	DX_UPEPH_YN	布尔型	C_YN	/	核心	V2020.1	病历系统-入院记录-入院诊断、出院诊断
403	右心室血栓	DX_LOEPH_YN	布尔型	C_YN	/	核心	V2020.1	病历系统-入院记录-入院诊断、出院诊断

3.3.5 肺栓塞相关诊断

序号	中文名称	变量名称	变量类型	值域	单位	数据等级	版本号	生产环节
404	羊水栓塞	DX_AMFE_YN	布尔型	C_YN	/	核心	V2020.1	病历系统-入院记录-入院诊断、出院诊断
405	脂肪栓塞综合征	DX_FFS_YN	布尔型	C_YN	/	核心	V2020.1	病历系统-入院记录-入院诊断、出院诊断
406	空气栓塞	DX_AIEM_YN	布尔型	C_YN	/	核心	V2020.1	病历系统-入院记录-入院诊断、出院诊断
407	肿瘤栓塞	DX_TUEM_YN	布尔型	C_YN	/	核心	V2020.1	病历系统-入院记录-入院诊断、出院诊断
408	骨水泥栓塞	DX_CEEM_YN	布尔型	C_YN	/	核心	V2020.1	病历系统-入院记录-入院诊断、出院诊断
409	异物栓塞	DX_FOBE_YN	布尔型	C_YN	/	核心	V2020.1	病历系统-入院记录-入院诊断、出院诊断

3.3.6 诊断来源

序号	中文名称	变量名称	变量类型	值域	单位	数据等级	版本号	生产环节
410	患者自述	DX_DFP_YN	布尔型	C_YN	/	探索	V2020.1	病历系统-入院记录-现病史
411	他人代述	DX_DFCP_YN	布尔型	C_YN	/	探索	V2020.1	病历系统-入院记录-现病史

序号	中文名称	变量名称	变量类型	值域	单位	数据等级	版本号	生产环节
412	门诊诊断	DX_OUMR_YN	布尔型	C_YN	/	探索	V2020.1	病历系统-入院记录-现病史
413	来源于医学检查报告	DX_MERE_YN	布尔型	C_YN	/	探索	V2020.1	病历系统-入院记录-现病史
414	出院小结	DX_DISU_YN	布尔型	C_YN	/	探索	V2020.1	病历系统-入院记录-现病史
415	门诊系统	DX_OSSY_YN	布尔型	C_YN	/	探索	V2020.1	病历系统-入院记录-现病史
416	住院系统	DX_HOAS_YN	布尔型	C_YN	/	探索	V2020.1	病历系统-入院记录-现病史
417	实验室信息管理系统	DX_LISSY_YN	布尔型	C_YN	/	探索	V2020.1	病历系统-入院记录-现病史
3.4　影像学检查								
3.4.1　CT肺动脉造影								
418	CT肺动脉造影检查标志	IE_CTPA_YN	布尔型	C_YN	/	核心	V2020.1	检查系统病历系统-入院记录
419	肺动脉血栓	IE_PUAT_YN	布尔型	C_YN	/	核心	V2020.1	检查系统病历系统-入院记录
420	多发肺动脉血栓	IE_MUPT_YN	布尔型	C_YN	/	核心	V2020.1	检查系统病历系统-入院记录
421	肺动脉血栓部位	IE_SPAT_AN	字符	C_ST_PA	/	补充	V2020.1	检查系统病历系统-入院记录
422	肺动脉闭塞	IE_PUOC_YN	布尔型	C_YN	/	核心	V2020.1	检查系统病历系统-入院记录
423	肺动脉闭塞部位	IE_SPOC_AN	字符	C_ST_PA	/	核心	V2020.1	检查系统病历系统-入院记录
424	肺动脉纤细	IE_PUAS_YN	布尔型	C_YN	/	核心	V2020.1	检查系统病历系统-入院记录
425	肺动脉纤细部位	IE_SPUAS_AN	字符	C_ST_PA	/	补充	V2020.1	检查系统病历系统-入院记录
426	肺动脉充盈缺损	IE_PAFD_YN	布尔型	C_YN	/	核心	V2020.1	检查系统病历系统-入院记录
427	肺动脉充盈缺损部位	IE_SPAFD_AN	字符	C_ST_PA	/	补充	V2020.1	检查系统病历系统-入院记录
428	肺动脉充盈缺损形态	IE_PAFDM_EO	字符	C_IE_PAFDM	/	探索	V2020.1	检查系统病历系统-入院记录
429	肺动脉扩张	IE_PUAD_YN	布尔型	C_YN	/	补充	V2020.1	检查系统病历系统-入院记录
430	肺动脉扩张部位	IE_SPAD_AN	字符	C_ST_PA	/	补充	V2020.1	检查系统病历系统-入院记录
431	主肺动脉直径	IE_MPAD_NUM	数值	0~100	mm	补充	V2020.1	检查系统病历系统-入院记录

序号	中文名称	变量名称	变量类型	值域	单位	数据等级	版本号	生产环节
432	同水平升主动脉直径	IE_ASAD_NUM	数值	0~100	mm	补充	V2020.1	检查系统 病历系统-入院记录
433	支气管血管束	IE_BRBU_EO	字符	C_IE_BRBU	/	探索	V2020.1	检查系统 病历系统-入院记录
434	肺部实变影	IE_PUCO_YN	布尔型	C_YN	/	探索	V2020.1	检查系统 病历系统-入院记录
435	实变影部位	IE_TPUCO_TXT	文本型	/	/	探索	V2020.1	检查系统 病历系统-入院记录
436	实变影大小	IE_ZPUCO_NUM	数值	0~100	mm	探索	V2020.1	检查系统 病历系统-入院记录
437	实变影性质	IE_PRPC_TXT	文本型	/	/	探索	V2020.1	检查系统 病历系统-入院记录
438	肺部斑片影	IE_PUPL_YN	布尔型	C_YN	/	探索	V2020.1	检查系统 病历系统-入院记录
439	斑片影部位	IE_TPUPL_TXT	文本型	/	/	探索	V2020.1	检查系统 病历系统-入院记录
440	斑片影大小	IE_ZPUPL_NUM	数值	0~100	mm	探索	V2020.1	检查系统 病历系统-入院记录
441	斑片影性质	IE_PRPP_TXT	文本型	/	/	探索	V2020.1	检查系统 病历系统-入院记录
442	肺部结节	IE_PUNO_YN	布尔型	C_YN	/	探索	V2020.1	检查系统 病历系统-入院记录
443	结节部位	IE_TPUNO_TXT	文本型	/	/	探索	V2020.1	检查系统 病历系统-入院记录
444	结节大小	IE_ZPUNO_NUM	数值	0~30	mm	探索	V2020.1	检查系统 病历系统-入院记录
445	结节形态	IE_SPUNO_TXT	文本型	/	/	探索	V2020.1	检查系统 病历系统-入院记录
446	结节性质	IE_PPUNO_TXT	文本型	/	/	探索	V2020.1	检查系统 病历系统-入院记录
447	肺部磨玻璃影	IE_PUGGO_YN	布尔型	C_YN	/	探索	V2020.1	检查系统 病历系统-入院记录
448	肺部磨玻璃影部位	IE_TPGGO_TXT	文本型	/	/	探索	V2020.1	检查系统 病历系统-入院记录
449	肺部磨玻璃影大小	IE_ZPGGO_NUM	数值	0~100	mm	探索	V2020.1	检查系统 病历系统-入院记录
450	小叶间隔增厚	IE_LEST_YN	布尔型	C_YN	/	探索	V2020.1	检查系统 病历系统-入院记录
451	小叶间隔增厚部位	IE_SLST_TXT	文本型	/	/	探索	V2020.1	检查系统 病历系统-入院记录

序号	中文名称	变量名称	变量类型	值域	单位	数据等级	版本号	生产环节
452	铺路石征	IE_PASS_YN	布尔型	C_YN	/	探索	V2020.1	检查系统 病历系统-入院记录
453	地图征	IE_MASI_YN	布尔型	C_YN	/	探索	V2020.1	检查系统 病历系统-入院记录
454	肺门淋巴结增大	IE_EHLN_YN	布尔型	C_YN	/	探索	V2020.1	检查系统 病历系统-入院记录
455	纵隔淋巴结增大	IE_EMLN_YN	布尔型	C_YN	/	探索	V2020.1	检查系统 病历系统-入院记录
456	心脏检查结果	IE_CAER_TXT	文本型	/	/	探索	V2020.1	检查系统 病历系统-入院记录
457	大血管检查结果	IE_MAER_TXT	文本型	/	/	探索	V2020.1	检查系统 病历系统-入院记录
458	纵隔肿块	IE_MEMA_YN	布尔型	C_YN	/	探索	V2020.1	检查系统 病历系统-入院记录
3.4.2 CT 静脉造影								
459	CT 静脉造影检查标志	IE_CTVM_YN	布尔型	C_YN	/	核心	V2020.1	检查系统 病历系统-入院记录
460	静脉血栓	IE_VETH_YN	布尔型	C_YN	/	核心	V2020.1	检查系统 病历系统-入院记录
461	静脉血栓部位	IE_SVETH_AN	字符	C_ST_VN	/	补充	V2020.1	检查系统 病历系统-入院记录
462	静脉充盈缺损	IE_VEFD_YN	布尔型	C_YN	/	补充	V2020.1	检查系统 病历系统-入院记录
463	静脉充盈缺损部位	IE_SVFD_AN	字符	C_ST_VN	/	核心	V2020.1	检查系统 病历系统-入院记录
464	静脉狭窄	IE_VEST_YN	布尔型	C_YN	/	补充	V2020.1	检查系统 病历系统-入院记录
465	静脉狭窄部位	IE_SIVS_AN	字符	C_ST_VN	/	补充	V2020.1	检查系统 病历系统-入院记录
466	静脉闭塞	IE_VEOC_YN	布尔型	C_YN	/	核心	V2020.1	检查系统 病历系统-入院记录
467	静脉闭塞部位	IE_SIVO_AN	字符	C_ST_VN	/	补充	V2020.1	检查系统 病历系统-入院记录
468	静脉狭窄程度	IE_VESTD_NUM	数值	0~100	%	补充	V2020.1	检查系统 病历系统-入院记录
3.4.3 核素肺通气/灌注扫描								
469	核素肺通气/灌注扫描检查标志	IE_VQ_AN	字符	C_IE_VQ	/	核心	V2020.1	检查系统 病历系统-入院记录
470	灌注显像存在放射减低或缺损区	IE_PIHRRDA_YN	布尔型	C_YN	/	核心	V2020.1	检查系统 病历系统-入院记录

序号	中文名称	变量名称	变量类型	值域	单位	数据等级	版本号	生产环节
471	灌注显像减低或缺损区域	IE_PIWRRDA_AN	字符	C_ST_PS	/	核心	V2020.1	检查系统 病历系统-入院记录
472	通气显像存在放射减低或缺损区	IE_VIHRRDA_YN	布尔型	C_YN	/	核心	V2020.1	检查系统 病历系统-入院记录
473	通气显像减低或缺损区域	IE_VIWRRDA_AN	字符	C_ST_PS	/	核心	V2020.1	检查系统 病历系统-入院记录
474	通气/灌注不匹配	IE_VEPM_YN	布尔型	C_YN	/	核心	V2020.1	检查系统 病历系统-入院记录
475	通气/灌注不匹配部位	IE_VEPMS_TXT	文本型	/	/	核心	V2020.1	检查系统 病历系统-入院记录
476	是否肺栓塞	IE_PUEM_YN	布尔型	C_YN	/	核心	V2020.1	检查系统 病历系统-入院记录
477	肺栓塞部位	IE_PUES_TXT	文本型	/	/	补充	V2020.1	检查系统 病历系统-入院记录

3.4.4 胸部 CT 检查

序号	中文名称	变量名称	变量类型	值域	单位	数据等级	版本号	生产环节
478	胸部 CT 检查标志	IE_CTSM_YN	布尔型	C_YN	/	补充	V2020.1	检查系统 病历系统-入院记录
479	胸廓对称性	IE_SYTC_EO	字符	C_IE_SYTC	/	补充	V2020.1	检查系统 病历系统-入院记录
480	胸廓骨质	IE_BOTC_YN	布尔型	正常/异常	/	补充	V2020.1	检查系统 病历系统-入院记录
481	胸壁软组织	IE_STCW_YN	布尔型	正常/异常	/	补充	V2020.1	检查系统 病历系统-入院记录
482	胸膜	IE_PLEU_EO	字符	C_IE_PLEU	/	补充	V2020.1	检查系统 病历系统-入院记录
483	胸腔	IE_THCA_EO	字符	C_IE_THCA	/	补充	V2020.1	检查系统 病历系统-入院记录
484	肺纹理	IE_LUMA_EO	字符	C_IE_LUMA	/	补充	V2020.1	检查系统 病历系统-入院记录
485	肺部实变影	IE_PUCO_YN	布尔型	C_YN	/	补充	V2020.1	检查系统 病历系统-入院记录
486	实变影部位	IE_TPCO_AN	字符	/	/	补充	V2020.1	检查系统 病历系统-入院记录
487	实变影大小	IE_ZPCO_NUM	数值	0~100	cm	补充	V2020.1	检查系统 病历系统-入院记录
488	实变影性质	IE_PPCO_AN	字符	/	/	补充	V2020.1	检查系统 病历系统-入院记录
489	肺部斑片影	IE_PUPS_YN	布尔型	C_YN	/	补充	V2020.1	检查系统 病历系统-入院记录

序号	中文名称	变量名称	变量类型	值域	单位	数据等级	版本号	生产环节
490	斑片影部位	IE_TPPS_AN	字符	/	/	补充	V2020.1	检查系统 病历系统-入院记录
491	斑片影大小	IE_ZPPS_NUM	数值	0~100	cm	补充	V2020.1	检查系统 病历系统-入院记录
492	斑片影性质	IE_PPPS_AN	字符	/	/	补充	V2020.1	检查系统 病历系统-入院记录
493	肺部磨玻璃影	IE_PGGO_YN	布尔型	C_YN	/	探索	V2020.1	检查系统 病历系统-入院记录
494	肺部磨玻璃影部位	IE_TPGGO_AN	字符	C_IE_TPGGO	/	探索	V2020.1	检查系统 病历系统-入院记录
495	肺部磨玻璃影大小	IE_ZPGGO_NUM	数值	0~100	cm	探索	V2020.1	检查系统 病历系统-入院记录
496	小叶间隔增厚	IE_THIS_YN	布尔型	C_YN	/	探索	V2020.1	检查系统 病历系统-入院记录
497	小叶间隔增厚部位	IE_TIST_AN	字符	/	/	探索	V2020.1	检查系统 病历系统-入院记录
498	铺路石征	IE_GRPS_YN	布尔型	C_YN	/	探索	V2020.1	检查系统 病历系统-入院记录
499	地图征	IE_MATY_YN	布尔型	C_YN	/	探索	V2020.1	检查系统 病历系统-入院记录
500	肺部结节	IE_PUNO_YN	布尔型	C_YN	/	探索	V2020.1	检查系统 病历系统-入院记录
501	结节部位	IE_TPUNO_AN	字符	C_ST_PS	/	探索	V2020.1	检查系统 病历系统-入院记录
502	结节大小	IE_ZPUNO_NUM	数值	0~100	cm	探索	V2020.1	检查系统 病历系统-入院记录
503	结节形态	IE_SPUNO_TXT	字符	/	/	探索	V2020.1	检查系统 病历系统-入院记录
504	结节性质	IE_PPUNO_TXT	字符	/	/	探索	V2020.1	检查系统 病历系统-入院记录
505	肺门淋巴结增大	IE_HILY_YN	布尔型	C_YN	/	探索	V2020.1	检查系统 病历系统-入院记录
506	纵隔淋巴结增大	IE_MELY_YN	布尔型	C_YN	/	探索	V2020.1	检查系统 病历系统-入院记录
507	心脏检查结果	IE_CAER_TXT	字符	/	/	探索	V2020.1	检查系统 病历系统-入院记录
508	大血管检查结果	IE_ERGV_TXT	字符	/	/	探索	V2020.1	检查系统 病历系统-入院记录
509	纵隔肿块	IE_MEMA_YN	布尔型	C_YN	/	探索	V2020.1	检查系统 病历系统-入院记录

序号	中文名称	变量名称	变量类型	值域	单位	数据等级	版本号	生产环节
3.4.5　胸部 X 线检查								
510	胸部 X 线检查标志	IE_CRM_YN	布尔型	C_YN	/	探索	V2020.1	检查系统 病历系统-入院记录
511	区域性肺血管纹理变细	IE_RDLM_YN	布尔型	C_YN	/	探索	V2020.1	检查系统 病历系统-入院记录
512	区域性肺血管纹理稀疏	IE_RSLM_YN	布尔型	C_YN	/	探索	V2020.1	检查系统 病历系统-入院记录
513	区域性肺血管纹理消失	IE_RDLM_YN	布尔型	C_YN	/	探索	V2020.1	检查系统 病历系统-入院记录
514	肺野透亮度增加	IE_LFTI_YN	布尔型	C_YN	/	探索	V2020.1	检查系统 病历系统-入院记录
515	局部浸润性阴影	IE_LOIS_YN	布尔型	C_YN	/	探索	V2020.1	检查系统 病历系统-入院记录
516	尖端指向肺门的楔形阴影	IE_WSPTH_YN	布尔型	C_YN	/	探索	V2020.1	检查系统 病历系统-入院记录
517	肺不张	IE_ATEL_YN	布尔型	C_YN	/	探索	V2020.1	检查系统 病历系统-入院记录
518	肺膨胀不全	IE_ATEL_YN	布尔型	C_YN	/	探索	V2020.1	检查系统 病历系统-入院记录
519	肺动脉干增宽	IE_PUTB_YN	布尔型	C_YN	/	探索	V2020.1	检查系统 病历系统-入院记录
520	肺动脉干截断征	IE_PUTR_YN	布尔型	C_YN	/	探索	V2020.1	检查系统 病历系统-入院记录
521	肺动脉段膨隆	IE_PUAE_YN	布尔型	C_YN	/	探索	V2020.1	检查系统 病历系统-入院记录
522	右心室扩大	IE_RIVE_YN	布尔型	C_YN	/	探索	V2020.1	检查系统 病历系统-入院记录
523	患侧横膈抬高	IE_EDAS_YN	布尔型	C_YN	/	探索	V2020.1	检查系统 病历系统-入院记录
524	胸腔积液	IE_HYTH_YN	布尔型	C_YN	/	探索	V2020.1	检查系统 病历系统-入院记录
3.4.6　胸部核磁								
525	胸部核磁检查标志	IE_CMRI_YN	布尔型	C_YN	/	探索	V2020.1	检查系统 病历系统-入院记录
526	是否增强	IE_ENHA_YN	布尔型	C_YN	/	探索	V2020.1	检查系统 病历系统-入院记录
527	T_1 异常信号灶	IE_T1AS_YN	布尔型	C_YN	/	探索	V2020.1	检查系统 病历系统-入院记录
528	T_2 异常信号灶	IE_T2AS_YN	布尔型	C_YN	/	探索	V2020.1	检查系统 病历系统-入院记录

续表

序号	中文名称	变量名称	变量类型	值域	单位	数据等级	版本号	生产环节
529	T₂WI 异常信号灶	IE_TAS_YN	布尔型	C_YN	/	探索	V2020.1	检查系统 病历系统-入院记录
530	磁共振弥散加权成像	IE_MRDWI_YN	布尔型	C_IE_MRDWI	/	探索	V2020.1	检查系统 病历系统-入院记录
531	表观弥散系数	IE_ADC_NUM	数值	/	/	探索	V2020.1	检查系统 病历系统-入院记录
532	强化	IE_ENHA_YN	布尔型	C_YN	/	探索	V2020.1	检查系统 病历系统-入院记录
533	延迟强化	IE_LAGE_YN	布尔型	C_YN	/	探索	V2020.1	检查系统 病历系统-入院记录
534	灌注减低	IE_REPE_YN	布尔型	C_YN	/	探索	V2020.1	检查系统 病历系统-入院记录
535	管壁	IE_VAWA_AN	字符	C_IE_VAWA	/	探索	V2020.1	检查系统 病历系统-入院记录
536	管腔	IE_VELU_AN	字符	C_IE_VELU	/	探索	V2020.1	检查系统 病历系统-入院记录
537	异常部位	IE_ABST_AN	字符	/	/	探索	V2020.1	检查系统 病历系统-入院记录

3.4.7　心脏超声检查

序号	中文名称	变量名称	变量类型	值域	单位	数据等级	版本号	生产环节
538	心脏超声检查标志	IE_ECEM_YN	布尔型	C_YN	/	探索	V2020.1	检查系统 病历系统-入院记录
539	主动脉根部内径	IE_AODI_NUM	数值	0~99	mm	探索	V2020.1	检查系统 病历系统-入院记录
540	升主动脉内径	IE_AAOD_NUM	数值	0~99	mm	探索	V2020.1	检查系统 病历系统-入院记录
541	左心房内径	IE_LADI_NUM	数值	0~99	mm	探索	V2020.1	检查系统 病历系统-入院记录
542	右心室内径	IE_RVDI_NUM	数值	0~99	mm	探索	V2020.1	检查系统 病历系统-入院记录
543	室间隔厚度	IE_IVST_NUM	数值	0~99	mm	探索	V2020.1	检查系统 病历系统-入院记录
544	左心室舒张末期内径	IE_LVDD_NUM	数值	0~99	mm	探索	V2020.1	检查系统 病历系统-入院记录
545	左心室收缩末期内径	IE_LVDS_NUM	数值	0~99	mm	探索	V2020.1	检查系统 病历系统-入院记录
546	左心室后壁厚度	IE_LVPW_NUM	数值	0~99	mm	探索	V2020.1	检查系统 病历系统-入院记录
547	右心室游离壁厚度	IE_RVFW_NUM	数值	0~99	mm	探索	V2020.1	检查系统 病历系统-入院记录

序号	中文名称	变量名称	变量类型	值域	单位	数据等级	版本号	生产环节
548	右心室前壁运动幅度	IE_RVAW_NUM	数值	0~99	mm	探索	V2020.1	检查系统 病历系统-入院记录
549	右心房横径	IE_RATD_NUM	数值	0~99	mm	探索	V2020.1	检查系统 病历系统-入院记录
550	肺动脉内径	IE_MPAD_NUM	数值	0~99	mm	探索	V2020.1	检查系统 病历系统-入院记录
551	左心室射血分数	IE_LVEF_NUM	数值	0~100	%	探索	V2020.1	检查系统 病历系统-入院记录
552	肺动脉瓣口最大血流速度	IE_PVPSV_NUM	数值	0~1 000	cm/s	探索	V2020.1	检查系统 病历系统-入院记录
553	主动脉瓣口最大血流速度	IE_AVPSV_NUM	数值	0~1 000	cm/s	探索	V2020.1	检查系统 病历系统-入院记录
554	二尖瓣口 E 峰流速	IE_MVEA_NUM	数值	0~1 000	cm/s	探索	V2020.1	检查系统 病历系统-入院记录
555	二尖瓣口 A 峰速度	IE_MVAN_NUM	数值	0~1 000	cm/s	探索	V2020.1	检查系统 病历系统-入院记录
556	三尖瓣口 E 峰速度	IE_TVEA_NUM	数值	0~1 000	cm/s	探索	V2020.1	检查系统 病历系统-入院记录
557	三尖瓣口 A 峰速度	IE_TVAN_NUM	数值	0~1 000	cm/s	探索	V2020.1	检查系统 病历系统-入院记录
558	三尖瓣反流压差	IE_VTRPD_NUM	数值	/	mmHg	探索	V2020.1	检查系统 病历系统-入院记录
559	二尖瓣检查结果	IE_ERMV_EO	字符	C_IE_ER	/	探索	V2020.1	检查系统 病历系统-入院记录
560	三尖瓣检查结果	IE_ERTV_EO	字符	C_IE_ER	/	探索	V2020.1	检查系统 病历系统-入院记录
561	主动脉检查结果	IE_EXRA_EO	字符	C_IE_EXRA	/	探索	V2020.1	检查系统 病历系统-入院记录
562	主动脉瓣检查结果	IE_EXRAV_EO	字符	C_IE_EXRAV	/	探索	V2020.1	检查系统 病历系统-入院记录
563	右心房血栓	IE_RAT_YN	布尔型	C_YN	/	补充	V2020.1	检查系统 病历系统-入院记录
564	右心室血栓	IE_RVT_YN	布尔型	C_YN	/	补充	V2020.1	检查系统 病历系统-入院记录
565	左心房大小	IE_SLEAT_EO	字符	C_IE_SATV	/	探索	V2020.1	检查系统 病历系统-入院记录
566	左心室大小	IE_SLEVV_EO	字符	C_IE_SATV	/	探索	V2020.1	检查系统 病历系统-入院记录
567	室间隔厚度	IE_TINSE_EO	字符	C_IE_TINSE	/	探索	V2020.1	检查系统 病历系统-入院记录

序号	中文名称	变量名称	变量类型	值域	单位	数据等级	版本号	生产环节
568	左心室壁厚度	IE_TLVW_EO	字符	C_IE_TLVW	/	探索	V2020.1	检查系统 病历系统-入院记录
569	右心房大小	IE_SRA_EO	字符	C_IE_SATV	/	探索	V2020.1	检查系统 病历系统-入院记录
570	右心室大小	IE_SRV_EO	字符	C_IE_SATV	/	探索	V2020.1	检查系统 病历系统-入院记录
571	心包积液	IE_PEEF_EO	字符	C_IE_PEEF	/	探索	V2020.1	检查系统 病历系统-入院记录
572	下腔静脉最小径	IE_MDIVC_NUM	数值	0~100	mm	探索	V2020.1	检查系统 病历系统-入院记录
573	估测肺动脉收缩压	IE_PASP_NUM	数值	0~100	mmHg	探索	V2020.1	检查系统 病历系统-入院记录
574	肺动脉主干血栓	IE_MPAT_YN	布尔型	C_YN	/	探索	V2020.1	检查系统 病历系统-入院记录
575	肺动脉分支血栓	IE_PABT_YN	布尔型	C_YN	/	探索	V2020.1	检查系统 病历系统-入院记录

3.4.8　静脉超声检查

序号	中文名称	变量名称	变量类型	值域	单位	数据等级	版本号	生产环节
576	静脉超声检查标志	IE_VUM_YN	布尔型	C_YN	/	核心	V2020.1	检查系统 病历系统-入院记录
577	超声部位	IE_ULPA_TXT	文本型	/	/	补充	V2020.1	检查系统 病历系统-入院记录
578	下腔静脉血栓	IE_IVCT_YN	布尔型	C_YN	/	核心	V2020.1	检查系统 病历系统-入院记录
579	静脉血栓	IE_VETH_YN	布尔型	C_YN	/	核心	V2020.1	检查系统 病历系统-入院记录
580	右侧下肢静脉血栓	IE_RLEVT_YN	布尔型	C_YN	/	核心	V2020.1	检查系统 病历系统-入院记录
581	左侧下肢静脉血栓	IE_LLEVT_YN	布尔型	C_YN	/	核心	V2020.1	检查系统 病历系统-入院记录
582	右侧上肢静脉血栓	IE_RUEVT_YN	布尔型	C_YN	/	核心	V2020.1	检查系统 病历系统-入院记录
583	左侧上肢静脉血栓	IE_LUEVT_YN	布尔型	C_YN	/	核心	V2020.1	检查系统 病历系统-入院记录
584	静脉血栓部位	IE_VTS_AN	字符	C_ST_VN	/	核心	V2020.1	检查系统 病历系统-入院记录
585	静脉局部性扩张	IE_LOVD_YN	布尔型	C_YN	/	补充	V2020.1	检查系统 病历系统-入院记录
586	静脉局部性扩张部位	IE_LOVDS_AN	字符	C_ST_VN	/	探索	V2020.1	检查系统 病历系统-入院记录
587	静脉增宽	IE_INBR_YN	布尔型	C_YN	/	探索	V2020.1	检查系统 病历系统-入院记录

序号	中文名称	变量名称	变量类型	值域	单位	数据等级	版本号	生产环节
588	静脉增宽部位	IE_INBS_AN	字符	C_ST_VN	/	探索	V2020.1	检查系统 病历系统-入院记录
589	增宽静脉内径	IE_DIIB_NUM	数值	0~100	mm	探索	V2020.1	检查系统 病历系统-入院记录
590	血管腔内异常回声	IE_AEITL_YN	布尔型	C_YN	/	探索	V2020.1	检查系统 病历系统-入院记录
591	血管腔内异常回声部位	IE_AEITLS_AN	字符	C_ST_VN	/	探索	V2020.1	检查系统 病历系统-入院记录
592	加压	IE_COMR_YN	布尔型	C_YN	/	探索	V2020.1	检查系统 病历系统-入院记录
593	加压部位	IE_COST_AN	字符	C_ST_VN	/	探索	V2020.1	检查系统 病历系统-入院记录
594	加压表现	IE_COSG_AN	字符	C_IE_COSG	/	探索	V2020.1	检查系统 病历系统-入院记录
595	充盈缺损	IE_FIDE_YN	布尔型	C_YN	/	补充	V2020.1	检查系统 病历系统-入院记录
596	充盈缺损部位	IE_FIDS_AN	字符	C_ST_VN	/	探索	V2020.1	检查系统 病历系统-入院记录

3.4.9 检查通用信息

序号	中文名称	变量名称	变量类型	值域	单位	数据等级	版本号	生产环节
597	申请时间	IE_OT_DATT	日期时间型	YYYY-MM-DD Thh:mm:ss	/	补充	V2020.1	检查系统 病历系统-入院记录
598	检查时间	IE_TT_DATT	日期时间型	YYYY-MM-DD Thh:mm:ss	/	补充	V2020.1	检查系统 病历系统-入院记录
599	报告时间	IE_RT_DATT	日期时间型	YYYY-MM-DD Thh:mm:ss	/	补充	V2020.1	检查系统 病历系统-入院记录

3.4.10 肺功能检查

序号	中文名称	变量名称	变量类型	值域	单位	数据等级	版本号	生产环节
600	肺功能检查标志	OE_PFTM_YN	布尔型	C_YN	/	探索	V2020.1	检查系统 病历系统-入院记录
601	肺功能检查时间	OE_PFTM_DATT	日期时间型	YYYY-MM-DD Thh:mm:ss	/	探索	V2020.1	检查系统 病历系统-入院记录
602	气流受限严重程度	OE_SAFL_AN	字符	C_OE_SAFL	/	核心	V2020.1	检查系统 病历系统-入院记录
603	第1秒用力呼气容积	OE_FEV1_NUM	数值	0~8	L	核心	V2020.1	检查系统 病历系统-入院记录
604	第1秒用力呼气容积预计值	OE_FEPR_NUM	数值	0~8	L	核心	V2020.1	检查系统 病历系统-入院记录
605	一秒率	OE_FEFV_NUM	数值	0~100	%	核心	V2020.1	检查系统 病历系统-入院记录

序号	中文名称	变量名称	变量类型	值域	单位	数据等级	版本号	生产环节
606	一秒率预计值	OE_FEFVPV_NUM	数值	0~100	%	核心	V2020.1	检查系统 病历系统-入院记录
607	第1秒用力呼气容积占预计值百分比	OE_FEPP_NUM	数值	0~100	%	核心	V2020.1	检查系统 病历系统-入院记录
608	肺活量	OE_VC_NUM	数值	0~100	L	核心	V2020.1	检查系统 病历系统-入院记录
609	用力肺活量	OE_FVC_NUM	数值	0~8	L	核心	V2020.1	检查系统 病历系统-入院记录
610	用力肺活量预计值	OE_FVPRE_NUM	数值	0~8	L	核心	V2020.1	检查系统 病历系统-入院记录
611	用力肺活量占预计值百分比	OE_FVCPRE_NUM	数值	0~100	%	核心	V2020.1	检查系统 病历系统-入院记录
612	$D_LCO\%$	OE_DLCO_NUM	数值	0~100	%	探索	V2020.1	检查系统 病历系统-入院记录
613	功能残气量	OE_FRC_NUM	数值	0~100	L	核心	V2020.1	检查系统 病历系统-入院记录
614	残气量	OE_RV_NUM	数值	0~100	L	核心	V2020.1	检查系统 病历系统-入院记录
615	肺总量	OE_TLC_NUM	数值	0~100	L	核心	V2020.1	检查系统 病历系统-入院记录
616	肺活量正常	OE_NORM_YN	布尔型	C_YN	/	探索	V2020.1	检查系统 病历系统-入院记录
617	肺活量大致正常	OE_NENO_YN	布尔型	C_YN	/	探索	V2020.1	检查系统 病历系统-入院记录
618	阻塞性	OE_OBST_YN	布尔型	C_YN	/	探索	V2020.1	检查系统 病历系统-入院记录
619	限制性	OE_REST_YN	布尔型	C_YN	/	探索	V2020.1	检查系统 病历系统-入院记录
620	混合性	OE_MIX_YN	布尔型	C_YN	/	探索	V2020.1	检查系统 病历系统-入院记录
621	肺通气功能障碍	OE_LVD_AN	字符	C_OE_LVD	/	探索	V2020.1	检查系统 病历系统-入院记录
622	肺弥散功能障碍	OE_LDD_YN	布尔型	C_YN	/	探索	V2020.1	检查系统 病历系统-入院记录

3.4.11　支气管镜检查

序号	中文名称	变量名称	变量类型	值域	单位	数据等级	版本号	生产环节
623	支气管镜检查标志	OE_BEM_YN	布尔型	C_YN	/	探索	V2020.1	检查系统 病历系统-入院记录
624	支气管镜检查类型	OE_TYBR_AN	字符	C_OE_TYBR	/	探索	V2020.1	检查系统 病历系统-入院记录

序号	中文名称	变量名称	变量类型	值域	单位	数据等级	版本号	生产环节
625	支气管镜检查结论	OE_COBR_AN	字符	/	/	探索	V2020.1	检查系统 病历系统-入院记录

3.4.12　肺部活体组织检查

序号	中文名称	变量名称	变量类型	值域	单位	数据等级	版本号	生产环节
626	肺部活体组织检查标志	OE_LBEM_YN	布尔型	C_YN	/	探索	V2020.1	检查系统 病历系统-入院记录
627	肺部活体组织检查结论	OE_CLBE_NA	字符	/	/	探索	V2020.1	检查系统 病历系统-入院记录

3.4.13　冠状动脉造影检查

序号	中文名称	变量名称	变量类型	值域	单位	数据等级	版本号	生产环节
628	冠状动脉造影检查标志	OE_CAEM_YN	布尔型	C_YN	/	核心	V2020.1	检查系统 病历系统-入院记录
629	冠状动脉造影检查结论	OE_CCAE_AN	字符	/	/	核心	V2020.1	检查系统 病历系统-入院记录

3.4.14　静脉造影检查

序号	中文名称	变量名称	变量类型	值域	单位	数据等级	版本号	生产环节
630	上腔静脉造影检查标志	OE_SVVM_YN	布尔型	C_YN	/	补充	V2020.1	检查系统 病历系统-入院记录
631	上腔静脉造影检查结论	OE_CSVVE_AN	字符	/	/	补充	V2020.1	检查系统 病历系统-入院记录
632	下腔静脉造影检查标志	OE_IVVEM_YN	布尔型	C_YN	/	核心	V2020.1	检查系统 病历系统-入院记录
633	下腔静脉造影检查结论	OE_CIVVE_AN	字符	/	/	核心	V2020.1	检查系统 病历系统-入院记录
634	髂静脉造影检查标志	OE_IVEM_YN	布尔型	C_YN	/	补充	V2020.1	检查系统 病历系统-入院记录
635	髂静脉造影检查结论	OE_CLVE_AN	字符	/	/	补充	V2020.1	检查系统 病历系统-入院记录
636	上肢静脉造影检查标志	OE_UEVEM_YN	布尔型	C_YN	/	补充	V2020.1	检查系统 病历系统-入院记录
637	上肢静脉造影检查结论	OE_CLVE_AN	字符	/	/	补充	V2020.1	检查系统 病历系统-入院记录
638	肾静脉造影检查标志	OE_RVEM_YN	布尔型	C_YN	/	核心	V2020.1	检查系统 病历系统-入院记录
639	肾静脉造影检查结论	OE_CRVE_AN	字符	/	/	核心	V2020.1	检查系统 病历系统-入院记录
640	肠系膜静脉造影检查标志	OE_MVEM_YN	布尔型	C_YN	/	核心	V2020.1	检查系统 病历系统-入院记录
641	肠系膜静脉造影检查结论	OE_CMVE_AN	字符	/	/	核心	V2020.1	检查系统 病历系统-入院记录
642	脾静脉造影检查标志	OE_RSEM_YN	布尔型	C_YN	/	核心	V2020.1	检查系统 病历系统-入院记录
643	脾静脉造影检查结论	OE_CSE_AN	字符	/	/	核心	V2020.1	检查系统 病历系统-入院诊断

续表

序号	中文名称	变量名称	变量类型	值域	单位	数据等级	版本号	生产环节
3.4.15	心电图检查							
644	心电图检查标志	OE_EEM_YN	布尔型	C_YN	/	核心	V2020.1	检查系统 病历系统-入院记录
645	肺性P波	OE_PUPW_YN	布尔型	C_YN	/	核心	V2020.1	检查系统 病历系统-入院记录
646	ST-T改变	OE_STTC_AN	字符	C_OE_STTC	/	核心	V2020.1	检查系统 病历系统-入院记录
647	T波倒置	OE_TWAI_YN	布尔型	C_YN	/	核心	V2020.1	检查系统 病历系统-入院记录
648	T波倒置导联	OE_ILTW_AN	字符	C_OE_ILTW	/	核心	V2020.1	检查系统 病历系统-入院记录
649	电轴右偏	OE_RAXD_YN	布尔型	C_YN	/	核心	V2020.1	检查系统 病历系统-入院记录
650	顺钟向转位	OE_TUCL_YN	布尔型	C_YN	/	核心	V2020.1	检查系统 病历系统-入院记录
651	右心室肥厚	OE_RVEH_YN	布尔型	C_YN	/	核心	V2020.1	检查系统 病历系统-入院记录
652	右心室低电压	OE_RVLV_YN	布尔型	C_YN	/	核心	V2020.1	检查系统 病历系统-入院记录
653	右束支传导阻滞	OE_RBBB_YN	布尔型	C_YN	/	核心	V2020.1	检查系统 病历系统-入院记录
654	右心劳损	OE_RVES_YN	布尔型	C_YN	/	核心	V2020.1	检查系统 病历系统-入院记录
655	QT间期延长	OE_QTPR_YN	布尔型	C_YN	/	核心	V2020.1	检查系统 病历系统-入院记录
656	$S_I Q_{III} T_{III}$波群	OE_SQTW_YN	布尔型	C_YN	/	核心	V2020.1	检查系统 病历系统-入院记录
657	心电图检查绝对时间	OE_ATEE_DATT	日期时间型	YYYY-MM-DD Thh:mm:ss	/	核心	V2020.1	检查系统 病历系统-入院记录
3.5	实验室检查							
3.5.1	动脉血气及酸碱分析							
658	抽血时吸氧状态	LB_SODH_YN	布尔型	C_YN	/	核心	V2020.1	检查系统 病历系统-入院记录
659	吸氧浓度	LB_FRIO_NUM	数值	0~100	%	补充	V2020.1	检查系统 病历系统-入院记录
660	酸碱度(pH)	LB_PH_NUM	数值	6.0~8.0	/	核心	V2020.1	检查系统 病历系统-入院记录
661	氧分压(PO₂)	LB_PAO2_NUM	数值	0~999	mmHg	核心	V2020.1	检查系统 病历系统-入院记录

序号	中文名称	变量名称	变量类型	值域	单位	数据等级	版本号	生产环节
662	二氧化碳分压（PCO_2）	LB_PACO2_NUM	数值	0~999	mmHg	核心	V2020.1	检查系统 病历系统-入院记录
663	实际碳酸氢盐（AB）	LB_AB_NUM	数值	0~100	mmol/L	核心	V2020.1	检查系统 病历系统-入院记录
664	标准碳酸氢盐（SB）	LB_SB_NUM	数值	0~100	mmol/L	核心	V2020.1	检查系统 病历系统-入院记录
665	实际碱剩余（ABE）	LB_ABE_NUM	数值	−20~20	mmol/L	补充	V2020.1	检查系统 病历系统-入院记录
666	碱剩余（BE）	LB_BE_NUM	数值	−20~20	mmol/L	补充	V2020.1	检查系统 病历系统-入院记录
667	血氧饱和度（$SatO_2$）	LB_BOS_NUM	数值	0~100	%	补充	V2020.1	检查系统 病历系统-入院记录
668	氧合血红蛋白（HbO_2）浓度	LB_OC_NUM	数值	0~100	%	补充	V2020.1	检查系统 病历系统-入院记录
669	乳酸浓度	LB_LAC_NUM	数值	0~99	mmol/L	补充	V2020.1	检查系统 病历系统-入院记录

3.5.2　血型

序号	中文名称	变量名称	变量类型	值域	单位	数据等级	版本号	生产环节
670	ABO 血型	LB_ABOBT_AN	字符	C_LB_ABOBT	/	核心	V2020.1	检验系统
671	Rh 血型	LB_RHBT_AN	字符	C_LB_RHBT	/	核心	V2020.1	检验系统

3.5.3　全血细胞计数

序号	中文名称	变量名称	变量类型	值域	单位	数据等级	版本号	生产环节
672	全血细胞计数检查	LB_RBT_YN	布尔型	C_YN	/	补充	V2020.1	检查系统 病历系统-入院记录
673	白细胞计数（WBC）	LB_WBC_NUM	数值	最大长度为4位的数字，保留1位小数	$10^9/L$	补充	V2020.1	检查系统 病历系统-入院记录
674	中性粒细胞绝对值（Neut#）	LB_NEUT_NUM	数值	最大长度为3位的数字，保留1位小数	$10^9/L$	补充	V2020.1	检查系统 病历系统-入院记录
675	中性粒细胞百分数（Neut%）	LB_NEUT_NUM	数值	0~100	%	补充	V2020.1	检查系统 病历系统-入院记录
676	嗜酸性粒细胞绝对值（Eos#）	LB_EOS_NUM	数值	最大长度为3位的数字，保留1位小数	$10^9/L$	补充	V2020.1	检查系统 病历系统-入院记录
677	嗜酸性粒细胞百分数（Eos%）	LB_PEOS_NUM	数值	0~100	%	补充	V2020.1	检查系统 病历系统-入院记录
678	淋巴细胞绝对值（Lymph#）	LB_LYMPH_NUM	数值	最大长度为3位的数字，保留1位小数	$10^9/L$	探索	V2020.1	检查系统 病历系统-入院记录
679	淋巴细胞百分数（Lymph%）	LB_PLYMP_NUM	数值	0~100	%	探索	V2020.1	检查系统 病历系统-入院记录

续表

序号	中文名称	变量名称	变量类型	值域	单位	数据等级	版本号	生产环节
680	嗜碱性粒细胞绝对值（Baso#）	LB_BASO_NUM	数值	0~100	10^9/L	探索	V2020.1	检查系统 病历系统-入院记录
681	嗜碱性粒细胞百分数（Baso%）	LB_PBASO_NUM	数值	0~100	%	探索	V2020.1	检查系统 病历系统-入院记录
682	单核细胞绝对值（Mono#）	LB_MONO_NUM	数值	最大长度为4位的数字，保留1位小数	10^9/L	探索	V2020.1	检查系统 病历系统-入院记录
683	单核细胞百分数（Mono%）	LB_PMONO_NUM	数值	0~100	%	探索	V2020.1	检查系统 病历系统-入院记录
684	红细胞计数（RBC）	LB_RBC_NUM	数值	最大长度为4位的数字，保留1位小数	10^9/L	补充	V2020.1	检查系统 病历系统-入院记录
685	红细胞体积分布宽度变异系数（RDW-CV）	LB_RDWCV_NUM	数值	0~100	%	探索	V2020.1	检查系统 病历系统-入院记录
686	平均红细胞血红蛋白含量（MCH）	LB_MCH_NUM	数值	0~100	pg	探索	V2020.1	检查系统 病历系统-入院记录
687	平均红细胞血红蛋白浓度（MCHC）	LB_MCHC_NUM	数值	最大长度为3位的数字	g/L	探索	V2020.1	检查系统 病历系统-入院记录
688	平均红细胞体积（MCV）	LB_MCV_NUM	数值	最大长度为3位的数字	fl	探索	V2020.1	检查系统 病历系统-入院记录
689	红细胞比容（Hct）	LB_HCT_NUM	数值	0~100	%	核心	V2020.1	检查系统 病历系统-入院记录
690	血红蛋白（Hb）	LB_HB_NUM	数值	最大长度为3位的数字	g/L	核心	V2020.1	检查系统 病历系统-入院记录
691	血小板计数（PLT）	LB_PLT_NUM	数值	可变长度，最小为2位、最大为3位的数字	10^9/L	核心	V2020.1	检查系统 病历系统-入院记录

3.5.4 血糖

序号	中文名称	变量名称	变量类型	值域	单位	数据等级	版本号	生产环节
692	葡萄糖（Glu）检查	LB_GLU_YN	布尔型	C_YN	/	补充	V2020.1	检查系统 病历系统-入院记录
693	葡萄糖（Glu）	LB_GLU_NUM	数值	最大长度为4位的数字，保留1位小数	mmol/L	补充	V2020.1	检查系统 病历系统-入院记录
694	糖化血红蛋白（GHb）	LB_GHB_NUM	数值	>0	U/L	补充	V2020.1	检查系统 病历系统-入院记录
695	血红蛋白 1b（HbA$_{1b}$）	LB_HbALB_NUM	数值	>0	U/L	补充	V2020.1	检查系统 病历系统-入院记录
696	血红蛋白 1c（HbA$_{1c}$）	LB_HbALC_NUM	数值	0~100	%	补充	V2020.1	检查系统 病历系统-入院记录

序号	中文名称	变量名称	变量类型	值域	单位	数据等级	版本号	生产环节
3.5.5　血生化								
697	血生化检查	LB_BBC_YN	布尔型	C_YN	/	补充	V2020.1	检查系统 病历系统-入院记录
698	血脂检测	LB_BLT_YN	布尔型	C_YN	/	补充	V2020.1	检查系统 病历系统-入院记录
699	总胆固醇(TC)	LB_TC_NUM	数值	最大长度为5位的数字,保留2位小数	mmol/L	补充	V2020.1	检查系统 病历系统-入院记录
700	甘油三酯(TG)	LB_TG_NUM	数值	最大长度为5位的数字,保留2位小数	mmol/L	补充	V2020.1	检查系统 病历系统-入院记录
701	低密度脂蛋白胆固醇(LDL-C)	LB_LDL_NUM	数值	最大长度为5位的数字,保留2位小数	mmol/L	补充	V2020.1	检查系统 病历系统-入院记录
702	高密度脂蛋白胆固醇(HDL-C)	LB_HDL_NUM	数值	最大长度为5位的数字,保留2位小数	mmol/L	补充	V2020.1	检查系统 病历系统-入院记录
703	肝功能异常	LB_LFT_YN	布尔型	C_YN	/	补充	V2020.1	检查系统 病历系统-入院记录
704	总蛋白(TP)	LB_TP_NUM	数值	>0	g/L	补充	V2020.1	检查系统 病历系统-入院记录
705	白蛋白(ALB)	LB_ALB_NUM	数值	>0	g/L	补充	V2020.1	检查系统 病历系统-入院记录
706	前白蛋白(PA)	LB_PA_NUM	数值	>0	mg/L	补充	V2020.1	检查系统 病历系统-入院记录
707	球蛋白(GLB)	LB_GLOB_NUM	数值	>0	g/L	补充	V2020.1	检查系统 病历系统-入院记录
708	白蛋白/球蛋白比值(A/G)	LB_AG_NUM	数值	>0	/	补充	V2020.1	检查系统 病历系统-入院记录
709	γ-谷氨酰基转移酶(GGT)	LB_GGT_NUM	数值	>0	U/L	补充	V2020.1	检查系统 病历系统-入院记录
710	丙氨酸氨基转移酶(ALT)	LB_ALT_NUM	数值	最大长度为5位的数字,保留1位小数	U/L	补充	V2020.1	检查系统 病历系统-入院记录
711	天冬氨酸氨基转移酶(AST)	LB_AST_NUM	数值	最大长度为5位的数字,保留1位小数	U/L	补充	V2020.1	检查系统 病历系统-入院记录
712	血清总胆汁酸(TBA)	LB_TSBA_NUM	数值	最大长度为5位的数字,保留1位小数	μmol/L	补充	V2020.1	检查系统 病历系统-入院记录

序号	中文名称	变量名称	变量类型	值域	单位	数据等级	版本号	生产环节
713	总胆红素（TB）	LB_TOBI_NUM	数值	最大长度为5位的数字，保留1位小数	μmol/L	补充	V2020.1	检查系统 病历系统-入院记录
714	结合胆红素（CB）	LB_DIBI_NUM	数值	最大长度为5位的数字，保留1位小数	μmol/L	补充	V2020.1	检查系统 病历系统-入院记录
715	非结合胆红素（UCB）	LB_INBI_NUM	数值	最大长度为5位的数字，保留1位小数	μmol/L	补充	V2020.1	检查系统 病历系统-入院记录
716	碱性磷酸酶（ALP）	LB_ALP_NUM	数值	最大长度为5位的数字，保留1位小数	mmol/L	补充	V2020.1	检查系统 病历系统-入院记录
717	谷氨酸脱氢酶（GDH）	LB_GDH_NUM	数值	最大长度为5位的数字，保留1位小数	U/L	补充	V2020.1	检查系统 病历系统-入院记录
718	腺苷脱氨酶（ADA）	LB_ADA_NUM	数值	最大长度为5位的数字，保留1位小数	U/L	补充	V2020.1	检查系统 病历系统-入院记录
719	尿素（Urea）	LB_UREA_NUM	数值	最大长度为5位的数字，保留1位小数	mmol/L	补充	V2020.1	检查系统 病历系统-入院记录
720	血尿素氮（BUN）	LB_BUN_NUM	数值	最大长度为5位的数字，保留1位小数	mmol/L	补充	V2020.1	检查系统 病历系统-入院记录
721	肌酐（Cr）	LB_CR_NUM	数值	最大长度为5位的数字，保留1位小数	μmol/L	补充	V2020.1	检查系统 病历系统-入院记录
722	血尿素氮/肌酐比值（BUN/Cr）	LB_BUNCR_NUM	数值	最大长度为5位的数字，保留1位小数	/	补充	V2020.1	检查系统 病历系统-入院记录
723	尿酸（UA）	LB_UA_NUM	数值	最大长度为5位的数字，保留1位小数	μmol/L	补充	V2020.1	检查系统 病历系统-入院记录
724	钾离子	LB_K_NUM	数值	>0	mmol/L	补充	V2020.1	检查系统 病历系统-入院记录
725	钠离子	LB_NA_NUM	数值	>0	mmol/L	补充	V2020.1	检查系统 病历系统-入院记录
726	氯离子	LB_Cl_NUM	数值	>0	mmol/L	补充	V2020.1	检查系统 病历系统-入院记录
727	钙离子	LB_CA_NUM	数值	>0	mmol/L	补充	V2020.1	检查系统 病历系统-入院记录
728	镁离子	LB_Mg_NUM	数值	>0	mmol/L	补充	V2020.1	检查系统 病历系统-入院记录

序号	中文名称	变量名称	变量类型	值域	单位	数据等级	版本号	生产环节
3.5.6 肿瘤标志物								
729	肿瘤标志物检查	LB_TM_YN	布尔型	C_YN	/	探索	V2020.1	检查系统 病历系统-入院记录
730	癌胚抗原（CEA）	LB_CEA_NUM	数值	>0	ng/ml	探索	V2020.1	检查系统 病历系统-入院记录
731	甲胎蛋白（AFP）	LB_AFP_NUM	数值	/	ng/ml	探索	V2020.1	检查系统 病历系统-入院记录
732	癌抗原 125（CA125）	LB_CA125_NUM	数值	>0	U/ml	探索	V2020.1	检查系统 病历系统-入院记录
733	癌抗原 15-3（CA15-3）	LB_CA153_NUM	数值	>0	U/ml	探索	V2020.1	检查系统 病历系统-入院记录
734	癌抗原 19-9（CA19-9）	LB_CA199_NUM	数值	/	U/ml	探索	V2020.1	检查系统 病历系统-入院记录
735	癌抗原 72-4（CA72-4）	LB_CA724_NUM	数值	/	U/ml	探索	V2020.1	检查系统 病历系统-入院记录
736	神经元特异性烯醇化酶（NSE）	LB_NSE_NUM	数值	>0	ng/ml	探索	V2020.1	检查系统 病历系统-入院记录
737	细胞角蛋白 19 片段抗原 21-1（CYFRA21-1）	LB_CYFRA_NUM	数值	/	ng/ml	探索	V2020.1	检查系统 病历系统-入院记录
738	胃泌素释放肽前体（ProGRP）	LB_PROGRP_NUM	数值	/	pg/ml	探索	V2020.1	检查系统 病历系统-入院记录
739	鳞癌相关抗原（SCC）	LB_SCC_NUM	数值	/	ng/ml	探索	V2020.1	检查系统 病历系统-入院记录
740	总前列腺特异性抗原（t-PSA）	LB_TPSA_NUM	数值	/	ng/ml	探索	V2020.1	检查系统 病历系统-入院记录
741	游离前列腺特异性抗原（f-PSA）	LB_FPSA_NUM	数值	/	ng/ml	探索	V2020.1	检查系统 病历系统-入院记录
3.5.7 凝血功能								
742	活化部分凝血活酶时间（APTT）	LB_APTT_NUM	数值	/	s	补充	V2020.1	检查系统 病历系统-入院记录
743	凝血酶时间（TT）	LB_TT_NUM	数值	/	s	补充	V2020.1	检查系统 病历系统-入院记录
744	纤维蛋白原（FIB）	LB_FIB_NUM	数值	/	g/L	补充	V2020.1	检查系统 病历系统-入院记录
745	纤维蛋白原降解产物（FDP）	LB_FDP_NUM	数值	/	mg/L	补充	V2020.1	检查系统 病历系统-入院记录

序号	中文名称	变量名称	变量类型	值域	单位	数据等级	版本号	生产环节
746	国际标准化比值（INR）	LB_INR_NUM	数值	/	/	核心	V2020.1	检查系统 病历系统-入院记录
747	凝血酶原时间（PT）	LB_PT_NUM	数值	/	s	核心	V2020.1	检查系统 病历系统-入院记录
748	凝血酶原活动度（PA）	LB_PA_NUM	数值	/	/	补充	V2020.1	检查系统 病历系统-入院记录
749	稀释凝血酶时间（dTT）	LB_DTT_NUM	数值	/	s	探索	V2020.1	检查系统 病历系统-入院记录
750	D-二聚体	LB_DD_NUM	数值	/	/	核心	V2020.1	检查系统 病历系统-入院记录
751	D-二聚体单位	LB_DDU_EO	字符	C_LB_DDU	/	核心	V2020.1	检查系统 病历系统-入院记录
752	抗 Xa 因子活性（anti-FXa）	LB_AFXA_NUM	数值	/	IU/ml	探索	V2020.1	检查系统 病历系统-入院记录
3.5.8 易栓指标								
753	蛋白 C 活性（PC：A）	LB_PC_NUM	数值	/	%	探索	V2020.1	检查系统 病历系统-入院记录
754	蛋白 S 活性（PS：A）	LB_PS_NUM	数值	/	%	探索	V2020.1	检查系统 病历系统-入院记录
755	抗凝血酶活性（AT：A）	LB_AT_NUM	数值	/	%	探索	V2020.1	检查系统 病历系统-入院记录
756	游离蛋白 S 抗原含量（FPS：Ag）	LB_HCY_NUM	数值	/	μmol/L	补充	V2020.1	检查系统 病历系统-入院记录
757	同型半胱氨酸（Hcy）	LB_ACL_EO	字符	C_LB_TAB	/	补充	V2020.1	检查系统 病历系统-入院记录
758	抗心磷脂抗体（ACL）	LB_LAD_EO	字符	C_LB_TAB	/	补充	V2020.1	检查系统 病历系统-入院记录
759	狼疮抗凝物（LAC）-稀释的蝰蛇毒时间（DRV-VT）	LB_LAS_EO	字符	C_LB_TAB	/	补充	V2020.1	检查系统 病历系统-入院记录
760	狼疮抗凝物（LAC）-硅土凝固时间（SCT）	LB_ACAI_EO	字符	C_LB_TAB	/	补充	V2020.1	检查系统 病历系统-入院记录
761	抗心磷脂抗体（ACL）-IgM	LB_ACL_EO	字符	C_LB_TAB	/	补充	V2020.1	检查系统 病历系统-入院记录
762	抗心磷脂抗体（ACL）-IgG	LB_ACL_EO	字符	C_LB_TAB	/	探索	V2020.1	检查系统 病历系统-入院记录

序号	中文名称	变量名称	变量类型	值域	单位	数据等级	版本号	生产环节
763	抗 β₂-糖蛋白 1（β₂-GP1）抗体-IgM	LB_ABGAI_EO	字符	C_LB_TAB	/	探索	V2020.1	检查系统 病历系统-入院记录
764	抗 β₁-糖蛋白 1（β₂-GP1）抗体-IgG	LB_ABGAI_EO	字符	C_LB_TAB	/	探索	V2020.1	检查系统 病历系统-入院记录
765	凝血因子 II 活性（F II：C）	LB_FIIA_NUM	数值	最大长度为 5 位的数字，保留 1 位小数	%	探索	V2020.1	检查系统 病历系统-入院记录
766	凝血因子 VII 活性（F VII：C）	LB_FV2A_NUM	数值	最大长度为 5 位的数字，保留 1 位小数	%	探索	V2020.1	检查系统 病历系统-入院记录
767	凝血因子 VIII 活性（F VIII：C）	LB_FV3A_NUM	数值	最大长度为 5 位的数字，保留 1 位小数	%	探索	V2020.1	检查系统 病历系统-入院记录
768	凝血因子 IX 活性（F IX：C）	LB_FIXA_NUM	数值	最大长度为 5 位的数字，保留 1 位小数	%	探索	V2020.1	检查系统 病历系统-入院记录
769	凝血因子 X 活性（F X：C）	LB_FFXA_NUM	数值	最大长度为 5 位的数字，保留 1 位小数	%	探索	V2020.1	检查系统 病历系统-入院记录
770	凝血因子 XI 活性（F XI：C）	LB_FFXIA_NUM	数值	最大长度为 5 位的数字，保留 1 位小数	%	探索	V2020.1	检查系统 病历系统-入院记录
771	凝血因子 XII 活性（F XII：C）	LB_FFXIIA_NUM	数值	最大长度为 5 位的数字，保留 1 位小数	%	探索	V2020.1	检查系统 病历系统-入院记录
772	血管性血友病因子抗原含量（vWF：Ag）	LB_VWFAg_NUM	数值	最大长度为 3 位的数字，保留 1 位小数	/	探索	V2020.1	检查系统 病历系统-入院记录

3.5.9 炎症指标

序号	中文名称	变量名称	变量类型	值域	单位	数据等级	版本号	生产环节
773	白细胞介素-1（IL-1）	LB_IL1_TXT	字符	包含数值和单位的结果	/	探索	V2020.1	检查系统 病历系统-入院记录
774	白细胞介素-2（IL-2）	LB_IL2_NUM	数值	最大长度为 5 位的数字，保留 1 位小数	kU/L	探索	V2020.1	检查系统 病历系统-入院记录
775	白细胞介素-3（IL-3）	LB_IL3_TXT	字符	包含数值和单位的结果	/	探索	V2020.1	检查系统 病历系统-入院记录
776	白细胞介素-6（IL-6）	LB_IL6_NUM	数值	最大长度为 5 位的数字，保留 1 位小数	pg/ml	探索	V2020.1	检查系统 病历系统-入院记录

序号	中文名称	变量名称	变量类型	值域	单位	数据等级	版本号	生产环节
777	白细胞介素-8（IL-8）	LB_IL8_NUM	数值	最大长度为5位的数字，保留1位小数	ng/ml	探索	V2020.1	检查系统 病历系统-入院记录
778	集落刺激因子（CSF）	LB_CSF_NUM	数值	最大长度为5位的数字，保留1位小数	ng/ml	探索	V2020.1	检查系统 病历系统-入院记录
779	肿瘤坏死因子-α（TNF-α）	LB_TNF_NUM	数值	最大长度为5位的数字，保留1位小数	pg/ml	探索	V2020.1	检查系统 病历系统-入院记录
780	干扰素(IFN)	LB_IFN_TXT	字符	包含数值和单位的结果	/	探索	V2020.1	检查系统 病历系统-入院记录
781	感染指标检验	LB_IIE_YN	布尔型	C_YN	/	核心	V2020.1	检查系统 病历系统-入院记录
782	C反应蛋白（CRP）	LB_CRP_NUM	数值	最大长度为5位的数字，保留1位小数	mg/L	补充	V2020.1	检查系统 病历系统-入院记录
783	超敏C反应蛋白（hs-CRP）	LB_HCRP_NUM	数值	最大长度为5位的数字，保留1位小数	mg/L	补充	V2020.1	检查系统 病历系统-入院记录
784	降钙素原（PCT）	LB_PCT_NUM	数值	最大长度为5位的数字，保留1位小数	ng/ml	补充	V2020.1	检查系统 病历系统-入院记录
785	红细胞沉降率（ESR）	LB_ESR_NUM	数值	最大长度为5位的数字，保留1位小数	mm/h	补充	V2020.1	检查系统 病历系统-入院记录
786	铁蛋白(Fet)	LB_FERR_NUM	数值	最大长度为5位的数字，保留1位小数	μg/L	补充	V2020.1	检查系统 病历系统-入院记录

3.5.10 自身免疫指标

序号	中文名称	变量名称	变量类型	值域	单位	数据等级	版本号	生产环节
787	类风湿因子（RF）	LB_RF_EO	字符	C_LB_TAB	/	探索	V2020.1	检查系统 病历系统-入院记录
788	循环免疫复合物（CIC）	LB_CIC_EO	字符	C_LB_TAB	/	探索	V2020.1	检查系统 病历系统-入院记录
789	补体C3	LB_C3_NUM	数值	最大长度为5位的数字，保留2位小数	g/L	探索	V2020.1	检查系统 病历系统-入院记录
790	补体C4	LB_C4_NUM	数值	最大长度为5位的数字，保留2位小数	g/L	探索	V2020.1	检查系统 病历系统-入院记录
791	补体经典途径溶血活性（CH_{50}）	LB_STCA_NUM	数值	最大长度为5位的数字，保留1位小数	U/L	探索	V2020.1	检查系统 病历系统-入院记录
792	抗核抗体（ANA）	LB_ANA_TXT	文本型	/	/	探索	V2020.1	检查系统 病历系统-入院记录

序号	中文名称	变量名称	变量类型	值域	单位	数据等级	版本号	生产环节
793	抗双链 DNA（dsDNA）抗体	LB_DSDNA_TXT	文本型	/	/	探索	V2020.1	检查系统 病历系统-入院记录
794	抗 Sm 抗体	LB_ATSM_EO	字符	C_LB_TAB	/	探索	V2020.1	检查系统 病历系统-入院记录
795	抗核糖核蛋白抗体	LB_ARA_EO	字符	C_LB_TAB	/	探索	V2020.1	检查系统 病历系统-入院记录
796	抗 U1 核糖核蛋白抗体	LB_AURA_EO	字符	C_LB_TAB	/	探索	V2020.1	检查系统 病历系统-入院记录
797	抗 SSA 抗体	LB_SSA_EO	字符	C_LB_TAB	/	探索	V2020.1	检查系统 病历系统-入院记录
798	抗 SSB 抗体	LB_SSB_EO	字符	C_LB_TAB	/	探索	V2020.1	检查系统 病历系统-入院记录
799	抗 Jo-1 抗体	LB_AJO1_EO	字符	C_LB_TAB	/	探索	V2020.1	检查系统 病历系统-入院记录
800	抗 Ro-52 抗体	LB_ARO52_EO	字符	C_LB_TAB	/	探索	V2020.1	检查系统 病历系统-入院记录
801	抗 Scl-70 抗体	LB_AS70_EO	字符	C_LB_TAB	/	探索	V2020.1	检查系统 病历系统-入院记录
802	抗组蛋白抗体	LB_AHA_EO	字符	C_LB_TAB	/	探索	V2020.1	检查系统 病历系统-入院记录
803	抗 RA-54 抗体	LB_ARA54_EO	字符	C_LB_TAB	/	探索	V2020.1	检查系统 病历系统-入院记录
804	抗着丝点抗体	LB_ACA_EO	字符	C_LB_TAB	/	探索	V2020.1	检查系统 病历系统-入院记录
805	抗核小体抗体（AnuA）	LB_ANUA_EO	字符	C_LB_TAB	/	探索	V2020.1	检查系统 病历系统-入院记录
806	抗人白细胞 B27（HLA-B27）抗体	LB_HLAB27_EO	字符	C_LB_TAB	/	探索	V2020.1	检查系统 病历系统-入院记录
807	抗中性粒细胞胞质抗体（ANCA）	LB_ANCA_EO	字符	C_LB_TAB	/	探索	V2020.1	检查系统 病历系统-入院记录
808	狼疮抗凝物（LAC）	LB_LA_EO	字符	C_LB_TAB	/	探索	V2020.1	检查系统 病历系统-入院记录

3.5.11 心脏相关指标

序号	中文名称	变量名称	变量类型	值域	单位	数据等级	版本号	生产环节
809	肌酸激酶（CK）	LB_CPK_NUM	数值	最大长度为 5 位的数字，保留 1 位小数	U/L	探索	V2020.1	检查系统 病历系统-入院记录
810	肌酸激酶同工酶（CK-MB）	LB_CKMB_NUM	数值	最大长度为 5 位的数字，保留 1 位小数	U/L	探索	V2020.1	检查系统 病历系统-入院记录

序号	中文名称	变量名称	变量类型	值域	单位	数据等级	版本号	生产环节
811	肌红蛋白(Myo)	LB_MyO_NUM	数值	最大长度为5位的数字,保留1位小数	μg/L	探索	V2020.1	检查系统 病历系统-入院记录
812	肌钙蛋白 I (cTNI)	LB_CTNI_NUM	数值	最大长度为5位的数字,保留1位小数	μg/L	探索	V2020.1	检查系统 病历系统-入院记录
813	肌钙蛋白 T (cTNT)	LB_CTNT_NUM	数值	最大长度为5位的数字,保留1位小数	μg/L	探索	V2020.1	检查系统 病历系统-入院记录
814	乳酸脱氢酶(LDH)	LB_LDH_NUM	数值	最大长度为5位的数字,保留1位小数	μg/L	探索	V2020.1	检查系统 病历系统-入院记录
815	脑钠肽(BNP)	LB_BNP_NUM	数值	最大长度为5位的数字,保留1位小数	pg/ml	探索	V2020.1	检查系统 病历系统-入院记录
816	氨基末端-B 型利钠肽前体(NT-proBNP)	LB_NTBNP_NUM	数值	最大长度为5位的数字,保留1位小数	pg/ml	探索	V2020.1	检查系统 病历系统-入院记录

3.5.12 其他相关指标

序号	中文名称	变量名称	变量类型	值域	单位	数据等级	版本号	生产环节
817	胱抑素 C(Cys-C)	LB_CYSC_NUM	数值	最大长度为5位的数字,保留1位小数	mg/L	补充	V2020.1	检查系统 病历系统-入院记录
818	肝素诱导的血小板减少症抗体(HIT:Ab)	LB_HITAB_YN	字符	C_LB_TAB	/	补充	V2020.1	检查系统 病历系统-入院记录

3.6 其他辅助检查

3.6.1 基因检测

序号	中文名称	变量名称	变量类型	值域	单位	数据等级	版本号	生产环节
819	因子 V 基因 Leiden	LB_FVL_TXT	文本型	/	/	补充	V2020.1	检查系统 病历系统-入院记录
820	凝血酶原基因 G20210A 突变	LB_PGM_TXT	文本型		/	补充	V2020.1	检查系统 病历系统-入院记录
821	纤溶酶原激活物抑制物-1 基因 4G/5G	LB_PAI_TXT	文本型		/	补充	V2020.1	检查系统 病历系统-入院记录
822	亚甲基四氢叶酸还原酶(MTHFR)C677T	LB_MTHFRC_TXT	文本型	/	/	补充	V2020.1	检查系统 病历系统-入院记录
823	蛋白 C 基因	LB_PCG_TXT	文本型	/	/	补充	V2020.1	检查系统 病历系统-入院记录
824	蛋白 S 基因	LB_PSG_TXT	文本型	/	/	补充	V2020.1	检查系统 病历系统-入院记录
825	抗凝血酶基因(SERPINC1)	LB_SERPINC1_TXT	文本型	/	/	补充	V2020.1	检查系统 病历系统-入院记录

序号	中文名称	变量名称	变量类型	值域	单位	数据等级	版本号	生产环节
3.6.2	**通用标识**							
826	申请时间	LB_OT_DATT	日期时间型	YYYY-MM-DD Thh:mm:ss	/	补充	V2020.1	医嘱系统
827	采样时间	LB_ST_DATT	日期时间型	YYYY-MM-DD Thh:mm:ss	/	补充	V2020.1	医嘱系统
828	检查时间	LB_TT_DATT	日期时间型	YYYY-MM-DD Thh:mm:ss	/	补充	V2020.1	医嘱系统
829	报告时间	LB_RT_DATT	日期时间型	YYYY-MM-DD Thh:mm:ss	/	补充	V2020.1	医嘱系统
3.7	**静脉血栓栓塞症患病概率评估模型**							
3.7.1	**Wells 评分标准**							
830	DVT 的 Wells 原始评分	RM_WDVTRS_NUM	数值	0~12.5	分	核心	V2020.1	病历系统 护理系统
831	简化的 Wells 评分	RM_WPES_NUM	数值	0~7	分	核心	V2020.1	病历系统 护理系统
832	小腿肿胀	RM_CS_YN	布尔型	C_YN	/	核心	V2020.1	病历系统 护理系统
833	侧面浅静脉	RM_CSV_YN	布尔型	C_YN	/	核心	V2020.1	病历系统 护理系统
834	全下肢肿胀	RM_ENLS_YN	布尔型	C_YN	/	核心	V2020.1	病历系统 护理系统
835	局部软化	RM_LOTE_YN	布尔型	C_YN	/	核心	V2020.1	病历系统 护理系统
836	凹陷性水肿	RM_PIED_YN	布尔型	C_YN	/	核心	V2020.1	病历系统 护理系统
837	DVT 既往史	RM_PDVT_YN	布尔型	C_YN	/	核心	V2020.1	病历系统 护理系统
838	近期活动受限	RM_REIM_YN	布尔型	C_YN	/	核心	V2020.1	病历系统 护理系统
839	近期卧床	RM_REBE_YN	布尔型	C_YN	/	核心	V2020.1	病历系统 护理系统
840	制动≥3 天或在过去 4 周内的手术	RM_IMCDS_YN	布尔型	C_YN	/	核心	V2020.1	病历系统 护理系统
841	其他鉴别诊断的可能性低于 PTE	RM_ADPE_YN	布尔型	C_YN	/	核心	V2020.1	病历系统 护理系统
842	深静脉血栓的临床征兆和症状	RM_SDVT_YN	布尔型	C_YN	/	核心	V2020.1	病历系统 护理系统
843	咯血	RM_HAWM_YN	布尔型	C_YN	/	核心	V2020.1	病历系统 护理系统

序号	中文名称	变量名称	变量类型	值域	单位	数据等级	版本号	生产环节
844	心率>100 次/min	RM_HR_YN	布尔型	C_YN	/	核心	V2020.1	病历系统护理系统
845	恶性肿瘤(正在治疗、最近 6 个月内治疗或姑息治疗)	RM_MALIG_YN	布尔型	C_YN	/	核心	V2020.1	病历系统护理系统
846	既往客观诊断的 PE 或 DVT	RM_PODPD_YN	布尔型	C_YN	/	核心	V2020.1	病历系统护理系统
3.7.2 Geneva 标准								
847	修订的 Geneva 评分	RM_RGS_NUM	数值	0~10	分	核心	V2020.1	病历系统护理系统
848	临床概率:三级评分	RM_CPTLS_EO	字符	C_RM_CPTLS	/	核心	V2020.1	病历系统护理系统
849	临床概率:二级评分	RM_CPTLS_EO	字符	C_RM_CPTLS	/	核心	V2020.1	病历系统护理系统
850	年龄在 65 岁以上	RM_AGE_YN	布尔型	C_YN	/	核心	V2020.1	病历系统护理系统
851	活动的恶性疾病	RM_AMC_YN	布尔型	C_YN	/	核心	V2020.1	病历系统护理系统
852	咯血	RM_HMTS_YN	布尔型	C_YN	/	核心	V2020.1	病历系统护理系统
853	心率	RM_HR_EO	数值	0~1 000	次/min	核心	V2020.1	病历系统护理系统
854	既往静脉血栓的病史	RM_HOPVT_YN	布尔型	C_YN	/	核心	V2020.1	病历系统护理系统
855	下肢深部触诊时疼痛和单侧水肿	RM_PODPLLUE_YN	布尔型	C_YN	/	核心	V2020.1	病历系统护理系统
856	近 1 个月内的手术或骨折	RM_RSFWM_YN	布尔型	C_YN	/	核心	V2020.1	病历系统护理系统
857	单侧的下肢疼痛	RM_ULLP_YN	布尔型	C_YN	/	核心	V2020.1	病历系统护理系统
3.7.3 Years 评分标准								
858	Years 评估	RM_YEAL_YN	布尔型	C_YN	/	探索	V2020.1	病历系统护理系统
859	临床可能性	RM_CLPR_EO	字符	C_RM_CLPR	/	探索	V2020.1	病历系统护理系统
860	DVT 的临床征象	RM_SDVT_EO	字符	C_RM_SDVT	/	探索	V2020.1	病历系统护理系统
861	D-二聚体 ≥ 500ng/ml	RM_DD_YN	布尔型	C_YN	/	探索	V2020.1	病历系统护理系统

序号	中文名称	变量名称	变量类型	值域	单位	数据等级	版本号	生产环节
862	咯血	RM_HMTS_YN	布尔型	C_YN	/	探索	V2020.1	病历系统 护理系统
863	肺栓塞是最可能的诊断结果	RM_PEMLD_YN	布尔型	C_YN	/	探索	V2020.1	病历系统 护理系统

3.7.4　筛查评估

序号	中文名称	变量名称	变量类型	值域	单位	数据等级	版本号	生产环节
864	Borg 评分	RM_BS_NUM	数值	0~10	分	探索	V2020.1	病历系统 护理系统
865	肺血栓栓塞症危险分层	RM_PTRS_YN	布尔型	C_YN	/	核心	V2020.1	病历系统 护理系统
866	肺血栓栓塞症危险分层结果	RM_RPTRS_EO	字符	C_RM_RPTRS	/	核心	V2020.1	病历系统 护理系统
867	PESI 评分	RM_PESI_EO	字符	C_RM_PESI	/	探索	V2020.1	病历系统 护理系统
868	sPESI 评分	RM_SPESI_NUM	数值	0~6	分	探索	V2020.1	病历系统 护理系统

3.7.5　静脉临床严重程度评分（VCSS）

序号	中文名称	变量名称	变量类型	值域	单位	数据等级	版本号	生产环节
869	VCSS 总分	RM_VCSS_NUM	数值	0~30	分	探索	V2020.1	病历系统 护理系统
870	活动性溃疡大小评分	RM_AUSS_NUM	数值	0~3	分	探索	V2020.1	病历系统 护理系统
871	活动性溃疡持续时间评分	RM_AUDS_NUM	数值	0~3	分	探索	V2020.1	病历系统 护理系统
872	压迫疗法得分	RM_COTS_NUM	数值	0~3	分	探索	V2020.1	病历系统 护理系统
873	硬结评分	RM_IDSC_NUM	数值	0~3	分	探索	V2020.1	病历系统 护理系统
874	炎症评分	RM_IFSC_NUM	数值	0~3	分	探索	V2020.1	病历系统 护理系统
875	活动性溃疡数量评分	RM_NAUS_NUM	数值	0~3	分	探索	V2020.1	病历系统 护理系统
876	疼痛评分	RM_PASC_NUM	数值	0~3	分	探索	V2020.1	病历系统 护理系统
877	皮肤色素沉淀评分	RM_SKPS_NUM	数值	0~3	分	探索	V2020.1	病历系统 护理系统
878	静脉曲张评分	RM_VAVS_NUM	数值	0~3	分	探索	V2020.1	病历系统 护理系统
879	静脉水肿评分	RM_VEES_NUM	数值	0~3	分	探索	V2020.1	病历系统 护理系统

序号	中文名称	变量名称	变量类型	值域	单位	数据等级	版本号	生产环节
3.7.6　Villalta PTS 评分								
880	原始总分	RM_RATP_NUM	数值	0~36	分	探索	V2020.1	病历系统 护理系统
881	腿部评估	RM_LAAS_EO	字符	C_RM_LAAS	/	探索	V2020.1	病历系统 护理系统
882	痉挛	RM_CRAMP_EO	字符	C_RM_VPDG	/	探索	V2020.1	病历系统 护理系统
883	沉重感	RM_HEAVI_EO	字符	C_RM_VPDG	/	探索	V2020.1	病历系统 护理系统
884	色素沉着	RM_HYPER_EO	字符	C_RM_VPDG	/	探索	V2020.1	病历系统 护理系统
885	疼痛	RM_PAIN_EO	字符	C_RM_VPDG	/	探索	V2020.1	病历系统 护理系统
886	压迫小腿时疼痛	RM_PDCC_EO	字符	C_RM_VPDG	/	探索	V2020.1	病历系统 护理系统
887	感觉异常	RM_PARE_EO	字符	C_RM_VPDG	/	探索	V2020.1	病历系统 护理系统
888	胫骨前水肿	RM_PRED_EO	字符	C_RM_VPDG	/	探索	V2020.1	病历系统 护理系统
889	瘙痒	RM_PRUR_EO	字符	C_RM_VPDG	/	探索	V2020.1	病历系统 护理系统
890	泛红	RM_REDN_EO	字符	C_RM_VPDG	/	探索	V2020.1	病历系统 护理系统
891	皮肤硬化	RM_SKID_EO	字符	C_RM_VPDG	/	探索	V2020.1	病历系统 护理系统
892	静脉曲张	RM_VEEC_EO	字符	C_RM_VPDG	/	探索	V2020.1	病历系统 护理系统
893	存在静脉溃疡	RM_VEUP_YN	布尔型	C_YN	/	探索	V2020.1	病历系统 护理系统

4. 静脉血栓栓塞症治疗

序号	中文名称	变量名称	变量类型	值域	单位	数据等级	版本号	生产环节
4.1 抗凝治疗								
894	VTE 抗凝治疗	TRT_ATOV_YN	布尔型	C_YN	/	核心	V2020.1	医嘱系统 处方系统 病历系统-病程记录
895	抗凝药物名称	TRT_NAOA_TXT	字符	/	/	核心	V2020.1	医嘱系统 处方系统 病历系统-病程记录
896	普通肝素	TRT_UFHE_YN	布尔型	C_YN	/	核心	V2020.1	医嘱系统 处方系统 病历系统-病程记录
897	低分子量肝素	TRT_LMWH_YN	布尔型	C_YN	/	核心	V2020.1	医嘱系统 处方系统 病历系统-病程记录
898	磺达肝癸钠	TRT_FOSO_YN	布尔型	C_YN	/	核心	V2020.1	医嘱系统 处方系统 病历系统-病程记录
899	阿加曲班	TRT_ARGA_YN	布尔型	C_YN	/	核心	V2020.1	医嘱系统 处方系统 病历系统-病程记录
900	比伐卢定	TRT_BIVA_YN	布尔型	C_YN	/	核心	V2020.1	医嘱系统 处方系统 病历系统-病程记录
901	华法林	TRT_WARF_YN	布尔型	C_YN	/	核心	V2020.1	医嘱系统 处方系统 病历系统-病程记录
902	新型口服抗凝药物	TRT_NOAC_EO	字符	C_TRT_NOAC	/	核心	V2020.1	医嘱系统 处方系统 病历系统-病程记录
4.2 溶栓治疗								
903	VTE 溶栓治疗	TRT_THRO_YN	布尔型	C_YN	/	核心	V2020.1	医嘱系统 病历系统-病程记录
904	溶栓治疗指征	TRT_INOT_YN	布尔型	C_YN	/	核心	V2020.1	病历系统-病程记录
905	溶栓治疗指征名称	TRT_NOTI_TXT	字符	C_TRT_NOTI	/	核心	V2020.1	病历系统-病程记录
906	溶栓治疗时间	TRT_THTI_DATT	日期时间型	YYYY-MM-DD Thh:mm:ss	/	核心	V2020.1	医嘱系统 病历系统-病程记录

续表

序号	中文名称	变量名称	变量类型	值域	单位	数据等级	版本号	生产环节
907	尿激酶	TRT_UK_YN	布尔型	C_YN	/	探索	V2020.1	医嘱系统 病历系统-病程记录
908	链激酶	TRT_SK_YN	布尔型	C_YN	/	探索	V2020.1	医嘱系统 病历系统-病程记录
909	重组组织型纤溶酶原激活剂	TRT_RTPA_YN	布尔型	C_YN	/	探索	V2020.1	医嘱系统 病历系统-病程记录
910	其他溶栓药物	TRT_OTRD_YN	布尔型	C_YN	/	探索	V2020.1	医嘱系统 病历系统-病程记录
911	尿激酶2小时溶栓方案	TRT_UK2H_YN	布尔型	C_YN	/	核心	V2020.1	医嘱系统 病历系统-病程记录
912	尿激酶12小时溶栓方案	TRT_UK12H_YN	布尔型	C_YN	/	核心	V2020.1	医嘱系统 病历系统-病程记录
913	链激酶2小时溶栓方案	TRT_RST2H_YN	布尔型	C_YN	/	核心	V2020.1	医嘱系统 病历系统-病程记录
914	链激酶12小时溶栓方案	TRT_RST12H_YN	布尔型	C_YN	/	核心	V2020.1	医嘱系统 病历系统-病程记录
915	重组组织型纤溶酶原激活物（rt-PA）50mg溶栓方案	TRT_RTPA50_YN	布尔型	C_YN	/	核心	V2020.1	医嘱系统 病历系统-病程记录
916	重组组织型纤溶酶原激活物（rt-PA）100mg溶栓方案	TRT_RTPA100_YN	布尔型	C_YN	/	核心	V2020.1	医嘱系统 病历系统-病程记录
917	其他溶栓方案	TRT_OTTP_TXT	文本型	/	/	核心	V2020.1	病历系统-病程记录
918	临床恶化	TRT_CLDE_YN	布尔型	C_YN	/	核心	V2020.1	病历系统-病程记录
919	二次溶栓	TRT_SETH_YN	布尔型	C_YN	/	核心	V2020.1	医嘱系统 病历系统-病程记录
920	二次溶栓治疗开始时间	TRT_STST_DATT	日期时间型	YYYY-MM-DD Thh:mm:ss	/	探索	V2020.1	医嘱系统 病历系统-病程记录
921	二次溶栓药物	TRT_DOST_EO	字符	C_TRT_DOST	/	探索	V2020.1	医嘱系统 病历系统-病程记录
922	二次溶栓方案	TRT_SETH_TXT	文本型	/	/	探索	V2020.1	病历系统-病程记录
4.3　介入治疗								
923	介入治疗类型	TRT_INTY_AN	字符	C_TRT_INTY	/	探索	V2020.1	病案首页 病历系统-病程记录
924	介入治疗手术名称	TRT_NAOI_AN	字符	C_TRT_NAOI	/	探索	V2020.1	病案首页 病历系统-病程记录
925	球囊扩张和/或支架置入术	TRT_BDAS_AN	字符	C_TRT_BDAS	/	探索	V2020.1	病案首页 病历系统-病程记录
926	导管介入溶栓（CDT)部位	TRT_ITTP_AN	字符	C_TRT_ITTP	/	探索	V2020.1	病案首页 病历系统-病程记录

序号	中文名称	变量名称	变量类型	值域	单位	数据等级	版本号	生产环节
927	导管介入溶栓(CDT)溶栓药物	TRT_ITTM_EO	字符	C_TRT_ITTM	/	探索	V2020.1	病案首页 病历系统-病程记录
928	介入治疗开始时间	TRT_INSD_DATT	日期时间型	YYYY-MM-DD Thh:mm:ss	/	探索	V2020.1	病案首页 病历系统-病程记录
4.4	**手术治疗**							
929	手术名称	TRT_NOSO_AN	字符	C_TRT_NOSO	/	探索	V2020.1	手麻系统 病案首页 病历系统-病程记录
930	手术取栓装置	TRT_SUTD_AN	字符	C_TRT_SUTD	/	探索	V2020.1	手麻系统 病案首页 病历系统-病程记录
931	闭塞段血管	TRT_OCSV_AN	字符	C_TRT_OCSV	/	探索	V2020.1	手麻系统 病案首页 病历系统-病程记录
4.5	**其他治疗**							
4.5.1	**药物治疗**							
932	抗感染治疗药物	TRT_ANTD_TXT	字符	/	/	探索	V2020.1	医嘱系统 病历系统-病程记录
933	肿瘤免疫治疗药物	TRT_TUIM_TXT	字符	/	/	探索	V2020.1	医嘱系统 病历系统-病程记录
934	肿瘤靶向治疗药物	TRT_TUTT_TXT	字符	/	/	探索	V2020.1	医嘱系统 病历系统-病程记录
935	肿瘤抗血管生成药物	TRT_TUAG_TXT	字符	/	/	探索	V2020.1	医嘱系统 病历系统-病程记录
936	其他抗肿瘤药物	TRT_NOAD_TXT	字符	/	/	探索	V2020.1	医嘱系统 病历系统-病程记录
937	化疗周期	TRT_CHPE_NUM	数值	0~100	/	探索	V2020.1	医嘱系统 病历系统-病程记录
938	肿瘤治疗疗效评价	TRT_ANTE_AN	字符	C_TRT_ANTE	/	探索	V2020.1	病历系统-病程记录
4.5.2	**其他治疗**							
939	是否使用过升压药	TRT_VADH_YN	布尔型	C_YN	/	探索	V2020.1	病历系统-病程记录
940	心肺复苏	TRT_CRDH_YN	布尔型	C_YN	/	探索	V2020.1	病历系统-病程记录
941	大抢救	TRT_SADH_YN	布尔型	C_YN	/	探索	V2020.1	病历系统-病程记录
942	吸氧	TRT_OXIN_YN	布尔型	C_YN	/	探索	V2020.1	病历系统-病程记录
943	高流量氧疗	TRT_HFOX_YN	布尔型	C_YN	/	探索	V2020.1	病历系统-病程记录
944	无创机械通气	TRT_MEVE_YN	布尔型	C_YN	/	探索	V2020.1	病历系统-病程记录
945	有创机械通气	TRT_INMV_YN	布尔型	C_YN	/	探索	V2020.1	病历系统-病程记录
946	体外膜氧合（ECMO）	TRT_ECMO_YN	布尔型	C_YN	/	探索	V2020.1	病历系统-病程记录

续表

序号	中文名称	变量名称	变量类型	值域	单位	数据等级	版本号	生产环节
4.5.3 输血情况								
947	输注血制品类型	TRT_BLTT_EO	字符	C_TRT_BLTT	/	探索	V2020.1	医嘱系统 病历系统-病程记录
948	输注血制品数量	TRT_BLTV_NUM	数值	0~10 000	ml	探索	V2020.1	医嘱系统 病历系统-病程记录
949	血制品ABO血型	TRT_ABBT_EO	字符	C_TRT_ABBT	/	探索	V2020.1	医嘱系统 病历系统-病程记录
950	血制品Rh血型	TRT_RHBT_EO	字符	C_TRT_RHBT	/	探索	V2020.1	医嘱系统 病历系统-病程记录
951	输血不良反应	TRT_BTRR_YN	布尔型	C_YN	/	探索	V2020.1	医嘱系统 病历系统-病程记录
952	输血不良反应类型	TRT_BTRT_TXT	文本型	/	/	探索	V2020.1	医嘱系统 病历系统-病程记录
4.6 通用标识								
953	单次剂量	TRT_SIDO_NUM	数值	0~10 000	/	核心	V2020.1	医嘱系统 病历系统-病程记录
954	剂量单位	TRT_UNIT_EO	字符	C_UNIT	/	核心	V2020.1	医嘱系统 病历系统-病程记录
955	用药频率	TRT_FROA_EO	字符	C_FROA	/	核心	V2020.1	医嘱系统 病历系统-病程记录
956	用药途径	TRT_ROOA_EO	字符	C_ROOA	/	核心	V2020.1	医嘱系统 病历系统-病程记录
957	开始时间	TRT_STTI_DATT	日期时间型	YYYY-MM-DD Thh:mm:ss	/	核心	V2020.1	医嘱系统 病历系统-病程记录
958	是否持续	TRT_CONT_YN	布尔型	C_YN	/	核心	V2020.1	医嘱系统 病历系统-病程记录
959	结束时间	TRT_ENTI_DATT	日期时间型	YYYY-MM-DD Thh:mm:ss	/	核心	V2020.1	医嘱系统 病历系统-病程记录
960	医嘱类型	TRT_ORTY_EO	字符	C_TRT_ORTY	/	核心	V2020.1	医嘱系统 病历系统-病程记录

5. 静脉血栓栓塞症预防

序号	中文名称	变量名称	变量类型	值域	单位	数据等级	版本号	生产环节
5.1	**药物预防**							
961	药物预防	PA_PHPR_YN	布尔型	C_YN	/	核心	V2020.1	医嘱系统 病历系统-病程记录
962	抗凝药物名称（通用名）	PA_NAOA_EO	字符	C_PA_NAOA	/	核心	V2020.1	医嘱系统 病历系统-病程记录
5.2	**机械预防**							
963	机械预防	PA_MEPR_YN	布尔型	C_YN	/	核心	V2020.1	医嘱系统 病历系统-病程记录
964	机械预防方式	PA_AOMP_AN	字符	C_PA_AOMP	/	核心	V2020.1	医嘱系统 病历系统-病程记录
965	开始日期	PA_STDA_DAT	日期型	YYYY-MM-DD	/	核心	V2020.1	医嘱系统 病历系统-病程记录
966	结束日期	PA_ENDA_DAT	日期型	YYYY-MM-DD	/	核心	V2020.1	医嘱系统 病历系统-病程记录
967	每天平均使用频率	PA_FDU_NUM	数值	/	次	核心	V2020.1	医嘱系统 病历系统-病程记录
968	每天平均持续使用时长	PA_DADU_NUM	数值	/	h	核心	V2020.1	医嘱系统 病历系统-病程记录
969	机械预防禁忌	PA_MEPRC_YN	布尔型	C_YN	/	核心	V2020.1	医嘱系统 病历系统-病程记录
970	机械预防禁忌名称	PA_MEPC_AN	字符	C_PA_MEPC	/	核心	V2020.1	医嘱系统 病历系统-病程记录
5.3	**其他预防措施**							
5.3.1	**基本预防**							
971	是否接受 VTE 基本预防	PA_PVTE_YN	布尔型	C_YN	/	核心	V2020.1	病历系统-病程记录
972	知情同意	PA_INFO_YN	布尔型	C_YN	/	补充	V2020.1	病历系统-病程记录
973	VTE 风险警示	PA_RWOV_YN	布尔型	C_YN	/	补充	V2020.1	病历系统-病程记录
974	早期活动	PA_EAAC_YN	布尔型	C_YN	/	补充	V2020.1	病历系统-病程记录
5.3.2	**围手术期预防**							
975	术前行下肢静脉血管超声	PA_UOLE_YN	布尔型	C_YN	/	探索	V2020.1	医嘱系统 病历系统-病程记录
976	术中使用充气加压泵	PA_IPPD_YN	布尔型	C_YN	/	探索	V2020.1	医嘱系统 病历系统-病程记录

序号	中文名称	变量名称	变量类型	值域	单位	数据等级	版本号	生产环节
5.3.3　健康教育								
977	患者接受健康教育	FU_HEFI_YN	布尔型	C_YN	/	补充	V2020.1	问卷调查
978	住院健康教育方式	FU_MHEH_AN	字符	C_FU_MHEH	/	探索	V2020.1	问卷调查
979	社区健康教育方式	FU_MHEC_AN	字符	C_FU_MHEC	/	探索	V2020.1	问卷调查
980	门诊患者健康方式	FU_HEEC_YN	字符	C_FU_HEEC	/	补充	V2020.1	问卷调查

6. 静脉血栓栓塞症预后与转归

序号	中文名称	变量名称	变量类型	值域	单位	数据等级	版本号	生产环节
6.1　预后相关评估量表								
6.1.1　PEmb-QoL 量表								
981	总体评分	AS_TOSC_NUM	数值	25~164	分	探索	V2020.1	护理系统
982	日常生活活动(ADL)受限程度	AS_ADLS_NUM	数值	13~65	分	探索	V2020.1	护理系统
983	抱怨的情绪评分	AS_EMCS_NUM	数值	10~50	分	探索	V2020.1	护理系统
984	抱怨的频率评分	AS_FOCS_NUM	数值	8~40	分	探索	V2020.1	护理系统
985	抱怨的强度评分	AS_IOCS_NUM	数值	2~20	分	探索	V2020.1	护理系统
986	社会局限性评分	AS_SOLS_NUM	数值	1~5	分	探索	V2020.1	护理系统
987	工作相关问题评分	AS_WOPS_NUM	数值	4~20	分	探索	V2020.1	护理系统
6.1.2　其他评价量表								
988	贝克抑郁自评量表	AS_BEDI_NUM	数值	0~63	分	探索	V2020.1	护理系统
989	汉密尔顿抑郁量表	AS_HDRS_NUM	数值	0~80	分	探索	V2020.1	护理系统
990	抑郁自评量表	AS_SEDS_NUM	数值	0~80	分	探索	V2020.1	护理系统
991	老年抑郁量表	AS_GEDS_NUM	数值	0~30	分	探索	V2020.1	护理系统
992	医院焦虑抑郁量表	AS_HAAD_NUM	数值	14~56	分	探索	V2020.1	护理系统
993	状态-特质焦虑问卷	AS_STAI_NUM	数值	0~80	分	探索	V2020.1	护理系统
994	日常生活能力量表	AS_LQSF_NUM	数值	0~100	分	探索	V2020.1	护理系统
995	生活质量调查表 Short Form-36(SF-36)量表	AS_SGRQ_NUM	数值	0~120	分	探索	V2020.1	护理系统

序号	中文名称	变量名称	变量类型	值域	单位	数据等级	版本号	生产环节
996	圣乔治医院呼吸问题调查问卷(SGRQ)	AS_AODL_NUM	数值	0~101	分	探索	V2020.1	护理系统
997	呼吸急促问卷(SOBQ)	AS_SOBQ_NUM	数值	0~100	分	探索	V2020.1	护理系统
998	量表评估绝对时间	AS_ATOA_DATT	日期时间型	YYYY-MM-DD Thh:mm:ss	/	探索	V2020.1	护理系统
6.2	**临床依从性**							
6.2.1	**药物依从性**							
999	用药依从性	CC_MECO_EO	字符	C_CC_MECO	/	探索	V2020.1	问卷调查
1000	换药/中断用药	CC_CHME_YN	布尔型	C_YN	/	探索	V2020.1	问卷调查
1001	换药/中断原因	CC_RFCM_AN	字符	C_CC_RFCM	/	探索	V2020.1	问卷调查
6.2.2	**治疗依从性**							
1002	病情稳定时规律就诊	CC_RVWT_YN	布尔型	C_YN	/	探索	V2020.1	医嘱系统
1003	就诊频率	CC_VIFR_NUM	数值	≥0	次/年	探索	V2020.1	医嘱系统
1004	指定医生	CC_ASDO_YN	布尔型	C_YN	/	探索	V2020.1	医嘱系统
1005	指定医生姓名	CC_NOAD_TXT	字符	/	/	探索	V2020.1	医嘱系统
1006	复查D-二聚体	CC_FWDT_YN	布尔型	C_YN	/	探索	V2020.1	医嘱系统
1007	复查D-二聚体频率	CC_FODF_NUM	数值	≥0	次/年	探索	V2020.1	医嘱系统
1008	复查国际标准化比值(INR)	CC_FWIS_YN	布尔型	C_YN	/	探索	V2020.1	医嘱系统
1009	复查国际标准化比值(INR)频率	CC_FOIS_NUM	数值	≥0	次/年	探索	V2020.1	医嘱系统
1010	复查静脉超声	CC_FWVU_YN	布尔型	C_YN	/	探索	V2020.1	医嘱系统
1011	复查静脉超声频率	CC_FOVU_NUM	数值	≥0	次/年	探索	V2020.1	医嘱系统
1012	复查CTPA	CC_FWCE_YN	布尔型	C_YN	/	探索	V2020.1	医嘱系统
1013	复查CTPA频率	CC_FOCF_NUM	数值	≥0	次/年	探索	V2020.1	医嘱系统
1014	复查核素肺通气/灌注扫描	CC_FWRL_YN	布尔型	C_YN	/	探索	V2020.1	医嘱系统
1015	复查核素肺通气/灌注扫描频率	CC_FORL_NUM	数值	≥0	次/年	探索	V2020.1	医嘱系统
1016	复查心脏超声	CC_FOWE_YN	布尔型	C_YN	/	探索	V2020.1	医嘱系统
1017	复查心脏超声频率	CC_FOEF_NUM	数值	≥0	次/年	探索	V2020.1	医嘱系统
1018	复查其他检查/检验	CC_FWOE_YN	布尔型	C_YN	/	探索	V2020.1	医嘱系统
6.3	**转归与不良事件**							
6.3.1	**不良事件基础属性信息**							
1019	不良事件名称	AE_NOAE_TXT	字符	/	/	补充	V2020.1	病历系统-病程记录 不良事件上报系统
1020	不良事件相关性量表	AE_AERS_EO	字符	C_AE_AERS	/	补充	V2020.1	病历系统-病程记录 不良事件上报系统

序号	中文名称	变量名称	变量类型	值域	单位	数据等级	版本号	生产环节
1021	不良事件严重程度	AE_DOAE_EO	字符	C_AE_DOAE	/	补充	V2020.1	病历系统-病程记录 不良事件上报系统
1022	不良事件来源	AE_COAE_EO	字符	C_AE_COAE	/	补充	V2020.1	病历系统-病程记录 不良事件上报系统
1023	不良事件开始日期	AE_SDOA_DAT	日期型	YYYY-MM-DD	/	补充	V2020.1	病历系统-病程记录 不良事件上报系统
1024	不良事件结束日期	AE_EDOA_DAT	日期型	YYYY-MM-DD	/	补充	V2020.1	病历系统-病程记录 不良事件上报系统
1025	不良事件结局	AE_CSAE_EO	字符	C_AE_CSAE	/	补充	V2020.1	病历系统-病程记录 不良事件上报系统
1026	不良事件持续存在	AE_CEOA_YN	布尔型	C_YN	/	补充	V2020.1	病历系统-病程记录 不良事件上报系统
1027	针对不良事件采取措施	AE_MAAE_YN	布尔型	C_YN	/	补充	V2020.1	病历系统-病程记录
1028	不良事件实施干预措施的日期和时间	AE_AESI_DATT	日期时间型	YYYY-MM-DD Thh:mm:ss	/	补充	V2020.1	病历系统-病程记录
1029	不良事件是否导致研究中止	AE_SSDT_YN	布尔型	C_YN	/	补充	V2020.1	病历系统-病程记录

6.3.2 不良事件等级

序号	中文名称	变量名称	变量类型	值域	单位	数据等级	版本号	生产环节
1030	不良事件程度分级	AE_ADEG_EO	字符	C_AE_ADEG	级	补充	V2020.1	病历系统-病程记录 不良事件上报系统
1031	Ⅰ级不良事件	AE_G1AE_TXT	字符	/	/	补充	V2020.1	病历系统-病程记录 不良事件上报系统
1032	Ⅱ级不良事件	AE_G2AE_TXT	字符	/	/	补充	V2020.1	病历系统-病程记录 不良事件上报系统
1033	Ⅲ级不良事件	AE_G3AE_TXT	字符	/	/	补充	V2020.1	病历系统-病程记录 不良事件上报系统
1034	Ⅳ级不良事件	AE_G4AE_TXT	字符	/	/	补充	V2020.1	病历系统-病程记录 不良事件上报系统
1035	不良事件毒性分级	AE_CTCF_NUM	数值	C_AE_CTCF	/	补充	V2020.1	病历系统-病程记录 不良事件上报系统

6.3.3 严重不良事件

序号	中文名称	变量名称	变量类型	值域	单位	数据等级	版本号	生产环节
1036	严重不良事件	AE_SEAE_YN	布尔型	C_YN	/	补充	V2020.1	病历系统-病程记录 不良事件上报系统
1037	严重不良事件与先天性异常或出生缺陷有关	AE_SAED_YN	布尔型	C_YN	/	补充	V2020.1	病历系统-病程记录 不良事件上报系统
1038	严重不良事件导致永久重大伤残或无行为能力	AE_SDOI_YN	布尔型	C_YN	/	补充	V2020.1	病历系统-病程记录 不良事件上报系统
1039	严重不良事件导致死亡	AE_DDTS_YN	布尔型	C_YN	/	补充	V2020.1	病历系统-病程记录 不良事件上报系统

序号	中文名称	变量名称	变量类型	值域	单位	数据等级	版本号	生产环节
1040	严重不良事件导致住院	AE_HDTS_YN	布尔型	C_YN	/	补充	V2020.1	病历系统-病程记录 不良事件上报系统
1041	严重不良事件导致危及生命	AE_LDTS_YN	布尔型	C_YN	/	补充	V2020.1	病历系统-病程记录 不良事件上报系统
1042	严重不良事件导致其他重要医学事件	AE_OMED_YN	布尔型	C_YN	/	补充	V2020.1	病历系统-病程记录 不良事件上报系统
6.3.4	**出血事件**							
1043	开始时间	AE_STTI_DATT	日期时间型	YYYY-MM-DD Thh:mm:ss	/	补充	V2020.1	病历系统-病程记录
1044	结束时间	AE_ENTI_DATT	日期时间型	YYYY-MM-DD Thh:mm:ss	/	补充	V2020.1	病历系统-病程记录
1045	出血原因	AE_CAOB_AN	字符	C_AE_CAOB	/	补充	V2020.1	病历系统-病程记录
1046	出血类型	AE_TYOB_AN	字符	C_AE_TYOB	/	补充	V2020.1	病历系统-病程记录
1047	血红蛋白明显下降	AE_ODOH_YN	布尔型	C_YN	/	补充	V2020.1	病历系统-病程记录
1048	血小板下降明显	AE_ODOP_YN	布尔型	C_YN	/	核心	V2020.1	病历系统-病程记录
1049	牙龈出血	AE_GUBL_YN	布尔型	C_YN	/	补充	V2020.1	病历系统-病程记录
1050	鼻出血	AE_NOSE_YN	布尔型	C_YN	/	补充	V2020.1	病历系统-病程记录
1051	出血后输血	AE_BTAH_YN	布尔型	C_YN	/	核心	V2020.1	病历系统-病程记录
1052	腹膜后出血	AE_REHE_YN	布尔型	C_YN	/	核心	V2020.1	病历系统-病程记录
1053	颅内出血	AE_ICHE_YN	布尔型	C_YN	/	核心	V2020.1	病历系统-病程记录
1054	椎管内出血	AE_ISHE_YN	布尔型	C_YN	/	核心	V2020.1	病历系统-病程记录
1055	心包内出血	AE_HEOP_YN	布尔型	C_YN	/	核心	V2020.1	病历系统-病程记录
1056	眼底出血	AE_FUHE_YN	布尔型	C_YN	/	核心	V2020.1	病历系统-病程记录
1057	消化道出血	AE_GABL_YN	布尔型	C_YN	/	核心	V2020.1	病历系统-病程记录
1058	皮肤出血	AE_SKBL_YN	布尔型	C_YN	/	补充	V2020.1	病历系统-病程记录
1059	失血性休克	AE_HESH_YN	布尔型	C_YN	/	核心	V2020.1	病历系统-病程记录
1060	其他需内科抢救或外科手术的出血事件	AE_OBER_YN	布尔型	C_YN	/	核心	V2020.1	病历系统-病程记录
1061	静脉溶栓并发症	AE_COIT_AN	字符	C_AE_COIT	/	核心	V2020.1	病历系统-病程记录
6.3.5	**肝素诱导的血小板减少症**							
1062	肝素诱导的血小板减少症	AE_HETH_YN	布尔型	C_YN	/	核心	V2020.1	病历系统-病程记录
1063	4T评分	AE_4TC_NUM	数值	0~8	分	补充	V2020.1	病历系统-病程记录
6.3.6	**VTE复发**							
1064	发生日期	AE_DAOO_DAT	日期型	YYYY-MM-DD	/	核心	V2020.1	病历系统-病程记录
1065	诊断日期	AE_DAOD_DAT	日期型	YYYY-MM-DD	/	核心	V2020.1	病历系统-病程记录

续表

序号	中文名称	变量名称	变量类型	值域	单位	数据等级	版本号	生产环节
1066	诊断名称	AE_NAOD_TXT	字符	ICD 编码中的名称	/	核心	V2020.1	病历系统-病程记录
1067	肺血栓栓塞症复发	AE_PUER_YN	布尔型	C_YN	/	核心	V2020.1	病历系统-病程记录
1068	深静脉血栓形成复发	AE_DVTR_YN	布尔型	C_YN	/	核心	V2020.1	病历系统-病程记录
1069	诊断方法	AE_MEOD_AN	字符	C_AE_MEOD	/	核心	V2020.1	病历系统-病程记录
1070	复发原因	AE_REOR_TXT	文本型	/	/	核心	V2020.1	病历系统-病程记录

7. 特殊临床情况

序号	中文名称	变量名称	变量类型	值域	单位	数据等级	版本号	生产环节
7.1 恶性肿瘤相关静脉血栓栓塞症情况								
7.1.1 恶性肿瘤基本情况								
1071	神经系统恶性肿瘤	CA_CNSC_YN	布尔型	C_YN	/	核心	V2020.1	病历系统-入院记录-既往史 病案首页
1072	头颈部恶性肿瘤	CA_HANC_YN	布尔型	C_YN	/	核心	V2020.1	病历系统-入院记录-既往史 病案首页
1073	甲状腺恶性肿瘤	CA_THCA_YN	布尔型	C_YN	/	核心	V2020.1	病历系统-入院记录-既往史 病案首页
1074	食管恶性肿瘤	CA_ESCA_YN	布尔型	C_YN	/	核心	V2020.1	病历系统-入院记录-既往史 病案首页
1075	肺部恶性肿瘤	CA_LUCA_YN	布尔型	C_YN	/	核心	V2020.1	病历系统-入院记录-既往史 病案首页
1076	乳腺恶性肿瘤	CA_BRCA_YN	布尔型	C_YN	/	核心	V2020.1	病历系统-入院记录-既往史 病案首页
1077	胃恶性肿瘤	CA_GACA_YN	布尔型	C_YN	/	核心	V2020.1	病历系统-入院记录-既往史 病案首页
1078	胰腺恶性肿瘤	CA_PACA_YN	布尔型	C_YN	/	核心	V2020.1	病历系统-入院记录-既往史 病案首页

序号	中文名称	变量名称	变量类型	值域	单位	数据等级	版本号	生产环节
1079	肝恶性肿瘤	CA_LICA_YN	布尔型	C_YN	/	核心	V2020.1	病历系统-入院记录-既往史 病案首页
1080	胆管恶性肿瘤	CA_BDCA_YN	布尔型	C_YN	/	核心	V2020.1	病历系统-入院记录-既往史 病案首页
1081	结直肠恶性肿瘤	CA_CRCA_YN	布尔型	C_YN	/	核心	V2020.1	病历系统-入院记录-既往史 病案首页
1082	肾或输尿管恶性肿瘤	CA_RUCA_YN	布尔型	C_YN	/	核心	V2020.1	病历系统-入院记录-既往史 病案首页
1083	膀胱恶性肿瘤	CA_BLCA_YN	布尔型	C_YN	/	核心	V2020.1	病历系统-入院记录-既往史 病案首页
1084	前列腺恶性肿瘤	CA_PRCA_YN	布尔型	C_YN	/	核心	V2020.1	病历系统-入院记录-既往史 病案首页
1085	妇科恶性肿瘤	CA_GYCA_YN	布尔型	C_YN	/	核心	V2020.1	病历系统-入院记录-既往史 病案首页
1086	血液系统恶性肿瘤	CA_HMCA_YN	布尔型	C_YN	/	核心	V2020.1	病历系统-入院记录-既往史 病案首页
1087	其他恶性肿瘤	CA_OTCA_YN	布尔型	C_YN	/	核心	V2020.1	病历系统-入院记录-既往史 病案首页
1088	肿瘤类疾病诊断名称	CA_CTDI_TXT	文本型	/	/	核心	V2020.1	病历系统-入院记录-既往史 病案首页
1089	6个月内接受放射性治疗	CA_RAWM_YN	布尔型	C_YN	/	探索	V2020.1	病历系统-入院记录
1090	6个月内接受化学治疗	CA_CHWM_YN	布尔型	C_YN	/	探索	V2020.1	病历系统-入院记录
1091	病理诊断	CA_PADI_TXT	文本型	/	/	核心	V2020.1	病历系统-病理报告 病历系统-入院记录-既往史 病案首页
1092	活动性肿瘤	CA_CACO_YN	布尔型	C_YN	/	补充	V2020.1	病历系统-入院记录-既往史

续表

序号	中文名称	变量名称	变量类型	值域	单位	数据等级	版本号	生产环节
1093	肿瘤评估日期	CA_CAAS_DAT	日期型	YYYY-MM-DD	/	补充	V2020.1	病历系统-入院记录-既往史
1094	原发性肿瘤大小/范围	CA_PTSE_EO	字符	C_CA_PTSE	/	补充	V2020.1	病历系统-入院记录-既往史 病案首页
1095	区域淋巴结范围	CA_RLNE_EO	字符	C_CA_RLNE	/	补充	V2020.1	病历系统-入院记录-既往史 病案首页
1096	远处转移	CA_DIME_EO	字符	C_CA_DIME	/	补充	V2020.1	病历系统-入院记录-既往史 病案首页
1097	固体肿瘤的反应:非靶向病变	CA_STRNTL_EO	字符	C_CA_STRN	/	补充	V2020.1	病历系统-入院记录、住院记录
1098	固体肿瘤的反应:靶向病变	CA_STRTL_EO	字符	C_CA_STRT	/	补充	V2020.1	病历系统-入院记录、住院记录
1099	肿瘤解剖学部位编码（ICD-O-3）	CA_ICDOS_TXT	文本型	/	/	补充	V2020.1	病历系统-入院记录、病程记录、出院小结
1100	肿瘤形态学编码（ICD-O-3）	CA_ICDOM_TXT	文本型	/	/	补充	V2020.1	病历系统-入院记录、病程记录、出院小结
1101	肿瘤行为学编码（ICD-O-3）	CA_ICDOB_TXT	文本型	/	/	补充	V2020.1	病历系统-入院记录、病程记录、出院小结
1102	肿瘤组织学等级和分化程度编码(ICD-O-3)	CA_ICDODD_TXT	文本型	/	/	补充	V2020.1	病历系统-入院记录、病程记录、出院小结
1103	肿瘤诊断编码（ICD-10）	CA_ICDOD_TXT	文本型	/	/	补充	V2020.1	病历系统-入院记录、病程记录、出院小结

7.1.2　恶性肿瘤治疗

序号	中文名称	变量名称	变量类型	值域	单位	数据等级	版本号	生产环节
1104	辅助治疗	CA_ADTH_YN	布尔型	C_YN	/	补充	V2020.1	病历系统-入院记录、病程记录
1105	新疗程	CA_NECO_YN	布尔型	C_YN	/	补充	V2020.1	病历系统-入院记录、病程记录
1106	开始时间	CA_STDA_DAT	日期型	YYYY-MM-DD	/	补充	V2020.1	病历系统-入院记录、病程记录 医嘱系统
1107	需要持续时间	CA_INDU_NUM	数值	0~10 000	天	补充	V2020.1	病历系统-入院记录、病程记录
1108	结束时间	CA_ENDA_DAT	日期型	YYYY-MM-DD	/	补充	V2020.1	病历系统-入院记录、病程记录 医嘱系统
1109	总持续时间	CA_TODU_NUM	数值	0~10 000	天	补充	V2020.1	病历系统-入院记录、病程记录

序号	中文名称	变量名称	变量类型	值域	单位	数据等级	版本号	生产环节
7.2	**妇产科相关静脉血栓栓塞症情况**							
7.2.1	**妊娠相关情况**							
1110	妊娠	OG_PREG_YN	布尔型	C_YN	/	探索	V2020.1	病历系统-入院记录、病程记录
1111	妊娠史	OG_PRHI_NUM	数值	0~10	次	探索	V2020.1	病历系统-入院记录、病程记录
1112	孕周	OG_GEWE_NUM	数值	0~42	周	补充	V2020.1	病历系统-入院记录、病程记录
1113	产后30天内	OG_POPA_YN	布尔型	C_YN	/	核心	V2020.1	病历系统-入院记录、病程记录
1114	死产	OG_STIL_YN	布尔型	C_YN	/	补充	V2020.1	病历系统-入院记录、病程记录
1115	早产伴脓毒血症	OG_PDWS_YN	布尔型	C_YN	/	补充	V2020.1	病历系统-入院记录、病程记录
1116	胎儿生长受限	OG_FEGR_YN	布尔型	C_YN	/	补充	V2020.1	病历系统-入院记录、病程记录
1117	不明原因或习惯性流产史	OG_HOHA_YN	布尔型	C_YN	/	核心	V2020.1	病历系统-入院记录、病程记录
1118	产次≥3次	OG_NOBI_YN	布尔型	C_YN	/	核心	V2020.1	病历系统-入院记录、病程记录
1119	子痫前期	OG_PREE_YN	布尔型	C_YN	/	核心	V2020.1	病历系统-入院记录、病程记录
1120	人工辅助生殖（仅限于产前阶段）	OG_AARE_YN	布尔型	C_YN	/	核心	V2020.1	病历系统-入院记录、病程记录
1121	多胎妊娠	OG_MUPR_YN	布尔型	C_YN	/	核心	V2020.1	病历系统-入院记录、病程记录
1122	急诊剖宫产术	OG_EMCS_YN	布尔型	C_YN	/	核心	V2020.1	病历系统-入院记录、病程记录
1123	择期剖宫产术	OG_ELCS_YN	布尔型	C_YN	/	核心	V2020.1	病历系统-入院记录、病程记录
1124	内旋转/外倒转术	OG_INRI_YN	布尔型	C_YN	/	核心	V2020.1	病历系统-入院记录、病程记录
1125	产程延长	OG_PRLA_YN	布尔型	C_YN	/	核心	V2020.1	病历系统-入院记录、病程记录
1126	产后出血	OG_POHE_YN	布尔型	C_YN	/	核心	V2020.1	病历系统-入院记录、病程记录
1127	孕期手术	OG_GEPS_YN	布尔型	C_YN	/	核心	V2020.1	病历系统-入院记录、病程记录
1128	产褥期手术	OG_PUSU_YN	布尔型	C_YN	/	核心	V2020.1	病历系统-入院记录、病程记录
1129	妊娠剧吐	OG_HYGR_YN	布尔型	C_YN	/	核心	V2020.1	病历系统-入院记录、病程记录

序号	中文名称	变量名称	变量类型°	值域	单位	数据等级	版本号	生产环节
7.2.2	**妇科相关情况**							
1130	卵巢过度刺激综合征	OG_OVHS_YN	布尔型	C_YN	/	核心	V2020.1	病历系统-入院记录、病程记录
1131	雌激素类药物	OG_ESNA_AN	字符	C_OG_ESNA	/	探索	V2020.1	病历系统-入院记录、病程记录
1132	口服避孕药物	OG_ORCN_AN	字符	C_OG_ORCN	/	探索	V2020.1	病历系统-入院记录、病程记录
7.3	**围手术期相关静脉血栓栓塞症情况**							
1133	手术名称	TRT_SUNA_TXT	字符	/	/	核心	V2020.1	手麻系统 病历系统-病程记录
1134	手术开始时间	TRT_SUST_DATT	日期时间型	YYYY-MM-DD Thh:mm:ss	/	核心	V2020.1	手麻系统 病历系统-病程记录
1135	手术结束时间	TRT_SUET_DATT	日期时间型	YYYY-MM-DD Thh:mm:ss	/	核心	V2020.1	手麻系统 病历系统-病程记录
1136	手术持续时间	TRT_TOAN_NUM	数值	可变长度,最大长度为4位的数字	min	核心	V2020.1	手麻系统 病历系统-病程记录
1137	是否接受麻醉	TRT_DTOS_YN	布尔型	C_YN	/	核心	V2020.1	手麻系统 病历系统-病程记录
1138	麻醉类型	TRT_ANTY_EO	字符	C_TRT_ANTY	/	核心	V2020.1	手麻系统 病历系统-病程记录
1139	局麻方式	TRT_LANM_EO	字符	C_LANM_EO	/	核心	V2020.1	手麻系统 病历系统-病程记录
1140	全麻方式	TRT_GANM_EO	字符	C_GANM_EO	/	核心	V2020.1	手麻系统 病历系统-病程记录
1141	麻醉开始时间	TRT_ANST_DATT	日期时间型	YYYY-MM-DD Thh:mm:ss	/	核心	V2020.1	手麻系统 病历系统-病程记录
1142	麻醉结束时间	TRT_ANET_DATT	日期时间型	YYYY-MM-DD Thh:mm:ss	/	核心	V2020.1	手麻系统 病历系统-病程记录
1143	手术分级	TRT_OPGR_EO	字符	C_TRT_OPGR	/	核心	V2020.1	手麻系统 病历系统-病程记录
1144	术中使用止血带	TRT_UTDO_YN	布尔型	C_YN	/	探索	V2020.1	手麻系统 病历系统-病程记录
1145	止血带使用部位	TRT_TOPO_EO	字符	C_TRT_TOPO	/	探索	V2020.1	手麻系统 病历系统-病程记录
1146	止血带使用时长	TRT_TODU_NUM	数值	可变长度,最大长度为4位的数字	min	探索	V2020.1	手麻系统 病历系统-病程记录
1147	术中输血	TRT_BLTR_YN	布尔型	C_YN	/	探索	V2020.1	手麻系统 病历系统-病程记录
1148	术中行深静脉置管	TRT_DVCD_YN	布尔型	C_YN	/	探索	V2020.1	手麻系统 病历系统-病程记录

序号	中文名称	变量名称	变量类型	值域	单位	数据等级	版本号	生产环节
1149	术中升压药使用	TRT_HEDO_YN	布尔型	C_YN	/	探索	V2020.1	手麻系统 病历系统-病程记录
1150	术中低血压	TRT_HODO_YN	布尔型	C_YN	/	探索	V2020.1	手麻系统 病历系统-病程记录
1151	术中低血氧	TRT_HYDO_YN	布尔型	C_YN	/	探索	V2020.1	手麻系统 病历系统-病程记录
1152	手术前 ASA 身体状况分类	PP_PAPS_AN	字符	C_PP_PAPS	/	探索	V2020.1	病历系统-病程记录
1153	围手术期 VTE 风险	PP_PETR_EO	字符	C_PP_PETR	/	探索	V2020.1	病历系统-病程记录
1154	围手术期出血风险	PP_PRBR_EO	字符	C_PP_PRBR	/	探索	V2020.1	病历系统-病程记录
7.4	**其他特殊临床情况**							
7.4.1	**中心静脉导管置入**							
1155	既往置入史	PRPL_YN	布尔型	C_YN	/	补充	V2020.1	病案首页 病历系统-病程记录
1156	置入部位	CVC_SITE_AN	字符	C_CVC_SITE	/	补充	V2020.1	病案首页 病历系统-病程记录
1157	置入种类	CVC_TYPE_AN	字符	C_CVC_TYPE	/	补充	V2020.1	病案首页 病历系统-病程记录
1158	置入时间	CVC_PDAT_DAT	日期型	YYYY-MM-DD	/	补充	V2020.1	病案首页 病历系统-病程记录
1159	移除时间	CVC_RDAT_DAT	日期型	YYYY-MM-DD	/	补充	V2020.1	病案首页 病历系统-病程记录
7.4.2	**硬性固定**							
1160	坚强固定（如管型石膏）至少一周	RI_RIIM_YN	布尔型	C_YN	/	补充	V2020.1	病历系统-病程记录
1161	坚强固定适应证	RI_INDI_AN	字符	C_RI_INDI	/	补充	V2020.1	病历系统-病程记录
1162	坚强固定其他适应证	RI_INOT_YN	布尔型	C_YN	/	补充	V2020.1	病历系统-病程记录
1163	关节固定	RI_JOIM_AN	字符	C_RI_JOIM	/	补充	V2020.1	病历系统-病程记录
1164	坚强固定部位	RI_LOCA_AN	字符	C_RI_LOCA	/	补充	V2020.1	病历系统-病程记录
1165	坚强固定治疗类型	RI_THTY_AN	字符	C_RI_THTY	/	补充	V2020.1	病历系统-病程记录
1166	结束时间	RI_EDAT_DAT	日期型	YYYY-MM-DD	/	补充	V2020.1	病历系统-病程记录
1167	开始时间	RI_SDAT_DAT	日期型	YYYY-MM-DD	/	补充	V2020.1	病历系统-病程记录
1168	总时间	RI_TOTI_NUM	数值	0~180	天	补充	V2020.1	病历系统-病程记录

8. 临床研究与经济学

序号	中文名称	变量名称	变量类型	值域	单位	数据等级	版本号	生产环节
8.1	**临床研究信息**							
1169	正在参与临床研究	CS_BIIC_YN	布尔型	C_YN	/	补充	V2020.1	研究系统
1170	临床研究阶段	CS_CLRS_EO	字符	C_CS_CLRS	/	补充	V2020.1	研究系统
1171	知情同意	CS_OICF_YN	布尔型	C_YN	/	补充	V2020.1	研究系统
1172	项目名称	CS_PRTI_TXT	字符	/	/	补充	V2020.1	研究系统
1173	临床研究类型	CS_RETY_EO	字符	C_CS_RETY	/	补充	V2020.1	研究系统
1174	研究单位	CS_REIN_TXT	字符	/	/	补充	V2020.1	研究系统
1175	负责医生	CS_PAID_TXT	字符	/	/	补充	V2020.1	研究系统
1176	患者编号	CS_COPH_NUM	数值	/	/	补充	V2020.1	研究系统
1177	入组标准	CS_ELCR_TXT	字符	/	/	补充	V2020.1	研究系统
1178	入组组别	CS_GROU_TXT	字符	/	/	补充	V2020.1	研究系统
1179	盲法	CS_BLIN_EO	字符	C_CS_BLIN	/	补充	V2020.1	研究系统
1180	入组日期	CS_DAOE_DAT	日期型	YYYY-MM-DD	/	补充	V2020.1	研究系统
1181	是否出组	CS_WITH_YN	布尔型	C_YN	/	补充	V2020.1	研究系统
1182	出组日期	CS_DAOW_DAT	日期型	YYYY-MM-DD	/	补充	V2020.1	研究系统
1183	出组原因	CS_REOW_TXT	字符	/	/	补充	V2020.1	研究系统
1184	临床研究破盲	CS_UNBL_YN	布尔型	C_YN	/	探索	V2020.1	研究系统
1185	临床研究完成日期	CS_EDOC_DAT	日期型	YYYY-MM-DD	/	探索	V2020.1	研究系统
1186	临床研究治疗数据	CS_TDOS_YN	布尔型	C_YN	/	探索	V2020.1	研究系统
1187	研究治疗开始日期	CS_SDOT_DAT	日期型	YYYY-MM-DD	/	探索	V2020.1	研究系统
1188	研究治疗结束日期	CS_EDOT_DAT	日期型	YYYY-MM-DD	/	探索	V2020.1	研究系统
1189	治疗期内受试者被执行/服用的药物剂量	CS_MDIC_NUM	数值	/	/	探索	V2020.1	研究系统
1190	治疗期内受试者被执行/服用的药物剂量单位	CS_MDUI_TXT	字符	/	/	探索	V2020.1	研究系统
1191	研究治疗的药物剂型	CS_MDFI_AN	字符	C_CS_MDFI	/	探索	V2020.1	研究系统
1192	研究治疗的药物服用频率	CS_FROM_NUM	数值	C_FROA	/	探索	V2020.1	研究系统
1193	药物分发和回收记录	CS_DDAR_YN	布尔型	C_YN	/	探索	V2020.1	研究系统
1194	被分发或研究的药物名称	CS_NODO_TXT	字符	/	/	探索	V2020.1	研究系统

序号	中文名称	变量名称	变量类型	值域	单位	数据等级	版本号	生产环节
1195	药物被分发的日期	CS_DODD_DAT	日期型	YYYY-MM-DD	/	探索	V2020.1	研究系统
1196	药物被回收的日期	CS_DODR_DAT	日期型	YYYY-MM-DD	/	探索	V2020.1	研究系统
1197	药物被分发的实际数量	CS_QODD_NUM	数值	/	/	探索	V2020.1	研究系统
1198	药物被回收的实际数量	CS_QORD_NUM	数值	/	/	探索	V2020.1	研究系统
1199	研究使用器械名称	CS_MEIN_TXT	字符	/	/	探索	V2020.1	研究系统
1200	研究使用操作名称	CS_OPER_TXT	字符	/	/	探索	V2020.1	研究系统
1201	SNOMED CT 编码	CS_SNCC_TXT	字符	/	/	探索	V2020.1	研究系统

8.2 生物样本信息

8.2.1 采集信息

序号	中文名称	变量名称	变量类型	值域	单位	数据等级	版本号	生产环节
1202	样本采集地点	BS_SACL_TXT	字符	/	/	探索	V2020.1	研究系统
1203	受试者姓名	BS_SCOL_TXT	字符	/	/	补充	V2020.1	研究系统
1204	采集时疾病状态	BS_DSAT_EO	字符	C_BS_DSAT	/	补充	V2020.1	研究系统
1205	采集类型	BS_SATY_AN	字符	C_BS_SATY	/	补充	V2020.1	研究系统
1206	采集部位	BS_COPO_AN	字符	C_BS_COPO	/	补充	V2020.1	研究系统
1207	同批采集数量	BS_CQIT_NUM	数值	/	/	补充	V2020.1	研究系统
1208	样本量	BS_COQU_TXT	字符	/	/	补充	V2020.1	研究系统
1209	采集人员	BS_COST_TXT	字符	/	/	补充	V2020.1	研究系统
1210	样本采集日期	BS_CODA_DAT	日期型	YYYY-MM-DD	/	补充	V2020.1	研究系统
1211	采集编码	BS_COCO_TXT	字符	可变长度,最多为20个字符	/	补充	V2020.1	研究系统
1212	采集后转运信息	BS_TIAC_TXT	字符	/	/	补充	V2020.1	研究系统
1213	生物样本	BS_BISA_YN	布尔型	C_YN	/	补充	V2020.1	研究系统
1214	生物样本编码	BS_CNOB_TXT	字符	可变长度,最多为20个字符	/	补充	V2020.1	研究系统

8.2.2 处理信息

序号	中文名称	变量名称	变量类型	值域	单位	数据等级	版本号	生产环节
1215	样本处理日期	BS_PRDA_DAT	日期型	YYYY-MM-DD	/	补充	V2020.1	研究系统
1216	处理地点	BS_PRPL_TXT	字符	/	/	补充	V2020.1	研究系统
1217	分装信息	BS_PAIN_TXT	字符	/	/	补充	V2020.1	研究系统
1218	样本成分	BS_SACO_TXT	字符	/	/	补充	V2020.1	研究系统
1219	分装量	BS_PAQU_TXT	字符	/	/	补充	V2020.1	研究系统
1220	分装编码	BS_PACO_TXT	字符	可变长度,最多为20个字符	/	补充	V2020.1	研究系统
1221	样本处理人员	BS_SAPS_TXT	字符	/	/	补充	V2020.1	研究系统
1222	处理环境条件	BS_ECOS_TXT	字符	/	/	补充	V2020.1	研究系统
1223	处理后转运信息	BS_TIAP_TXT	字符	/	/	补充	V2020.1	研究系统

续表

序号	中文名称	变量名称	变量类型	值域	单位	数据等级	版本号	生产环节
8.2.3 存储信息								
1224	样本存储日期	BS_STTI_DAT	日期型	YYYY-MM-DD	/	补充	V2020.1	研究系统
1225	样本存储地点	BS_STPL_TXT	字符	/	/	补充	V2020.1	研究系统
1226	存储位置	BS_STLO_TXT	字符	/	/	补充	V2020.1	研究系统
1227	样本存储人员	BS_STST_TXT	字符	/	/	补充	V2020.1	研究系统
1228	存储环境条件	BS_STEC_TXT	字符	/	/	补充	V2020.1	研究系统
8.2.4 应用信息								
1229	样本所属研究者	BS_OWOS_TXT	字符	/	/	补充	V2020.1	研究系统
1230	样本申请者	BS_APOS_TXT	字符	/	/	补充	V2020.1	研究系统
1231	样本应用审批状态	BS_ASOS_EO	字符	C_BS_ASOS	/	补充	V2020.1	研究系统
1232	样本应用数量	BS_QUOS_TXT	字符	/	/	补充	V2020.1	研究系统
1233	样本检测日期	BS_DDOS_DAT	日期型	YYYY-MM-DD	/	补充	V2020.1	研究系统
1234	样本检测量	BS_DAOS_TXT	字符	/	/	补充	V2020.1	研究系统
1235	样本检测参数	BS_DPOS_TXT	字符	/	/	补充	V2020.1	研究系统
1236	样本检测结果	BS_DROS_TXT	字符	/	/	补充	V2020.1	研究系统
1237	样本质量	BS_SPQU_YN	布尔型	C_YN	/	补充	V2020.1	研究系统
1238	报告人员	BS_REST_TXT	字符	/	/	补充	V2020.1	研究系统
1239	样本报告日期	BS_REDA_DAT	日期型	YYYY-MM-DD	/	补充	V2020.1	研究系统
8.3 随访与管理								
8.3.1 随访基本情况								
1240	随访名称	FU_NAOF_TXT	字符	/	/	核心	V2020.1	研究系统
1241	随访编号	FU_FONU_NUM	数值	/	/	核心	V2020.1	研究系统
1242	随访周期	FU_FOPE_NUM	数值	/	/	补充	V2020.1	研究系统
1243	随访日期	FU_FODA_DAT	日期型	YYYY-MM-DD	/	核心	V2020.1	研究系统
1244	随访状态	FU_FOST_EO	字符	C_FU_FOST	/	补充	V2020.1	研究系统
1245	下一次随访日期	FU_DONF_DAT	日期型	YYYY-MM-DD	/	核心	V2020.1	研究系统
1246	本次随访人员	FU_FOST_TXT	字符	/	/	核心	V2020.1	研究系统
1247	本次随访审核意见	FU_AOOT_EO	字符	C_FU_AOOT	/	核心	V2020.1	研究系统
1248	审核备注	FU_ROTF_TXT	字符	/	/	补充	V2020.1	研究系统
1249	首次注册登记日期	FU_DOFR_DAT	日期型	YYYY-MM-DD	/	核心	V2020.1	研究系统
1250	年度随访第次	FU_NOFV_NUM	数值	≥0	次	核心	V2020.1	研究系统
8.3.2 是否停用抗凝药物								
1251	是否已停用抗凝药物	FU_DIAT_YN	布尔型	C_YN	/	补充	V2020.1	病历系统 研究系统

序号	中文名称	变量名称	变量类型	值域	单位	数据等级	版本号	生产环节
8.3.3 出血								
1252	出血	FU_BLEE_YN	布尔型	C_YN	/	补充	V2020.1	病历系统 研究系统
1253	出血部位	FU_POOB_TXT	字符	/	/	补充	V2020.1	病历系统 研究系统
1254	出血程度	FU_SEOB_TXT	文本型	/	/	补充	V2020.1	病历系统 研究系统
1255	出血原因	FU_CAOB_EO	字符	C_FU_CAOB	/	补充	V2020.1	病历系统 研究系统
1256	出血日期	FU_DAOB_DAT	日期型	YYYY-MM-DD	/	补充	V2020.1	病历系统 研究系统
1257	出血干预	FU_IMOB_EO	字符	C_FU_IMOB	/	补充	V2020.1	病历系统 研究系统
8.3.4 PTE 相关症状								
1258	PTE 相关症状	FU_PTRS_AN	字符	C_FU_PTRS	/	补充	V2020.1	病历系统 研究系统
8.3.5 DVT 相关症状								
1259	DVT 相关症状	FU_DVRS_AN	字符	C_FU_DVRS	/	补充	V2020.1	病历系统 研究系统
8.3.6 其他 VTE 相关症状								
1260	其他 VTE 相关症状	FU_OVRS_TXT	文本型	/	/	补充	V2020.1	病历系统 研究系统
1261	HA-VTE 事件	FU_HA-VTE_YN	布尔型	C_YN	/	补充	V2020.1	病历系统 研究系统
8.3.7 凝血检查								
1262	国际标准化比值（INR）	FU_INNR_NUM	数值	/	/	补充	V2020.1	检验系统 研究系统
1263	D-二聚体	FU_D-DI_NUM	数值	0~100	[μg/L]/ [mg/L]/ 其他	补充	V2020.1	检验系统 研究系统
8.3.8 转归								
1264	转归	FU_OUTC_EO	字符	C_FU_OUTC	/	补充	V2020.1	研究系统
1265	出院后1年内死亡	FU_DOAW_EO	字符	C_YN	/	补充	V2020.1	研究系统
1266	死亡日期	FU_DAOD_DAT	日期型	YYYY-MM-DD	/	补充	V2020.1	研究系统
1267	根本死因	FU_DCOD_TXT	字符	/	/	补充	V2020.1	研究系统
8.3.9 失访								
1268	是否失访	FU_LOTF_YN	布尔型	C_YN	/	核心	V2020.1	研究系统
1269	失访次数	FU_NOLT_NUM	数值	≥0	次	核心	V2020.1	研究系统
1270	失访日期	FU_DOLT_DAT	日期型	YYYY-MM-DD	/	核心	V2020.1	研究系统
1271	失访原因	FU_ROLT_TXT	字符	/	/	核心	V2020.1	研究系统

序号	中文名称	变量名称	变量类型	值域	单位	数据等级	版本号	生产环节
8.4	经济学							
8.4.1	经济负担							
1272	经济状况	ECO_ECCO_TXT	字符	DE02.01.023.00 经济状况代码表	/	探索	V2020.1	病案首页 医嘱系统
1273	医疗费用来源	ECO_MEET_TXT	字符	CV07.10.003 医疗费用来源类别代码表	/	核心	V2020.1	病案首页 医嘱系统
1274	个人承担费用	ECO_SEEX_NUM	数值	最大长度为 10 位的数字,小数点后保留 2 位	元	探索	V2020.1	病案首页 医嘱系统
1275	直接经济负担	ECO_DIEB_NUM	数值	最大长度为 10 位的数字,小数点后保留 2 位	元	探索	V2020.1	病案首页 医嘱系统
1276	间接经济负担	ECO_INEB_NUM	数值	最大长度为 10 位的数字,小数点后保留 2 位	元	探索	V2020.1	病案首页 医嘱系统
8.4.2	综合医疗服务类							
1277	综合医疗服务类总费用	ECO_TEOI_NUM	数值	最大长度为 10 位的数字,小数点后保留两位	元	探索	V2020.1	病案首页 医嘱系统
1278	一般医疗服务费	ECO_COGM_NUM	数值	最大长度为 10 位的数字,小数点后保留两位	元	探索	V2020.1	病案首页 医嘱系统
1279	一般治疗操作费	ECO_COGT_NUM	数值	最大长度为 10 位的数字,小数点后保留两位	元	探索	V2020.1	病案首页 医嘱系统
1280	护理费	ECO_NUCC_NUM	数值	最大长度为 10 位的数字,小数点后保留两位	元	探索	V2020.1	病案首页 医嘱系统
1281	其他费用	ECO_AOOE_NUM	数值	最大长度为 10 位的数字,小数点后保留两位	元	探索	V2020.1	病案首页 医嘱系统
8.4.3	诊断类							
1282	诊断类总费用	ECO_TEOD_NUM	数值	最大长度为 10 位的数字,小数点后保留两位	元	探索	V2020.1	病案首页 医嘱系统
1283	病理诊断费	ECO_COPD_NUM	数值	最大长度为 10 位的数字,小数点后保留两位	元	探索	V2020.1	病案首页 医嘱系统

续表

序号	中文名称	变量名称	变量类型	值域	单位	数据等级	版本号	生产环节
1284	实验室诊断费	ECO_COLD_NUM	数值	最大长度为 10 位的数字,小数点后保留两位	元	探索	V2020. 1	病案首页医嘱系统
1285	影像学诊断费	ECO_COID_NUM	数值	最大长度为 10 位的数字,小数点后保留两位	元	探索	V2020. 1	病案首页医嘱系统
1286	临床诊断费	ECO_COCD_NUM	数值	最大长度为 10 位的数字,小数点后保留两位	元	探索	V2020. 1	病案首页医嘱系统
1287	VTE 诊断费	ECO_CODV_NUM	数值	最大长度为 10 位的数字,小数点后保留两位	元	探索	V2020. 1	病案首页医嘱系统

8.4.4 治疗类

序号	中文名称	变量名称	变量类型	值域	单位	数据等级	版本号	生产环节
1288	治疗类总费用	ECO_TEOT_NUM	数值	最大长度为 10 位的数字,小数点后保留两位	元	探索	V2020. 1	病案首页医嘱系统
1289	非手术治疗项目费用	ECO_CONT_NUM	数值	最大长度为 10 位的数字,小数点后保留两位	元	探索	V2020. 1	病案首页医嘱系统
1290	临床物理治疗费	ECO_COCP_NUM	数值	最大长度为 10 位的数字,小数点后保留两位	元	探索	V2020. 1	病案首页医嘱系统
1291	手术治疗	ECO_COST_NUM	数值	最大长度为 10 位的数字,小数点后保留两位	元	探索	V2020. 1	病案首页医嘱系统
1292	手术费	ECO_COOS_NUM	数值	最大长度为 10 位的数字,小数点后保留两位	元	探索	V2020. 1	病案首页医嘱系统
1293	麻醉费	ECO_COAN_NUM	数值	最大长度为 10 位的数字,小数点后保留两位	元	探索	V2020. 1	病案首页医嘱系统
1294	康复类总费用	ECO_TCOR_NUM	数值	最大长度为 10 位的数字,小数点后保留两位	元	探索	V2020. 1	病案首页医嘱系统
1295	西药类总费用	ECO_TCOW_NUM	数值	最大长度为 10 位的数字,小数点后保留两位	元	探索	V2020. 1	病案首页医嘱系统
1296	抗菌药物费用	ECO_ANCO_NUM	数值	最大长度为 10 位的数字,小数点后保留两位	元	探索	V2020. 1	病案首页医嘱系统
1297	VTE 治疗费	ECO_COVT_NUM	数值	最大长度为 10 位的数字,小数点后保留两位	元	探索	V2020. 1	病案首页医嘱系统

续表

序号	中文名称	变量名称	变量类型	值域	单位	数据等级	版本号	生产环节
8.4.5	**中药类**							
1298	中药类总费用	ECO_TOTC_NUM	数值	最大长度为 10 位的数字,小数点后保留两位	元	探索	V2020.1	病案首页医嘱系统
1299	中成药费	ECO_CCPM_NUM	数值	最大长度为 10 位的数字,小数点后保留两位	元	探索	V2020.1	病案首页医嘱系统
1300	中草药费	ECO_COCH_NUM	数值	最大长度为 10 位的数字,小数点后保留两位	元	探索	V2020.1	病案首页医嘱系统
1301	中医类总费用	ECO_TCOT_NUM	数值	最大长度为 10 位的数字,小数点后保留两位	元	探索	V2020.1	病案首页医嘱系统
8.4.6	**血液和血液制品类**							
1302	血液和血液制品类总费用	ECO_TCOB_NUM	数值	最大长度为 10 位的数字,小数点后保留两位	元	探索	V2020.1	病案首页医嘱系统
1303	输血费	ECO_COBT_NUM	数值	最大长度为 10 位的数字,小数点后保留两位	元	探索	V2020.1	病案首页医嘱系统
1304	白蛋白费	ECO_COOA_NUM	数值	最大长度为 10 位的数字,小数点后保留两位	元	探索	V2020.1	病案首页医嘱系统
1305	球蛋白费	ECO_COOG_NUM	数值	最大长度为 10 位的数字,小数点后保留两位	元	探索	V2020.1	病案首页医嘱系统
1306	凝血因子费	ECO_COBC_NUM	数值	最大长度为 10 位的数字,小数点后保留两位	元	探索	V2020.1	病案首页医嘱系统
1307	细胞因子费	ECO_COOC_NUM	数值	最大长度为 10 位的数字,小数点后保留两位		探索	V2020.1	病案首页医嘱系统
8.4.7	**耗材类**							
1308	耗材类总费用	ECO_TCOC_NUM	数值	最大长度为 10 位的数字,小数点后保留两位	元	探索	V2020.1	病案首页医嘱系统
1309	检查用一次性医用材料费	ECO_CDME_NUM	数值	最大长度为 10 位的数字,小数点后保留两位	元	探索	V2020.1	病案首页医嘱系统

续表

序号	中文名称	变量名称	变量类型	值域	单位	数据等级	版本号	生产环节
1310	治疗用一次性医用材料费	ECO_CDMT_NUM	数值	最大长度为10位的数字,小数点后保留两位	元	探索	V2020.1	病案首页医嘱系统
1311	手术用一次性医用材料费	ECO_CDMO_NUM	数值	最大长度为10位的数字,小数点后保留两位	元	探索	V2020.1	病案首页医嘱系统
8.4.8 门诊费用								
1312	门诊费用金额	ECO_OUVC_NUM	数值	最大长度为10位的数字,小数点后保留两位	元	探索	V2020.1	病案首页医嘱系统
1313	门诊报销比例	ECO_OVRP_NUM	数值	0~100	%	探索	V2020.1	病案首页医嘱系统
8.4.9 住院费用								
1314	住院费用金额	ECO_HOCO_NUM	数值	最大长度为10位的数字,小数点后保留两位	元	探索	V2020.1	病案首页医嘱系统
1315	住院报销比例	ECO_HORP_NUM	数值	0~100	%	探索	V2020.1	病案首页医嘱系统

第四篇

静脉血栓栓塞症标准化数据元值域表

值域编码	中文名称	变量名称	数据等级	版本号
布尔型值域				
C_YN	是	Y	核心	V2020.1
C_YN	否	N	核心	V2020.1
兼容性通用选项				
C_AND	其他	OTH	核心	V2020.1
排他性通用选项				
C_OR	未知	UK	核心	V2020.1
C_OR	不适用	NA	核心	V2020.1
性别				
C_DM_SEX	男性	DM_SEX_1	核心	V2020.1
C_DM_SEX	女性	DM_SEX_2	核心	V2020.1
身份证件类型				
C_DM_IDT	居民身份证	DM_IDT_1	核心	V2020.1
C_DM_IDT	护照	DM_IDT_2	核心	V2020.1
C_DM_IDT	港澳台居民身份证	DM_IDT_3	核心	V2020.1
C_DM_IDT	旅游证据	DM_IDT_4	核心	V2020.1
医疗保险类别				
C_DM_MIC	社会基本医疗保险	DM_MIC_1	补充	V2020.1
C_DM_MIC	商业保险	DM_MIC_2	补充	V2020.1
C_DM_MIC	自费医疗	DM_MIC_3	补充	V2020.1
C_DM_MIC	公费医疗	DM_MIC_4	补充	V2020.1
C_DM_MIC	大病统筹	DM_MIC_5	补充	V2020.1
C_DM_MIC	其他	DM_MIC_6	补充	V2020.1
婚姻状况				
C_DM_MAST	未婚	DM_MAST_1	探索	V2020.1
C_DM_MAST	已婚	DM_MAST_2	探索	V2020.1
C_DM_MAST	丧偶	DM_MAST_3	探索	V2020.1
C_DM_MAST	离婚	DM_MAST_4	探索	V2020.1
职业状况				
C_DM_SOE	退休	DM_SOE_1	核心	V2020.1
C_DM_SOE	现就业	DM_SOE_2	核心	V2020.1
C_DM_SOE	无业	DM_SOE_3	核心	V2020.1
科别名称				
C_HI_DPTM	预防保健科	HI_DPTM_1	核心	V2020.1
C_HI_DPTM	全科医疗科	HI_DPTM_2	核心	V2020.1
C_HI_DPTM	内科	HI_DPTM_3	核心	V2020.1
C_HI_DPTM	外科	HI_DPTM_4	核心	V2020.1

值域编码	中文名称	变量名称	数据等级	版本号
C_HI_DPTM	妇产科	HI_DPTM_5	核心	V2020.1
C_HI_DPTM	妇女保健科	HI_DPTM_6	核心	V2020.1
C_HI_DPTM	儿科	HI_DPTM_7	核心	V2020.1
C_HI_DPTM	小儿外科	HI_DPTM_8	核心	V2020.1
C_HI_DPTM	儿童保健科	HI_DPTM_9	核心	V2020.1
C_HI_DPTM	眼科	HI_DPTM_10	核心	V2020.1
C_HI_DPTM	耳鼻咽喉科	HI_DPTM_11	核心	V2020.1
C_HI_DPTM	口腔科	HI_DPTM_12	核心	V2020.1
C_HI_DPTM	皮肤科	HI_DPTM_13	核心	V2020.1
C_HI_DPTM	医疗美容科	HI_DPTM_14	核心	V2020.1
C_HI_DPTM	精神科	HI_DPTM_15	核心	V2020.1
C_HI_DPTM	传染科	HI_DPTM_16	核心	V2020.1
C_HI_DPTM	结核病科	HI_DPTM_17	核心	V2020.1
C_HI_DPTM	地方病科	HI_DPTM_18	核心	V2020.1
C_HI_DPTM	肿瘤科	HI_DPTM_19	核心	V2020.1
C_HI_DPTM	急诊医学科	HI_DPTM_20	核心	V2020.1
C_HI_DPTM	康复医学科	HI_DPTM_21	核心	V2020.1
C_HI_DPTM	运动医学科	HI_DPTM_22	核心	V2020.1
C_HI_DPTM	职业病科	HI_DPTM_23	核心	V2020.1
C_HI_DPTM	临终关怀科	HI_DPTM_24	核心	V2020.1
C_HI_DPTM	特种医学与军事医学科	HI_DPTM_25	核心	V2020.1
C_HI_DPTM	麻醉科	HI_DPTM_26	核心	V2020.1
C_HI_DPTM	疼痛科	HI_DPTM_27	核心	V2020.1
C_HI_DPTM	重症医学科	HI_DPTM_28	核心	V2020.1
C_HI_DPTM	医学检验科	HI_DPTM_29	核心	V2020.1
C_HI_DPTM	病理科	HI_DPTM_30	核心	V2020.1
C_HI_DPTM	医学影像科	HI_DPTM_31	核心	V2020.1
C_HI_DPTM	中医科	HI_DPTM_32	核心	V2020.1
C_HI_DPTM	民族医学科	HI_DPTM_33	核心	V2020.1
C_HI_DPTM	中西医结合科	HI_DPTM_34	核心	V2020.1
科室名称				
C_HI_SCTN	呼吸与危重症医学科专业	HI_SCTN_301	核心	V2020.1
C_HI_SCTN	消化内科专业	HI_SCTN_302	核心	V2020.1
C_HI_SCTN	神经内科专业	HI_SCTN_303	核心	V2020.1
C_HI_SCTN	心血管内科专业	HI_SCTN_304	核心	V2020.1
C_HI_SCTN	血液内科专业	HI_SCTN_305	核心	V2020.1
C_HI_SCTN	肾病学专业	HI_SCTN_306	核心	V2020.1

值域编码	中文名称	变量名称	数据等级	版本号
C_HI_SCTN	内分泌专业	HI_SCTN_307	核心	V2020.1
C_HI_SCTN	免疫学专业	HI_SCTN_308	核心	V2020.1
C_HI_SCTN	变态反应专业	HI_SCTN_309	核心	V2020.1
C_HI_SCTN	老年病专业	HI_SCTN_310	核心	V2020.1
C_HI_SCTN	普通外科专业	HI_SCTN_401	核心	V2020.1
C_HI_SCTN	肝脏移植项目	HI_SCTN_40101	核心	V2020.1
C_HI_SCTN	胰腺移植项目	HI_SCTN_40102	核心	V2020.1
C_HI_SCTN	小肠移植项目	HI_SCTN_40103	核心	V2020.1
C_HI_SCTN	神经外科专业	HI_SCTN_402	核心	V2020.1
C_HI_SCTN	骨科专业	HI_SCTN_403	核心	V2020.1
C_HI_SCTN	泌尿外科专业	HI_SCTN_404	核心	V2020.1
C_HI_SCTN	肾脏移植项目	HI_SCTN_40401	核心	V2020.1
C_HI_SCTN	胸外科专业	HI_SCTN_405	核心	V2020.1
C_HI_SCTN	肺脏移植项目	HI_SCTN_40501	核心	V2020.1
C_HI_SCTN	心脏大血管外科专业	HI_SCTN_406	核心	V2020.1
C_HI_SCTN	心脏移植项目	HI_SCTN_40601	核心	V2020.1
C_HI_SCTN	烧伤科专业	HI_SCTN_407	核心	V2020.1
C_HI_SCTN	整形外科专业	HI_SCTN_408	核心	V2020.1
C_HI_SCTN	妇科专业	HI_SCTN_501	核心	V2020.1
C_HI_SCTN	产科专业	HI_SCTN_502	核心	V2020.1
C_HI_SCTN	计划生育专业	HI_SCTN_503	核心	V2020.1
C_HI_SCTN	优生学专业	HI_SCTN_504	核心	V2020.1
C_HI_SCTN	生殖健康与不孕症专业	HI_SCTN_505	核心	V2020.1
C_HI_SCTN	青春期保健专业	HI_SCTN_601	核心	V2020.1
C_HI_SCTN	围产期保健专业	HI_SCTN_602	核心	V2020.1
C_HI_SCTN	更年期保健专业	HI_SCTN_603	核心	V2020.1
C_HI_SCTN	妇女心理卫生专业	HI_SCTN_604	核心	V2020.1
C_HI_SCTN	妇女营养专业	HI_SCTN_605	核心	V2020.1
C_HI_SCTN	新生儿专业	HI_SCTN_701	核心	V2020.1
C_HI_SCTN	小儿传染病专业	HI_SCTN_702	核心	V2020.1
C_HI_SCTN	小儿消化专业	HI_SCTN_703	核心	V2020.1
C_HI_SCTN	小儿呼吸专业	HI_SCTN_704	核心	V2020.1
C_HI_SCTN	小儿心脏病专业	HI_SCTN_705	核心	V2020.1
C_HI_SCTN	小儿肾病专业	HI_SCTN_706	核心	V2020.1
C_HI_SCTN	小儿血液病专业	HI_SCTN_707	核心	V2020.1
C_HI_SCTN	小儿神经病学专业	HI_SCTN_708	核心	V2020.1

值域编码	中文名称	变量名称	数据等级	版本号
C_HI_SCTN	小儿内分泌专业	HI_SCTN_709	核心	V2020.1
C_HI_SCTN	小儿遗传病专业	HI_SCTN_710	核心	V2020.1
C_HI_SCTN	小儿免疫专业	HI_SCTN_711	核心	V2020.1
C_HI_SCTN	小儿普通外科专业	HI_SCTN_801	核心	V2020.1
C_HI_SCTN	小儿骨科专业	HI_SCTN_802	核心	V2020.1
C_HI_SCTN	小儿泌尿外科专业	HI_SCTN_803	核心	V2020.1
C_HI_SCTN	小儿胸心外科专业	HI_SCTN_804	核心	V2020.1
C_HI_SCTN	小儿神经外科专业	HI_SCTN_805	核心	V2020.1
C_HI_SCTN	儿童生长发育专业	HI_SCTN_901	核心	V2020.1
C_HI_SCTN	儿童营养专业	HI_SCTN_902	核心	V2020.1
C_HI_SCTN	儿童心理卫生专业	HI_SCTN_903	核心	V2020.1
C_HI_SCTN	儿童五官保健专业	HI_SCTN_904	核心	V2020.1
C_HI_SCTN	儿童康复专业	HI_SCTN_905	核心	V2020.1
C_HI_SCTN	耳科专业	HI_SCTN_1101	核心	V2020.1
C_HI_SCTN	鼻科专业	HI_SCTN_1102	核心	V2020.1
C_HI_SCTN	咽喉科专业	HI_SCTN_1103	核心	V2020.1
C_HI_SCTN	口腔内科专业	HI_SCTN_1201	核心	V2020.1
C_HI_SCTN	口腔颌面外科专业	HI_SCTN_1202	核心	V2020.1
C_HI_SCTN	正畸专业	HI_SCTN_1203	核心	V2020.1
C_HI_SCTN	口腔修复专业	HI_SCTN_1204	核心	V2020.1
C_HI_SCTN	口腔预防保健专业	HI_SCTN_1205	核心	V2020.1
C_HI_SCTN	皮肤病专业	HI_SCTN_1301	核心	V2020.1
C_HI_SCTN	性传播疾病专业	HI_SCTN_1302	核心	V2020.1
C_HI_SCTN	精神病专业	HI_SCTN_1501	核心	V2020.1
C_HI_SCTN	精神卫生专业	HI_SCTN_1502	核心	V2020.1
C_HI_SCTN	药物依赖专业	HI_SCTN_1503	核心	V2020.1
C_HI_SCTN	精神康复专业	HI_SCTN_1504	核心	V2020.1
C_HI_SCTN	社区防治专业	HI_SCTN_1505	核心	V2020.1
C_HI_SCTN	临床心理专业	HI_SCTN_1506	核心	V2020.1
C_HI_SCTN	司法精神专业	HI_SCTN_1507	核心	V2020.1
C_HI_SCTN	肠道传染病专业	HI_SCTN_1601	核心	V2020.1
C_HI_SCTN	呼吸道传染病专业	HI_SCTN_1602	核心	V2020.1
C_HI_SCTN	肝炎专业	HI_SCTN_1603	核心	V2020.1
C_HI_SCTN	虫媒传染病专业	HI_SCTN_1604	核心	V2020.1
C_HI_SCTN	动物源性传染病专业	HI_SCTN_1605	核心	V2020.1
C_HI_SCTN	蠕虫病专业	HI_SCTN_1606	核心	V2020.1

值域编码	中文名称	变量名称	数据等级	版本号
C_HI_SCTN	职业中毒专业	HI_SCTN_2301	核心	V2020.1
C_HI_SCTN	尘肺专业	HI_SCTN_2302	核心	V2020.1
C_HI_SCTN	放射病专业	HI_SCTN_2303	核心	V2020.1
C_HI_SCTN	物理因素损伤专业	HI_SCTN_2304	核心	V2020.1
C_HI_SCTN	职业健康监护专业	HI_SCTN_2305	核心	V2020.1
C_HI_SCTN	临床体液、血液专业	HI_SCTN_3001	核心	V2020.1
C_HI_SCTN	临床微生物学专业	HI_SCTN_3002	核心	V2020.1
C_HI_SCTN	临床生化检验专业	HI_SCTN_3003	核心	V2020.1
C_HI_SCTN	临床免疫、血清学专业	HI_SCTN_3004	核心	V2020.1
C_HI_SCTN	临床细胞分子遗传学专业	HI_SCTN_3005	核心	V2020.1
C_HI_SCTN	X线诊断专业	HI_SCTN_3201	核心	V2020.1
C_HI_SCTN	CT诊断专业	HI_SCTN_3202	核心	V2020.1
C_HI_SCTN	磁共振成像诊断专业	HI_SCTN_3203	核心	V2020.1
C_HI_SCTN	核医学专业	HI_SCTN_3204	核心	V2020.1
C_HI_SCTN	超声诊断专业	HI_SCTN_3205	核心	V2020.1
C_HI_SCTN	心电诊断专业	HI_SCTN_3206	核心	V2020.1
C_HI_SCTN	脑电及脑血流图诊断专业	HI_SCTN_3207	核心	V2020.1
C_HI_SCTN	神经肌肉电图专业	HI_SCTN_3208	核心	V2020.1
C_HI_SCTN	介入放射学专业	HI_SCTN_3209	核心	V2020.1
C_HI_SCTN	放射治疗专业	HI_SCTN_3210	核心	V2020.1
C_HI_SCTN	中医内科专业	HI_SCTN_5001	核心	V2020.1
C_HI_SCTN	中医外科专业	HI_SCTN_5002	核心	V2020.1
C_HI_SCTN	中医妇产科专业	HI_SCTN_5003	核心	V2020.1
C_HI_SCTN	中医儿科专业	HI_SCTN_5004	核心	V2020.1
C_HI_SCTN	中医皮肤科专业	HI_SCTN_5005	核心	V2020.1
C_HI_SCTN	中医眼科专业	HI_SCTN_5006	核心	V2020.1
C_HI_SCTN	中医耳鼻咽喉科专业	HI_SCTN_5007	核心	V2020.1
C_HI_SCTN	中医口腔科专业	HI_SCTN_5008	核心	V2020.1
C_HI_SCTN	中医肿瘤科专业	HI_SCTN_5009	核心	V2020.1
C_HI_SCTN	中医骨伤科专业	HI_SCTN_5010	核心	V2020.1
C_HI_SCTN	中医肛肠科专业	HI_SCTN_5011	核心	V2020.1
C_HI_SCTN	中医老年病科专业	HI_SCTN_5012	核心	V2020.1
C_HI_SCTN	中医针灸科专业	HI_SCTN_5013	核心	V2020.1
C_HI_SCTN	中医推拿科专业	HI_SCTN_5014	核心	V2020.1
C_HI_SCTN	中医康复医学专业	HI_SCTN_5015	核心	V2020.1
C_HI_SCTN	中医急诊科专业	HI_SCTN_5016	核心	V2020.1

值域编码	中文名称	变量名称	数据等级	版本号
C_HI_SCTN	中医预防保健科专业	HI_SCTN_5017	核心	V2020.1
C_HI_SCTN	维吾尔医学	HI_SCTN_5101	核心	V2020.1
C_HI_SCTN	藏医学	HI_SCTN_5102	核心	V2020.1
C_HI_SCTN	蒙医学	HI_SCTN_5103	核心	V2020.1
C_HI_SCTN	彝医学	HI_SCTN_5104	核心	V2020.1
C_HI_SCTN	傣医学	HI_SCTN_5105	核心	V2020.1
护理级别				
C_HI_NULE	特别护理	HI_NULE_1	核心	V2020.1
C_HI_NULE	一级护理	HI_NULE_2	核心	V2020.1
C_HI_NULE	二级护理	HI_NULE_3	核心	V2020.1
C_HI_NULE	三级护理	HI_NULE_4	核心	V2020.1
剂量单位				
C_UNIT	单位(U)	UNIT_1	核心	V2020.1
C_UNIT	国际单位(IU)	UNIT_2	核心	V2020.1
C_UNIT	克(g)	UNIT_3	核心	V2020.1
C_UNIT	毫克(mg)	UNIT_4	核心	V2020.1
C_UNIT	微克(μg)	UNIT_5	核心	V2020.1
C_UNIT	升(L)	UNIT_6	核心	V2020.1
C_UNIT	毫升(ml)	UNIT_7	核心	V2020.1
用药频率				
C_FROA	q.d.	FROA_1	核心	V2020.1
C_FROA	b.i.d.	FROA_2	核心	V2020.1
C_FROA	t.i.d.	FROA_3	核心	V2020.1
C_FROA	q.i.d.	FROA_4	核心	V2020.1
C_FROA	q.o.d.	FROA_5	核心	V2020.1
C_FROA	q.w.	FROA_6	核心	V2020.1
C_FROA	b.i.w.	FROA_7	核心	V2020.1
C_FROA	t.i.w.	FROA_8	核心	V2020.1
C_FROA	q.o.w.	FROA_9	核心	V2020.1
C_FROA	q2w.	FROA_10	核心	V2020.1
C_FROA	q3w.	FROA_11	核心	V2020.1
C_FROA	q4w.	FROA_12	核心	V2020.1
C_FROA	q1/2h.	FROA_13	核心	V2020.1
C_FROA	q.h.	FROA_14	核心	V2020.1
C_FROA	q2h.	FROA_15	核心	V2020.1
C_FROA	q3h.	FROA_16	核心	V2020.1

值域编码	中文名称	变量名称	数据等级	版本号
C_FROA	q4h.	FROA_17	核心	V2020.1
C_FROA	q6h.	FROA_18	核心	V2020.1
C_FROA	q8h.	FROA_19	核心	V2020.1
C_FROA	q12h.	FROA_20	核心	V2020.1
C_FROA	St.	FROA_21	核心	V2020.1
C_FROA	s.o.s.	FROA_22	核心	V2020.1
C_FROA	p.r.n.	FROA_23	核心	V2020.1
用药途径				
C_ROOA	口服	ROOA_1	核心	V2020.1
C_ROOA	皮下注射	ROOA_2	核心	V2020.1
C_ROOA	静脉推注	ROOA_3	核心	V2020.1
C_ROOA	静脉滴注	ROOA_4	核心	V2020.1
C_ROOA	肌内注射	ROOA_5	核心	V2020.1
药物过敏				
C_MH_DRAL	青霉素类抗生素	MH_DRAL_1	探索	V2020.1
C_MH_DRAL	头孢类抗生素	MH_DRAL_2	探索	V2020.1
C_MH_DRAL	磺胺类抗生素	MH_DRAL_3	探索	V2020.1
C_MH_DRAL	阿司匹林	MH_DRAL_4	探索	V2020.1
食物过敏				
C_MH_FOAL	鸡蛋	MH_FOAL_1	探索	V2020.1
C_MH_FOAL	牛奶	MH_FOAL_2	探索	V2020.1
C_MH_FOAL	海产品	MH_FOAL_3	探索	V2020.1
C_MH_FOAL	坚果	MH_FOAL_4	探索	V2020.1
C_MH_FOAL	水果	MH_FOAL_5	探索	V2020.1
C_MH_FOAL	酒精	MH_FOAL_6	探索	V2020.1
C_MH_FOAL	谷类	MH_FOAL_7	探索	V2020.1
C_MH_FOAL	豆制品	MH_FOAL_8	探索	V2020.1
吸入过敏				
C_MH_INAL	花粉	MH_INAL_1	探索	V2020.1
C_MH_INAL	尘螨	MH_INAL_2	探索	V2020.1
C_MH_INAL	动物皮屑	MH_INAL_3	探索	V2020.1
C_MH_INAL	油烟	MH_INAL_4	探索	V2020.1
C_MH_INAL	油漆	MH_INAL_5	探索	V2020.1
C_MH_INAL	汽车尾气	MH_INAL_6	探索	V2020.1
C_MH_INAL	香烟	MH_INAL_7	探索	V2020.1

值域编码	中文名称	变量名称	数据等级	版本号
接触性过敏				
C_MH_COAL	化妆品	MH_COAL_1	探索	V2020.1
C_MH_COAL	染发剂	MH_COAL_2	探索	V2020.1
C_MH_COAL	洗发水	MH_COAL_3	探索	V2020.1
C_MH_COAL	化纤用品	MH_COAL_4	探索	V2020.1
C_MH_COAL	肥皂	MH_COAL_5	探索	V2020.1
C_MH_COAL	金属饰品	MH_COAL_6	探索	V2020.1
C_MH_COAL	手表	MH_COAL_7	探索	V2020.1
C_MH_COAL	项链	MH_COAL_8	探索	V2020.1
C_MH_COAL	戒指	MH_COAL_9	探索	V2020.1
C_MH_COAL	耳环	MH_COAL_10	探索	V2020.1
过敏类型				
C_MH_ALTY	过敏性皮炎	MH_ALTY_1	探索	V2020.1
C_MH_ALTY	过敏性鼻炎	MH_ALTY_2	探索	V2020.1
C_MH_ALTY	荨麻疹	MH_ALTY_3	探索	V2020.1
C_MH_ALTY	哮喘	MH_ALTY_4	探索	V2020.1
C_MH_ALTY	血管神经性水肿	MH_ALTY_5	探索	V2020.1
C_MH_ALTY	休克	MH_ALTY_6	探索	V2020.1
接触的传染病种类				
C_MH_TETID	细菌	MH_TETID_1	探索	V2020.1
C_MH_TETID	霉菌	MH_TETID_2	探索	V2020.1
C_MH_TETID	病毒	MH_TETID_3	探索	V2020.1
家族疾病患者与本患者亲属关系				
C_MH_RTFM	父亲	MH_RTFM_1	探索	V2020.1
C_MH_RTFM	母亲	MH_RTFM_2	探索	V2020.1
C_MH_RTFM	儿子	MH_RTFM_3	探索	V2020.1
C_MH_RTFM	女儿	MH_RTFM_4	探索	V2020.1
C_MH_RTFM	孙子	MH_RTFM_5	探索	V2020.1
C_MH_RTFM	孙女	MH_RTFM_6	探索	V2020.1
C_MH_RTFM	外孙	MH_RTFM_7	探索	V2020.1
C_MH_RTFM	外孙女	MH_RTFM_8	探索	V2020.1
C_MH_RTFM	祖父	MH_RTFM_9	探索	V2020.1
C_MH_RTFM	祖母	MH_RTFM_10	探索	V2020.1
C_MH_RTFM	外祖父	MH_RTFM_11	探索	V2020.1
C_MH_RTFM	外祖母	MH_RTFM_12	探索	V2020.1

值域编码	中文名称	变量名称	数据等级	版本号
C_MH_RTFM	哥哥	MH_RTFM_13	探索	V2020.1
C_MH_RTFM	弟弟	MH_RTFM_14	探索	V2020.1
C_MH_RTFM	姐姐	MH_RTFM_15	探索	V2020.1
C_MH_RTFM	妹妹	MH_RTFM_16	探索	V2020.1
家族疾病名称				
C_MH_NOFD	高血压	MH_NOFD_1	探索	V2020.1
C_MH_NOFD	冠心病	MH_NOFD_2	探索	V2020.1
C_MH_NOFD	糖尿病	MH_NOFD_3	探索	V2020.1
C_MH_NOFD	肺栓塞	MH_NOFD_4	探索	V2020.1
C_MH_NOFD	深静脉血栓形成	MH_NOFD_5	探索	V2020.1
C_MH_NOFD	恶性肿瘤	MH_NOFD_6	探索	V2020.1
意识状态				
C_PE_SOC	清晰	PE_SOC_1	探索	V2020.1
C_PE_SOC	模糊	PE_SOC_2	探索	V2020.1
C_PE_SOC	谵妄	PE_SOC_3	探索	V2020.1
C_PE_SOC	嗜睡	PE_SOC_4	探索	V2020.1
C_PE_SOC	昏睡	PE_SOC_5	探索	V2020.1
C_PE_SOC	昏迷	PE_SOC_6	探索	V2020.1
营养状况				
C_PE_SON	正常	PE_SON_1	探索	V2020.1
C_PE_SON	消瘦	PE_SON_2	探索	V2020.1
C_PE_SON	肥胖	PE_SON_3	探索	V2020.1
血氧检查时状态				
C_PE_SODOST	未吸氧	PE_SODOST_1	探索	V2020.1
C_PE_SODOST	吸氧	PE_SODOST_2	探索	V2020.1
呼吸运动				
C_PE_TORM	胸式呼吸	PE_TORM_1	探索	V2020.1
C_PE_TORM	腹式呼吸	PE_TORM_2	探索	V2020.1
C_PE_TORM	胸腹联合呼吸	PE_TORM_3	探索	V2020.1
胸廓外形				
C_PE_TCSH	未发现异常	PE_TCSH_1	探索	V2020.1
C_PE_TCSH	扁平胸	PE_TCSH_2	探索	V2020.1
C_PE_TCSH	漏斗胸	PE_TCSH_3	探索	V2020.1
C_PE_TCSH	桶状胸	PE_TCSH_4	探索	V2020.1
C_PE_TCSH	鸡胸	PE_TCSH_5	探索	V2020.1
C_PE_TCSH	胸廓一侧变形	PE_TCSH_6	探索	V2020.1
C_PE_TCSH	脊柱畸形	PE_TCSH_7	探索	V2020.1

值域编码	中文名称	变量名称	数据等级	版本号
呼吸节律				
C_PE_RERH	节律规整	PE_RERH_1	探索	V2020.1
C_PE_RERH	潮式呼吸	PE_RERH_2	探索	V2020.1
C_PE_RERH	间停呼吸	PE_RERH_3	探索	V2020.1
C_PE_RERH	叹息样呼吸	PE_RERH_4	探索	V2020.1
C_PE_RERH	抑制性呼吸	PE_RERH_5	探索	V2020.1
C_PE_RERH	呼吸频率增快	PE_RERH_6	探索	V2020.1
胸廓扩张度				
C_PE_DOTE	正常	PE_DOTE_1	探索	V2020.1
C_PE_DOTE	左侧降低	PE_DOTE_2	探索	V2020.1
C_PE_DOTE	右侧降低	PE_DOTE_3	探索	V2020.1
C_PE_DOTE	双侧降低	PE_DOTE_4	探索	V2020.1
C_PE_DOTE	左侧增强	PE_DOTE_5	探索	V2020.1
C_PE_DOTE	右侧增强	PE_DOTE_6	探索	V2020.1
C_PE_DOTE	双侧增强	PE_DOTE_7	探索	V2020.1
触觉语颤				
C_PE_TAFR	正常	PE_TAFR_1	探索	V2020.1
C_PE_TAFR	左侧降低	PE_TAFR_2	探索	V2020.1
C_PE_TAFR	右侧降低	PE_TAFR_3	探索	V2020.1
C_PE_TAFR	双侧降低	PE_TAFR_4	探索	V2020.1
C_PE_TAFR	左侧增强	PE_TAFR_5	探索	V2020.1
C_PE_TAFR	右侧增强	PE_TAFR_6	探索	V2020.1
C_PE_TAFR	双侧增强	PE_TAFR_7	探索	V2020.1
胸膜摩擦感				
C_PE_PLFF	无	PE_PLFF_1	探索	V2020.1
C_PE_PLFF	左侧	PE_PLFF_2	探索	V2020.1
C_PE_PLFF	右侧	PE_PLFF_3	探索	V2020.1
C_PE_PLFF	双侧	PE_PLFF_4	探索	V2020.1
叩诊音				
C_PE_PESO	清音	PE_PESO_1	探索	V2020.1
C_PE_PESO	浊音	PE_PESO_2	探索	V2020.1
C_PE_PESO	实音	PE_PESO_3	探索	V2020.1
C_PE_PESO	过清音	PE_PESO_4	探索	V2020.1
C_PE_PESO	鼓音	PE_PESO_5	探索	V2020.1
呼吸音				
C_PE_BRSO	清	PE_BRSO_1	探索	V2020.1
C_PE_BRSO	粗	PE_BRSO_2	探索	V2020.1

值域编码	中文名称	变量名称	数据等级	版本号
C_PE_BRSO	减低	PE_BRSO_3	探索	V2020.1
C_PE_BRSO	增强	PE_BRSO_4	探索	V2020.1
C_PE_BRSO	消失	PE_BRSO_5	探索	V2020.1
啰音				
C_PE_RALES	未闻及	PE_RALES_1	探索	V2020.1
C_PE_RALES	干啰音	PE_RALES_2	探索	V2020.1
C_PE_RALES	湿啰音	PE_RALES_3	探索	V2020.1
C_PE_RALES	Velcro 啰音	PE_RALES_4	探索	V2020.1
C_PE_RALES	哮鸣音	PE_RALES_5	探索	V2020.1
语音共振				
C_PE_VORE	正常	PE_VORE_1	探索	V2020.1
C_PE_VORE	增强	PE_VORE_2	探索	V2020.1
C_PE_VORE	减弱	PE_VORE_3	探索	V2020.1
胸膜摩擦音				
C_PE_PLFR	有	PE_PLFR_1	探索	V2020.1
C_PE_PLFR	无	PE_PLFR_2	探索	V2020.1
心尖搏动				
C_PE_APIM	正常	PE_APIM_1	探索	V2020.1
C_PE_APIM	剑突下心尖冲动	PE_APIM_2	探索	V2020.1
心尖搏动强度				
C_PE_STOAB	正常	PE_STOAB_1	探索	V2020.1
C_PE_STOAB	增强	PE_STOAB_2	探索	V2020.1
C_PE_STOAB	减弱	PE_STOAB_3	探索	V2020.1
心包摩擦感				
C_PE_PEFR	有	PE_PEFR_1	探索	V2020.1
C_PE_PEFR	无	PE_PEFR_2	探索	V2020.1
心界				
C_PE_HEBO	未发现异常	PE_HEBO_1	探索	V2020.1
C_PE_HEBO	增宽	PE_HEBO_2	探索	V2020.1
C_PE_HEBO	变窄	PE_HEBO_3	探索	V2020.1
心律				
C_PE_HERH	齐	PE_HERH_1	探索	V2020.1
C_PE_HERH	不齐	PE_HERH_2	探索	V2020.1
心音				
C_PE_HESO	正常	PE_HESO_1	探索	V2020.1
C_PE_HESO	额外心音	PE_HESO_2	探索	V2020.1
C_PE_HESO	未提及	PE_HESO_3	探索	V2020.1

值域编码	中文名称	变量名称	数据等级	版本号
心脏杂音				
C_PE_CAMU	有	PE_CAMU_1	探索	V2020.1
C_PE_CAMU	无	PE_CAMU_2	探索	V2020.1
心包摩擦音				
C_PE_PEFR	有	PE_PEFR_1	探索	V2020.1
C_PE_PEFR	无	PE_PEFR_2	探索	V2020.1
三尖瓣区杂音				
C_PE_TRMU	有	PE_TRMU_1	探索	V2020.1
C_PE_TRMU	无	PE_TRMU_2	探索	V2020.1
P2 亢进				
C_PE_PHYF	有	PE_PHYF_1	探索	V2020.1
C_PE_PHYF	无	PE_PHYF_2	探索	V2020.1
P2 分裂				
C_PE_PDIV	有	PE_PDIV_1	探索	V2020.1
C_PE_PDIV	无	PE_PDIV_2	探索	V2020.1
肝脏增大				
C_PE_HEME	有	PE_HEME_1	探索	V2020.1
C_PE_HEME	无	PE_HEME_2	探索	V2020.1
脾脏增大				
C_PE_SPME	有	PE_SPME_1	探索	V2020.1
C_PE_SPME	无	PE_SPME_2	探索	V2020.1
腹部压痛				
C_PE_ABTE	有	PE_ABTE_1	探索	V2020.1
C_PE_ABTE	无	PE_ABTE_2	探索	V2020.1
移动性浊音				
C_PE_SHDU	有	PE_SHDU_1	探索	V2020.1
C_PE_SHDU	无	PE_SHDU_2	探索	V2020.1
口唇发绀				
C_PE_CYOL	有	PE_CYOL_1	探索	V2020.1
C_PE_CYOL	无	PE_CYOL_2	探索	V2020.1
淋巴结				
C_PE_LYNO	触及	PE_LYNO_1	探索	V2020.1
C_PE_LYNO	未触及	PE_LYNO_2	探索	V2020.1
淋巴结触痛				
C_PE_LNHA	有	PE_LNHA_1	探索	V2020.1
C_PE_LNHA	无	PE_LNHA_2	探索	V2020.1

续表

值域编码	中文名称	变量名称	数据等级	版本号
糖皮质激素类药物名称				
C_RF_CORTN	泼尼松	RF_CORTN_1	补充	V2020.1
C_RF_CORTN	甲泼尼松	RF_CORTN_2	补充	V2020.1
C_RF_CORTN	倍他米松	RF_CORTN_3	补充	V2020.1
C_RF_CORTN	丙酸倍氯米松	RF_CORTN_4	补充	V2020.1
C_RF_CORTN	得宝松（复方倍他米松）	RF_CORTN_5	补充	V2020.1
C_RF_CORTN	泼尼松龙	RF_CORTN_6	补充	V2020.1
C_RF_CORTN	氢化可的松	RF_CORTN_7	补充	V2020.1
C_RF_CORTN	地塞米松	RF_CORTN_8	补充	V2020.1
止血药物名称				
C_RF_NAOHD	血凝酶	RF_NAOHD_1	补充	V2020.1
C_RF_NAOHD	氨甲环酸	RF_NAOHD_2	补充	V2020.1
C_RF_NAOHD	白眉蛇毒	RF_NAOHD_3	补充	V2020.1
C_RF_NAOHD	垂体后叶素	RF_NAOHD_4	补充	V2020.1
C_RF_NAOHD	其他	RF_NAOHD_5	补充	V2020.1
深静脉通路部位				
C_RF_DVAL	颈内静脉	RF_DVAL_1	补充	V2020.1
C_RF_DVAL	锁骨下静脉	RF_DVAL_2	补充	V2020.1
C_RF_DVAL	中心静脉	RF_DVAL_3	补充	V2020.1
C_RF_DVAL	股静脉	RF_DVAL_4	补充	V2020.1
C_RF_DVAL	输液港	RF_DVAL_5	补充	V2020.1
Caprini 风险分层				
C_RM_CRS	高危	RM_CRS_1	核心	V2020.1
C_RM_CRS	中危	RM_CRS_2	核心	V2020.1
C_RM_CRS	低危	RM_CRS_3	核心	V2020.1
Caprini 评估时间节点				
C_RM_TPCA	入院 24 小时内	RM_TPCA_1	核心	V2020.1
C_RM_TPCA	手术前	RM_TPCA_2	核心	V2020.1
C_RM_TPCA	手术后	RM_TPCA_3	核心	V2020.1
C_RM_TPCA	出院前	RM_TPCA_4	核心	V2020.1
C_RM_TPCA	转科	RM_TPCA_5	核心	V2020.1
C_RM_TPCA	病情变化	RM_TPCA_6	核心	V2020.1
Padua 风险分层				
C_RM_PDRS	高危	RM_PDRS_1	核心	V2020.1
C_RM_PDRS	低危	RM_PDRS_2	核心	V2020.1

值域编码	中文名称	变量名称	数据等级	版本号
Padua 评估时间节点				
C_RM_TPPS	入院 24 小时内	RM_TPPS_1	核心	V2020. 1
C_RM_TPPS	手术前	RM_TPPS_2	核心	V2020. 1
C_RM_TPPS	手术后	RM_TPPS_3	核心	V2020. 1
C_RM_TPPS	出院前	RM_TPPS_4	核心	V2020. 1
C_RM_TPPS	转科	RM_TPPS_5	核心	V2020. 1
C_RM_TPPS	病情变化	RM_TPPS_6	核心	V2020. 1
产后发生 VTE 的危险因素				
C_RM_FPV	高危	RM_FPV_1	核心	V2020. 1
C_RM_FPV	低危	RM_FPV_2	核心	V2020. 1
外科出血风险分层				
C_RM_BRSS	高危	RM_BRSS_1	核心	V2020. 1
C_RM_BRSS	中危	RM_BRSS_2	核心	V2020. 1
C_RM_BRSS	低危	RM_BRSS_3	核心	V2020. 1
内科出血风险分层				
C_RM_BRSM	高危	RM_BRSM_1	核心	V2020. 1
C_RM_BRSM	低危	RM_BRSM_2	核心	V2020. 1
NHS 模型结果				
C_RM_NHSM	有出血风险	RM_NHSM_1	核心	V2020. 1
C_RM_NHSM	无出血风险	RM_NHSM_2	核心	V2020. 1
REITE 出血评分				
C_RM_RESC	高危	RM_RESC_1	核心	V2020. 1
C_RM_RESC	中危	RM_RESC_2	核心	V2020. 1
C_RM_RESC	低危	RM_RESC_3	核心	V2020. 1
ACCP 评分				
C_RM_ACCPS	高危	RM_ACCPS_1	核心	V2020. 1
C_RM_ACCPS	中危	RM_ACCPS_2	核心	V2020. 1
C_RM_ACCPS	低危	RM_ACCPS_3	核心	V2020. 1
咯血类型				
C_SYM_DEOHE	痰中带血	SYM_DEOHE_1	核心	V2020. 1
C_SYM_DEOHE	血痰	SYM_DEOHE_2	核心	V2020. 1
C_SYM_DEOHE	整口鲜血	SYM_DEOHE_3	核心	V2020. 1
部位-肢体				
C_ST_LMB	左上肢	ST_LMB_1	补充	V2020. 1
C_ST_LMB	右上肢	ST_LMB_2	补充	V2020. 1
C_ST_LMB	左下肢	ST_LMB_3	补充	V2020. 1
C_ST_LMB	右下肢	ST_LMB_4	补充	V2020. 1

值域编码	中文名称	变量名称	数据等级	版本号
患肢皮肤颜色				
C_SYM_SCAL	正常	SYM_SCAL_1	探索	V2020.1
C_SYM_SCAL	潮红	SYM_SCAL_2	探索	V2020.1
C_SYM_SCAL	苍白	SYM_SCAL_3	探索	V2020.1
C_SYM_SCAL	发紫	SYM_SCAL_4	探索	V2020.1
症状发生相对时间				
C_SYM_RETSO	住院前	SYM_RETSO_1	核心	V2020.1
C_SYM_RETSO	住院期间	SYM_RETSO_2	核心	V2020.1
C_SYM_RETSO	出院后	SYM_RETSO_3	核心	V2020.1
下肢水肿部位				
C_SX_SLEO	左	SX_SLEO_EO_1	探索	V2020.1
C_SX_SLEO	右	SX_SLEO_EO_2	探索	V2020.1
C_SX_SLEO	双侧	SX_SLEO_EO_3	探索	V2020.1
下肢水肿程度				
C_SX_DLEO	轻度	SX_DLEO_EO_1	探索	V2020.1
C_SX_DLEO	中度	SX_DLEO_EO_2	探索	V2020.1
C_SX_DLEO	重度	SX_DLEO_EO_3	探索	V2020.1
下肢静脉曲张部位				
C_SX_VVLEP	左	SX_VVLEP_EO_1	探索	V2020.1
C_SX_VVLEP	右	SX_VVLEP_EO_2	探索	V2020.1
C_SX_VVLEP	双侧	SX_VVLEP_EO_3	探索	V2020.1
诊断地点				
C_DX_DISI	医院门诊	DX_DISI_EO_1	补充	V2020.1
C_DX_DISI	医院急诊	DX_DISI_EO_2	补充	V2020.1
C_DX_DISI	医院住院	DX_DISI_EO_3	补充	V2020.1
C_DX_DISI	流行病学调查	DX_DISI_EO_4	补充	V2020.1
部位-肺动脉				
C_ST_PA	肺动脉干	ST_PA_1	补充	V2020.1
C_ST_PA	右肺动脉	ST_PA_2	补充	V2020.1
C_ST_PA	右上叶肺动脉	ST_PA_3	补充	V2020.1
C_ST_PA	右上叶尖段肺动脉	ST_PA_4	补充	V2020.1
C_ST_PA	右上叶前段肺动脉	ST_PA_5	补充	V2020.1
C_ST_PA	右上叶后段肺动脉	ST_PA_6	补充	V2020.1
C_ST_PA	右中叶肺动脉外段	ST_PA_7	补充	V2020.1
C_ST_PA	右中叶肺动脉内段	ST_PA_8	补充	V2020.1

值域编码	中文名称	变量名称	数据等级	版本号
C_ST_PA	右下叶肺动脉背段	ST_PA_9	补充	V2020.1
C_ST_PA	右下叶肺动脉内基底段	ST_PA_10	补充	V2020.1
C_ST_PA	右下叶肺动脉前基底段	ST_PA_11	补充	V2020.1
C_ST_PA	右下叶肺动脉外基底段	ST_PA_12	补充	V2020.1
C_ST_PA	右下叶肺动脉后基底段	ST_PA_13	补充	V2020.1
C_ST_PA	左肺动脉	ST_PA_14	补充	V2020.1
C_ST_PA	左上叶肺动脉	ST_PA_15	补充	V2020.1
C_ST_PA	左上叶尖段肺动脉	ST_PA_16	补充	V2020.1
C_ST_PA	左上叶前段肺动脉	ST_PA_17	补充	V2020.1
C_ST_PA	左上叶后段肺动脉	ST_PA_18	补充	V2020.1
C_ST_PA	左舌叶肺动脉上段	ST_PA_19	补充	V2020.1
C_ST_PA	左舌叶肺动脉下段	ST_PA_20	补充	V2020.1
C_ST_PA	左舌叶肺动脉背段	ST_PA_21	补充	V2020.1
C_ST_PA	左舌叶肺动脉内基底段	ST_PA_22	补充	V2020.1
C_ST_PA	左舌叶肺动脉前基底段	ST_PA_23	补充	V2020.1
C_ST_PA	左舌叶肺动脉外基底段	ST_PA_24	补充	V2020.1
C_ST_PA	左舌叶肺动脉后基底段	ST_PA_25	补充	V2020.1
肺动脉充盈缺损形态				
C_IE_PAFDM	蹼样	IE_PAFDM_EO_1	补充	V2020.1
C_IE_PAFDM	线状	IE_PAFDM_EO_2	补充	V2020.1
C_IE_PAFDM	低密度	IE_PAFDM_EO_3	补充	V2020.1
C_IE_PAFDM	偏心	IE_PAFDM_EO_4	补充	V2020.1
C_IE_PAFDM	附壁	IE_PAFDM_EO_5	补充	V2020.1
支气管血管束				
C_IE_BRBU	正常	IE_BRBU_EO_1	探索	V2020.1
C_IE_BRBU	增粗	IE_BRBU_EO_2	探索	V2020.1
C_IE_BRBU	稀疏	IE_BRBU_EO_3	探索	V2020.1
部位-静脉				
C_ST_VN	左侧颈内静脉	ST_VN_1	补充	V2020.1
C_ST_VN	左侧锁骨下静脉	ST_VN_2	补充	V2020.1
C_ST_VN	左侧腋静脉	ST_VN_3	补充	V2020.1
C_ST_VN	左侧头臂静脉	ST_VN_4	补充	V2020.1
C_ST_VN	右侧颈内静脉	ST_VN_5	补充	V2020.1
C_ST_VN	右侧锁骨下静脉	ST_VN_6	补充	V2020.1
C_ST_VN	右侧腋静脉	ST_VN_7	补充	V2020.1
C_ST_VN	右侧头臂静脉	ST_VN_8	补充	V2020.1

值域编码	中文名称	变量名称	数据等级	版本号
C_ST_VN	下腔静脉	ST_VN_9	补充	V2020.1
C_ST_VN	左侧髂总静脉	ST_VN_10	补充	V2020.1
C_ST_VN	左侧髂内静脉	ST_VN_11	补充	V2020.1
C_ST_VN	左侧髂外静脉	ST_VN_12	补充	V2020.1
C_ST_VN	左侧股静脉	ST_VN_13	补充	V2020.1
C_ST_VN	左侧腘静脉	ST_VN_14	补充	V2020.1
C_ST_VN	左侧腓静脉	ST_VN_15	补充	V2020.1
C_ST_VN	左侧胫前静脉	ST_VN_16	补充	V2020.1
C_ST_VN	左侧胫后静脉	ST_VN_17	补充	V2020.1
C_ST_VN	左侧肌间静脉	ST_VN_18	补充	V2020.1
C_ST_VN	左侧下肢浅静脉	ST_VN_19	补充	V2020.1
C_ST_VN	右侧髂总静脉	ST_VN_20	补充	V2020.1
C_ST_VN	右侧髂内静脉	ST_VN_21	补充	V2020.1
C_ST_VN	右侧髂外静脉	ST_VN_22	补充	V2020.1
C_ST_VN	右侧股静脉	ST_VN_23	补充	V2020.1
C_ST_VN	右侧腘静脉	ST_VN_24	补充	V2020.1
C_ST_VN	右侧腓静脉	ST_VN_25	补充	V2020.1
C_ST_VN	右侧胫前静脉	ST_VN_26	补充	V2020.1
C_ST_VN	右侧胫后静脉	ST_VN_27	补充	V2020.1
C_ST_VN	右侧肌间静脉	ST_VN_28	补充	V2020.1
C_ST_VN	右侧下肢浅静脉	ST_VN_29	补充	V2020.1
核素肺通气/灌注扫描检查标志				
C_IE_VQ	肺灌注显像	IE_VQ_AN_1	核心	V2020.1
C_IE_VQ	肺血流灌注+通气显像	IE_VQ_AN_2	核心	V2020.1
部位-肺段				
C_ST_PS	左上叶尖后段	ST_PS_1	核心	V2020.1
C_ST_PS	左上叶前段	ST_PS_2	核心	V2020.1
C_ST_PS	左上叶上舌段	ST_PS_3	核心	V2020.1
C_ST_PS	左上叶下舌段	ST_PS_4	核心	V2020.1
C_ST_PS	左下叶背段	ST_PS_5	核心	V2020.1
C_ST_PS	左下叶前内基底段	ST_PS_6	核心	V2020.1
C_ST_PS	左下叶外基底段	ST_PS_7	核心	V2020.1
C_ST_PS	左下叶后基底段	ST_PS_8	核心	V2020.1
C_ST_PS	右上叶尖段	ST_PS_9	核心	V2020.1
C_ST_PS	右上叶前段	ST_PS_10	核心	V2020.1

值域编码	中文名称	变量名称	数据等级	版本号
C_ST_PS	右上叶后段	ST_PS_11	核心	V2020.1
C_ST_PS	右中叶外侧段	ST_PS_12	核心	V2020.1
C_ST_PS	右中叶内侧段	ST_PS_13	核心	V2020.1
C_ST_PS	右下叶背段	ST_PS_14	核心	V2020.1
C_ST_PS	右下叶内基底段	ST_PS_15	核心	V2020.1
C_ST_PS	右下叶前基底段	ST_PS_16	核心	V2020.1
C_ST_PS	右下叶外基底段	ST_PS_17	核心	V2020.1
C_ST_PS	右下叶后基底段	ST_PS_18	核心	V2020.1
胸廓对称性				
C_IE_SYTC	对称	IE_SYTC_EO_1	补充	V2020.1
C_IE_SYTC	不对称	IE_SYTC_EO_2	补充	V2020.1
胸膜				
C_IE_PLEU	正常	IE_PLEU_EO_1	补充	V2020.1
C_IE_PLEU	增厚	IE_PLEU_EO_2	补充	V2020.1
C_IE_PLEU	粘连	IE_PLEU_EO_3	补充	V2020.1
胸腔				
C_IE_THCA	正常	IE_THCA_EO_1	补充	V2020.1
C_IE_THCA	积液	IE_THCA_EO_2	补充	V2020.1
C_IE_THCA	积气	IE_THCA_EO_3	补充	V2020.1
肺纹理				
C_IE_LUMA	正常	IE_LUMA_EO_1	补充	V2020.1
C_IE_LUMA	增粗	IE_LUMA_EO_2	补充	V2020.1
C_IE_LUMA	稀疏	IE_LUMA_EO_3	补充	V2020.1
肺部磨玻璃影部位				
C_IE_TPGGO	按照肺叶定位	IE_TPGGO_AN_1	探索	V2020.1
C_IE_TPGGO	按照肺段定位	IE_TPGGO_AN_2	探索	V2020.1
磁共振弥散加权成像				
C_IE_MRDWI	高信号	IE_MRDWI_1	探索	V2020.1
C_IE_MRDWI	低信号	IE_MRDWI_2	探索	V2020.1
管壁				
C_IE_VAWA	光滑	IE_VAWA_AN_1	探索	V2020.1
C_IE_VAWA	增厚	IE_VAWA_AN_2	探索	V2020.1
C_IE_VAWA	不规则	IE_VAWA_AN_3	探索	V2020.1
管腔				
C_IE_VELU	未见异常	IE_VELU_AN_1	探索	V2020.1
C_IE_VELU	狭窄	IE_VELU_AN_2	探索	V2020.1

值域编码	中文名称	变量名称	数据等级	版本号
C_IE_VELU	纤细	IE_VELU_AN_3	探索	V2020.1
C_IE_VELU	闭塞	IE_VELU_AN_4	探索	V2020.1
C_IE_VELU	扩张	IE_VELU_AN_5	探索	V2020.1
C_IE_VELU	充盈缺损	IE_VELU_AN_6	探索	V2020.1
C_IE_VELU	未见显示	IE_VELU_AN_7	探索	V2020.1
C_IE_VELU	未提及	IE_VELU_AN_8	探索	V2020.1
房室瓣检查结果				
C_IE_ER	正常	IE_ER_1	探索	V2020.1
C_IE_ER	狭窄	IE_ER_2	探索	V2020.1
C_IE_ER	关闭不全	IE_ER_3	探索	V2020.1
主动脉检查结果				
C_IE_EXRA	根部不宽	IE_EXRA_1	探索	V2020.1
C_IE_EXRA	升段增宽	IE_EXRA_2	探索	V2020.1
C_IE_EXRA	搏动低平	IE_EXRA_3	探索	V2020.1
主动脉瓣检查结果				
C_IE_EXRAV	增厚	IE_EXRAV_1	探索	V2020.1
C_IE_EXRAV	回声增强	IE_EXRAV_2	探索	V2020.1
C_IE_EXRAV	强光斑	IE_EXRAV_3	探索	V2020.1
C_IE_EXRAV	开放关闭尚好	IE_EXRAV_4	探索	V2020.1
C_IE_EXRAV	开放受限	IE_EXRAV_5	探索	V2020.1
C_IE_EXRAV	开放口显示不清	IE_EXRAV_6	探索	V2020.1
心房/心室大小				
C_IE_SATV	未见增大	IE_SATV_1	核心	V2020.1
C_IE_SATV	稍增大	IE_SATV_2	核心	V2020.1
C_IE_SATV	增大	IE_SATV_3	核心	V2020.1
C_IE_SATV	明显增大	IE_SATV_4	核心	V2020.1
室间隔厚度				
C_IE_TINSE	正常	IE_TINSE_1	核心	V2020.1
C_IE_TINSE	缺损	IE_TINSE_2	核心	V2020.1
C_IE_TINSE	增厚	IE_TINSE_3	核心	V2020.1
左心室壁厚度				
C_IE_TLVW	正常	IE_TLVW_1	核心	V2020.1
C_IE_TLVW	缺损	IE_TLVW_2	核心	V2020.1
C_IE_TLVW	增厚	IE_TLVW_3	核心	V2020.1
心包积液				
C_IE_PEEF	有	IE_PEEF_1	核心	V2020.1
C_IE_PEEF	无	IE_PEEF_2	核心	V2020.1

值域编码	中文名称	变量名称	数据等级	版本号
加压表现				
C_IE_COSG	变细至闭合	IE_COSG_AN_1	探索	V2020.1
C_IE_COSG	不完全闭合	IE_COSG_AN_2	探索	V2020.1
C_IE_COSG	不能闭合	IE_COSG_AN_3	探索	V2020.1
气流受限严重程度				
C_OE_SAFL	正常	OE_SAFL_1	核心	V2020.1
C_OE_SAFL	大致正常	OE_SAFL_2	核心	V2020.1
C_OE_SAFL	轻度	OE_SAFL_3	核心	V2020.1
C_OE_SAFL	中度	OE_SAFL_4	核心	V2020.1
C_OE_SAFL	中重度	OE_SAFL_5	核心	V2020.1
C_OE_SAFL	重度	OE_SAFL_6	核心	V2020.1
C_OE_SAFL	极重度	OE_SAFL_7	核心	V2020.1
肺通气功能障碍				
C_OE_LVD	阻塞性	OE_LVD_1	探索	V2020.1
C_OE_LVD	限制性	OE_LVD_2	探索	V2020.1
C_OE_LVD	混合性	OE_LVD_3	探索	V2020.1
支气管镜检查类型				
C_OE_TYBR	BALF	OE_TYBR_1	探索	V2020.1
C_OE_TYBR	EBUS	OE_TYBR_2	探索	V2020.1
C_OE_TYBR	TBLB	OE_TYBR_3	探索	V2020.1
C_OE_TYBR	其他	OE_TYBR_4	探索	V2020.1
ST-T 改变导联				
C_OE_STTC	Ⅱ导联	OE_STTC_1	核心	V2020.1
C_OE_STTC	Ⅲ导联	OE_STTC_2	核心	V2020.1
C_OE_STTC	aVF 导联	OE_STTC_3	核心	V2020.1
C_OE_STTC	V_1 导联	OE_STTC_4	核心	V2020.1
C_OE_STTC	V_2 导联	OE_STTC_5	核心	V2020.1
C_OE_STTC	V_3 导联	OE_STTC_6	核心	V2020.1
C_OE_STTC	V_4 导联	OE_STTC_7	核心	V2020.1
T 波倒置导联				
C_OE_ILTW	V_1 导联	OE_ILTW_1	核心	V2020.1
C_OE_ILTW	V_2 导联	OE_ILTW_2	核心	V2020.1
C_OE_ILTW	V_3 导联	OE_ILTW_3	核心	V2020.1
C_OE_ILTW	V_4 导联	OE_ILTW_4	核心	V2020.1

值域编码	中文名称	变量名称	数据等级	版本号
D-二聚体单位				
C_LB_DDU	FEU	LB_DDU_1	核心	V2020. 1
C_LB_DDU	DDU	LB_DDU_2	核心	V2020. 1
C_LB_DDU	mg/dl	LB_DDU_3	核心	V2020. 1
C_LB_DDU	ng/ml	LB_DDU_4	核心	V2020. 1
实验室相关抗体检查				
C_LB_TAB	阳性	LB_TAB_1	探索	V2020. 1
C_LB_TAB	阴性	LB_TAB_2	探索	V2020. 1
ABO 血型				
C_LB_ABOBT	A	LB_ABOBT_1	探索	V2020. 1
C_LB_ABOBT	B	LB_ABOBT_2	探索	V2020. 1
C_LB_ABOBT	AB	LB_ABOBT_3	探索	V2020. 1
C_LB_ABOBT	O	LB_ABOBT_4	探索	V2020. 1
Rh 血型				
C_LB_RHBT	阳性	LB_RHBT_1	探索	V2020. 1
C_LB_RHBT	阴性	LB_RHBT_2	探索	V2020. 1
临床概率:三级评分				
C_RM_CPTLS	低概率	RM_CPTLS_1	核心	V2020. 1
C_RM_CPTLS	中概率	RM_CPTLS_2	核心	V2020. 1
C_RM_CPTLS	高概率	RM_CPTLS_3	核心	V2020. 1
临床概率:二级评分				
C_RM_CPTLS	不太可能的 PE	RM_CPTLS_1	核心	V2020. 1
C_RM_CPTLS	可能的 PE	RM_CPTLS_2	核心	V2020. 1
临床可能性				
C_RM_CLPR	不可能	RM_CLPR_1	核心	V2020. 1
C_RM_CLPR	可能	RM_CLPR_2	核心	V2020. 1
DVT 的临床征象				
C_RM_SDVT	不包括 PE	RM_SDVT_1	核心	V2020. 1
C_RM_SDVT	未排除的 PE	RM_SDVT_2	核心	V2020. 1
肺血栓栓塞症危险分层结果				
C_RM_RPTRS	高危	RM_RPTRS_1	核心	V2020. 1
C_RM_RPTRS	中高危	RM_RPTRS_2	核心	V2020. 1
C_RM_RPTRS	中低危	RM_RPTRS_3	核心	V2020. 1
C_RM_RPTRS	低危	RM_RPTRS_4	核心	V2020. 1
PESI 评分				
C_RM_PESI	I	RM_PESI_1	核心	V2020. 1
C_RM_PESI	II	RM_PESI_2	核心	V2020. 1

值域编码	中文名称	变量名称	数据等级	版本号
C_RM_PESI	Ⅲ	RM_PESI_3	核心	V2020.1
C_RM_PESI	Ⅳ	RM_PESI_4	核心	V2020.1
C_RM_PESI	Ⅴ	RM_PESI_5	核心	V2020.1
腿部评估				
C_RM_LAAS	左	RM_LAAS_1	核心	V2020.1
C_RM_LAAS	右	RM_LAAS_2	核心	V2020.1
Villalta PTS 评分症状程度				
C_RM_VPDG	无	RM_VPDG_1	核心	V2020.1
C_RM_VPDG	轻度	RM_VPDG_2	核心	V2020.1
C_RM_VPDG	中度	RM_VPDG_3	核心	V2020.1
C_RM_VPDG	重度	RM_VPDG_4	核心	V2020.1
新型口服抗凝药物				
C_TRT_NOAC	利伐沙班	TRT_NOAC_1	核心	V2020.1
C_TRT_NOAC	阿哌沙班	TRT_NOAC_2	核心	V2020.1
C_TRT_NOAC	达比加群	TRT_NOAC_3	核心	V2020.1
溶栓治疗指征名称				
C_TRT_NOTI	急性肺栓塞高危	TRT_NOTI_1	核心	V2020.1
C_TRT_NOTI	急性肺栓塞中高危治疗效果不佳	TRT_NOTI_2	核心	V2020.1
C_TRT_NOTI	中危肺栓塞,血栓负荷重,评估病情进展风险较大者	TRT_NOTI_3	核心	2020-2
二次溶栓药物				
C_TRT_DOST	尿激酶	TRT_DOST_1	核心	V2020.1
C_TRT_DOST	链激酶	TRT_DOST_2	核心	V2020.1
C_TRT_DOST	rt-PA	TRT_DOST_3	核心	V2020.1
介入治疗类型				
C_TRT_INTY	经皮导管血栓清除术	TRT_INTY_1	核心	V2020.1
C_TRT_INTY	下腔静脉滤器植入术	TRT_INTY_2	核心	V2020.1
介入治疗手术名称				
C_TRT_NAOI	肺动脉导管溶栓术	TRT_NAOI_1	核心	V2020.1
C_TRT_NAOI	肺动脉导管碎栓术	TRT_NAOI_2	核心	V2020.1
C_TRT_NAOI	肺动脉导管血栓抽吸术	TRT_NAOI_3	核心	V2020.1
C_TRT_NAOI	肺动脉导管取栓术	TRT_NAOI_4	核心	V2020.1
C_TRT_NAOI	肺动脉机械血栓清除术	TRT_NAOI_5	核心	V2020.1
C_TRT_NAOI	球囊肺动脉成形术	TRT_NAOI_6	核心	V2020.1
C_TRT_NAOI	肺动脉支架植入术	TRT_NAOI_7	核心	V2020.1
C_TRT_NAOI	下腔静脉滤器植入术	TRT_NAOI_8	核心	V2020.1

值域编码	中文名称	变量名称	数据等级	版本号
C_TRT_NAOI	下肢静脉导管溶栓术	TRT_NAOI_9	核心	V2020.1
C_TRT_NAOI	下肢静脉导管碎栓术	TRT_NAOI_10	核心	V2020.1
C_TRT_NAOI	下肢静脉导管血栓抽吸术	TRT_NAOI_11	核心	V2020.1
C_TRT_NAOI	下肢静脉导管取栓术	TRT_NAOI_12	核心	V2020.1
C_TRT_NAOI	下肢静脉机械血栓清除术	TRT_NAOI_13	核心	V2020.1
球囊扩张和/或支架置入术				
C_TRT_BDAS	髂静脉支架置入术	TRT_BDAS_1	核心	V2020.1
C_TRT_BDAS	髂静脉球囊扩张成形术	TRT_BDAS_2	核心	V2020.1
C_TRT_BDAS	下肢静脉球囊扩张成形术	TRT_BDAS_3	核心	V2020.1
C_TRT_BDAS	下腔静脉球囊扩张成形术	TRT_BDAS_4	核心	V2020.1
C_TRT_BDAS	下肢静脉支架置入术	TRT_BDAS_5	核心	V2020.1
C_TRT_BDAS	下腔静脉支架置入术	TRT_BDAS_6	核心	V2020.1
C_TRT_BDAS	其他	TRT_BDAS_7	核心	V2020.1
导管介入溶栓（CDT）部位				
C_TRT_ITTP	髂动脉导管溶栓	TRT_ITTP_1	核心	V2020.1
C_TRT_ITTP	髂静脉导管溶栓术	TRT_ITTP_2	核心	V2020.1
C_TRT_ITTP	下肢动脉溶栓术	TRT_ITTP_3	核心	V2020.1
C_TRT_ITTP	下肢动脉导管溶栓	TRT_ITTP_4	核心	V2020.1
C_TRT_ITTP	下肢静脉导管溶栓	TRT_ITTP_5	核心	V2020.1
C_TRT_ITTP	下腔静脉导管溶栓	TRT_ITTP_6	核心	V2020.1
C_TRT_ITTP	下肢静脉置管溶栓术	TRT_ITTP_7	核心	V2020.1
C_TRT_ITTP	其他	TRT_ITTP_8	核心	V2020.1
导管介入溶栓（CDT）溶栓药物				
C_TRT_ITTM	重组人组织型纤溶酶原激活剂	TRT_ITTM_1	核心	V2020.1
C_TRT_ITTM	尿激酶	TRT_ITTM_2	核心	V2020.1
C_TRT_ITTM	瑞替普酶	TRT_ITTM_3	核心	V2020.1
手术名称				
C_TRT_NOSO	肺动脉血栓摘除术	TRT_NOSO_1	核心	V2020.1
C_TRT_NOSO	下腔静脉取栓术	TRT_NOSO_2	核心	V2020.1
C_TRT_NOSO	髂静脉取栓术	TRT_NOSO_3	核心	V2020.1
C_TRT_NOSO	股静脉取栓术	TRT_NOSO_4	核心	V2020.1
C_TRT_NOSO	腘静脉取栓术	TRT_NOSO_5	核心	V2020.1
C_TRT_NOSO	肺动脉血栓内膜剥脱术	TRT_NOSO_6	核心	V2020.1
手术取栓装置				
C_TRT_SUTD	Fogarty 导管	TRT_SUTD_1	核心	V2020.1
C_TRT_SUTD	机械血栓清除装置	TRT_SUTD_2	核心	V2020.1

值域编码	中文名称	变量名称	数据等级	版本号
闭塞段血管				
C_TRT_OCSV	髂内静脉	TRT_OCSV_1	核心	V2020.1
C_TRT_OCSV	髂外静脉	TRT_OCSV_2	核心	V2020.1
C_TRT_OCSV	髂总静脉	TRT_OCSV_3	核心	V2020.1
C_TRT_OCSV	腘静脉	TRT_OCSV_4	核心	V2020.1
肿瘤治疗疗效评价				
C_TRT_ANTE	完全缓解（CR）	TRT_ANTE_1	核心	V2020.1
C_TRT_ANTE	部分缓解（PR）	TRT_ANTE_2	核心	V2020.1
C_TRT_ANTE	疾病稳定（SD）	TRT_ANTE_3	核心	V2020.1
C_TRT_ANTE	疾病进展（PD）	TRT_ANTE_4	核心	V2020.1
麻醉类型				
C_TRT_ANTY	局部麻醉	PP_ANTY_1	核心	V2020.1
C_TRT_ANTY	全身麻醉	PP_ANTY_2	核心	V2020.1
C_TRT_ANTY	浸润麻醉	PP_ANTY_3	核心	V2020.1
C_TRT_ANTY	其他	PP_ANTY_4	核心	V2020.1
局麻方式				
C_LANM_EO	硬膜外麻醉	LANM_EO_1	核心	V2020.1
C_LANM_EO	椎管内麻醉	LANM_EO_2	核心	V2020.1
C_LANM_EO	神经阻滞麻醉	LANM_EO_3	核心	V2020.1
C_LANM_EO	局部浸润麻醉	LANM_EO_4	核心	V2020.1
全麻方式				
C_GANM_EO	静脉麻醉	GANM_EO_1	核心	V2020.1
C_GANM_EO	吸入麻醉	GANM_EO_2	核心	V2020.1
C_GANM_EO	复合麻醉	GANM_EO_3	核心	V2020.1
手术分级				
C_TRT_OPGR	1级	TRT_OPGR_1	核心	V2020.1
C_TRT_OPGR	2级	TRT_OPGR_2	核心	V2020.1
C_TRT_OPGR	3级	TRT_OPGR_3	核心	V2020.1
C_TRT_OPGR	4级	TRT_OPGR_4	核心	V2020.1
止血带使用部位				
C_TRT_TOPO	左上肢	TRT_TOPO_1	核心	V2020.1
C_TRT_TOPO	右上肢	TRT_TOPO_2	核心	V2020.1
C_TRT_TOPO	左下肢	TRT_TOPO_3	核心	V2020.1
C_TRT_TOPO	右下肢	TRT_TOPO_4	核心	V2020.1

续表

值域编码	中文名称	变量名称	数据等级	版本号
输注血制品类型				
C_TRT_BLTT	红细胞悬液	TRT_BLTT_1	核心	V2020.1
C_TRT_BLTT	血浆	TRT_BLTT_2	核心	V2020.1
C_TRT_BLTT	全血	TRT_BLTT_3	核心	V2020.1
血制品 ABO 血型				
C_TRT_ABBT	A	TRT_ABBT_1	核心	V2020.1
C_TRT_ABBT	B	TRT_ABBT_2	核心	V2020.1
C_TRT_ABBT	AB	TRT_ABBT_3	核心	V2020.1
C_TRT_ABBT	O	TRT_ABBT_4	核心	V2020.1
血制品 Rh 血型				
C_TRT_RHBT	阴性	TRT_RHBT_1	核心	V2020.1
C_TRT_RHBT	阳性	TRT_RHBT_2	核心	V2020.1
医嘱类型				
C_TRT_ORTY	预防用药	TRT_ORTY_1	核心	V2020.1
C_TRT_ORTY	治疗用药	TRT_ORTY_2	核心	V2020.1
C_TRT_ORTY	出院带药	TRT_ORTY_3	核心	V2020.1
抗凝药物通用名				
C_PA_NAOA	低分子量肝素	PA_NAOA_1	核心	V2020.1
C_PA_NAOA	磺达肝癸钠	PA_NAOA_2	核心	V2020.1
C_PA_NAOA	阿加曲班	PA_NAOA_3	核心	V2020.1
C_PA_NAOA	比伐卢定	PA_NAOA_4	核心	V2020.1
C_PA_NAOA	华法林	PA_NAOA_5	核心	V2020.1
C_PA_NAOA	利伐沙班	PA_NAOA_6	核心	V2020.1
C_PA_NAOA	阿哌沙班	PA_NAOA_7	核心	V2020.1
C_PA_NAOA	达比加群	PA_NAOA_8	核心	V2020.1
C_PA_NAOA	其他	PA_NAOA_9	核心	V2020.1
机械预防方式				
C_PA_AOMP	足底静脉泵	PA_AOMP_1	核心	V2020.1
C_PA_AOMP	间歇性充气加压装置	PA_AOMP_2	核心	V2020.1
C_PA_AOMP	抗栓弹力袜	PA_AOMP_3	核心	V2020.1
C_PA_AOMP	腔静脉滤器	PA_AOMP_4	核心	V2020.1
C_PA_AOMP	其他	PA_AOMP_5	核心	V2020.1
机械预防禁忌名称				
C_PA_MEPC	充血性心力衰竭	PA_MEPC_1	核心	V2020.1
C_PA_MEPC	肺水肿或下肢严重水肿	PA_MEPC_2	核心	V2020.1
C_PA_MEPC	下肢深静脉血栓形成	PA_MEPC_3	核心	V2020.1
C_PA_MEPC	血栓性静脉炎或肺栓塞	PA_MEPC_4	核心	V2020.1

值域编码	中文名称	变量名称	数据等级	版本号
C_PA_MEPC	间歇充气加压装置和梯度弹力袜不适用于下肢局部异常情况(如皮炎、坏疽、近期接受皮肤移植手术)	PA_MEPC_5	核心	V2020.1
C_PA_MEPC	下肢血管严重动脉硬化或其他缺血性血管病	PA_MEPC_6	核心	V2020.1
C_PA_MEPC	下肢严重畸形	PA_MEPC_7	核心	V2020.1
C_PA_MEPC	其他	PA_MEPC_8	核心	V2020.1
住院健康教育方式				
C_FU_MHEH	健康讲座	FU_MHEH_1	核心	V2020.1
C_FU_MHEH	病友联谊	FU_MHEH_2	核心	V2020.1
C_FU_MHEH	教育手册	FU_MHEH_3	核心	V2020.1
C_FU_MHEH	教育宣传栏	FU_MHEH_4	核心	V2020.1
C_FU_MHEH	影音材料	FU_MHEH_5	核心	V2020.1
C_FU_MHEH	其他	FU_MHEH_6	核心	V2020.1
社区健康教育方式				
C_FU_MHEC	医生问诊	FU_MHEC_1	核心	V2020.1
C_FU_MHEC	社区随访	FU_MHEC_2	核心	V2020.1
C_FU_MHEC	社区专题讲座	FU_MHEC_3	核心	V2020.1
C_FU_MHEC	社区宣传栏	FU_MHEC_4	核心	V2020.1
C_FU_MHEC	教育手册	FU_MHEC_5	核心	V2020.1
C_FU_MHEC	其他	FU_MHEC_6	核心	V2020.1
门诊患者健康方式				
C_FU_HEEC	医生问诊	FU_HEEC_1	核心	V2020.1
C_FU_HEEC	教育手册	FU_HEEC_2	核心	V2020.1
C_FU_HEEC	教育宣传栏	FU_HEEC_3	核心	V2020.1
C_FU_HEEC	影音材料	FU_HEEC_4	核心	V2020.1
C_FU_HEEC	其他	FU_HEEC_5	核心	V2020.1
用药依从性				
C_CC_MECO	规律	CC_MECO_1	探索	V2020.1
C_CC_MECO	间断	CC_MECO_2	探索	V2020.1
C_CC_MECO	不用药	CC_MECO_3	探索	V2020.1
换药/中断原因				
C_CC_RFCM	疗效差	CC_RFCM_1	探索	V2020.1
C_CC_RFCM	费用高	CC_RFCM_2	探索	V2020.1
C_CC_RFCM	害怕有依赖或上瘾	CC_RFCM_3	探索	V2020.1
C_CC_RFCM	药物装置不好用	CC_RFCM_4	探索	V2020.1
C_CC_RFCM	药物起效慢	CC_RFCM_5	探索	V2020.1
C_CC_RFCM	不良事件	CC_RFCM_6	探索	V2020.1

值域编码	中文名称	变量名称	数据等级	版本号
C_CC_RFCM	医嘱改变	CC_RFCM_7	探索	V2020.1
C_CC_RFCM	挂号难	CC_RFCM_8	探索	V2020.1
C_CC_RFCM	买药难	CC_RFCM_9	探索	V2020.1
C_CC_RFCM	症状改善	CC_RFCM_10	探索	V2020.1
C_CC_RFCM	经济困难	CC_RFCM_11	探索	V2020.1
C_CC_RFCM	治愈	CC_RFCM_12	探索	V2020.1
C_CC_RFCM	其他	CC_RFCM_13	探索	V2020.1
不良事件相关性量表				
C_AE_AERS	不相关	AE_AERS_1	补充	V2020.1
C_AE_AERS	可能相关	AE_AERS_2	补充	V2020.1
C_AE_AERS	相关	AE_AERS_3	补充	V2020.1
不良事件严重程度				
C_AE_DOAE	轻度	AE_DOAE_1	补充	V2020.1
C_AE_DOAE	中度	AE_DOAE_2	补充	V2020.1
C_AE_DOAE	重度	AE_DOAE_3	补充	V2020.1
不良事件来源				
C_AE_COAE	抗凝治疗	AE_COAE_1	补充	V2020.1
C_AE_COAE	溶栓治疗	AE_COAE_2	补充	V2020.1
C_AE_COAE	介入治疗	AE_COAE_3	补充	V2020.1
C_AE_COAE	药物预防	AE_COAE_4	补充	V2020.1
C_AE_COAE	机械预防	AE_COAE_5	补充	V2020.1
C_AE_COAE	手术治疗	AE_COAE_6	补充	V2020.1
C_AE_COAE	检查相关	AE_COAE_7	补充	V2020.1
不良事件结局				
C_AE_CSAE	痊愈	AE_CSAE_1	补充	V2020.1
C_AE_CSAE	未痊愈	AE_CSAE_2	补充	V2020.1
C_AE_CSAE	恢复	AE_CSAE_3	补充	V2020.1
C_AE_CSAE	未恢复	AE_CSAE_4	补充	V2020.1
C_AE_CSAE	痊愈有后遗症	AE_CSAE_5	补充	V2020.1
C_AE_CSAE	死亡	AE_CSAE_6	补充	V2020.1
不良事件程度分级				
C_AE_ADEG	I	AE_ADEG_1	补充	V2020.1
C_AE_ADEG	II	AE_ADEG_2	补充	V2020.1
C_AE_ADEG	III	AE_ADEG_3	补充	V2020.1
C_AE_ADEG	IV	AE_ADEG_4	补充	V2020.1

值域编码	中文名称	变量名称	数据等级	版本号
不良事件毒性分级				
C_AE_CTCF	I	AE_CTCF_1	补充	V2020.1
C_AE_CTCF	II	AE_CTCF_2	补充	V2020.1
C_AE_CTCF	III	AE_CTCF_3	补充	V2020.1
C_AE_CTCF	IV	AE_CTCF_4	补充	V2020.1
C_AE_CTCF	V	AE_CTCF_5	补充	V2020.1
出血原因				
C_AE_CAOB	自发出血	AE_CAOB_1	补充	V2020.1
C_AE_CAOB	外伤	AE_CAOB_2	补充	V2020.1
C_AE_CAOB	手术	AE_CAOB_3	补充	V2020.1
C_AE_CAOB	脊髓穿刺	AE_CAOB_4	补充	V2020.1
C_AE_CAOB	硬膜外穿刺	AE_CAOB_5	补充	V2020.1
C_AE_CAOB	诊断或治疗相关操作	AE_CAOB_6	补充	V2020.1
C_AE_CAOB	其他	AE_CAOB_7	补充	V2020.1
出血类型				
C_AE_TYOB	大出血	AE_TYOB_1	补充	V2020.1
C_AE_TYOB	临床相关非大出血	AE_TYOB_2	补充	V2020.1
C_AE_TYOB	小出血	AE_TYOB_3	补充	V2020.1
静脉溶栓并发症				
C_AE_COIT	颅内出血	AE_COIT_1	核心	V2020.1
C_AE_COIT	消化道出血	AE_COIT_2	核心	V2020.1
C_AE_COIT	牙龈出血	AE_COIT_3	核心	V2020.1
C_AE_COIT	其他部位出血	AE_COIT_4	核心	V2020.1
C_AE_COIT	血管源性唇舌水肿	AE_COIT_5	核心	V2020.1
诊断方法				
C_AE_MEOD	血管造影	AE_MEOD_1	核心	V2020.1
C_AE_MEOD	超声	AE_MEOD_2	核心	V2020.1
C_AE_MEOD	CTPA	AE_MEOD_3	核心	V2020.1
C_AE_MEOD	MRI	AE_MEOD_4	核心	V2020.1
C_AE_MEOD	V/Q 显像	AE_MEOD_5	核心	V2020.1
原发性肿瘤大小/范围				
C_CA_PTSE	T_X	CA_PRTS_1	补充	V2020.1
C_CA_PTSE	T_0	CA_PRTS_2	补充	V2020.1
C_CA_PTSE	T_1	CA_PRTS_3	补充	V2020.1
C_CA_PTSE	T_2	CA_PRTS_4	补充	V2020.1
C_CA_PTSE	T_3	CA_PRTS_5	补充	V2020.1
C_CA_PTSE	T_4	CA_PRTS_6	补充	V2020.1

值域编码	中文名称	变量名称	数据等级	版本号
区域淋巴结范围				
C_CA_RLNE	N_X	CA_RLNE_1	补充	V2020.1
C_CA_RLNE	N_0	CA_RLNE_2	补充	V2020.1
C_CA_RLNE	N_1	CA_RLNE_3	补充	V2020.1
C_CA_RLNE	N_2	CA_RLNE_4	补充	V2020.1
C_CA_RLNE	N_3	CA_RLNE_5	补充	V2020.1
远处转移				
C_CA_DIME	M_X	CA_DIME_1	补充	V2020.1
C_CA_DIME	M_0	CA_DIME_2	补充	V2020.1
C_CA_DIME	M_1	CA_DIME_3	补充	V2020.1
固体肿瘤的反应：非靶向病变				
C_CA_STRN	完全反应	CA_STRN_1	补充	V2020.1
C_CA_STRN	非完全反应和非进展性疾病	CA_STRN_2	补充	V2020.1
C_CA_STRN	进展性疾病	CA_STRN_3	补充	V2020.1
C_CA_STRN	未知	CA_STRN_4	补充	V2020.1
C_CA_STRN	未记录	CA_STRN_5	补充	V2020.1
固体肿瘤的反应：靶向病变				
C_CA_STRT	完全反应	CA_STRT_1	补充	V2020.1
C_CA_STRT	部分反应	CA_STRT_2	补充	V2020.1
C_CA_STRT	进展性疾病	CA_STRT_3	补充	V2020.1
C_CA_STRT	稳定的疾病	CA_STRT_4	补充	V2020.1
C_CA_STRT	未知	CA_STRT_5	补充	V2020.1
C_CA_STRT	未记录	CA_STRT_6	补充	V2020.1
雌激素类药物				
C_OG_ESNA	雌激素	OG_ESNA_1	探索	V2020.1
C_OG_ESNA	雌二醇	OG_ESNA_2	探索	V2020.1
C_OG_ESNA	雌酮	OG_ESNA_3	探索	V2020.1
C_OG_ESNA	雌三醇	OG_ESNA_4	探索	V2020.1
口服避孕药物				
C_OG_ORCN	避孕片	OG_ORCN_1	探索	V2020.1
C_OG_ORCN	复方炔诺酮片	OG_ORCN_2	探索	V2020.1
C_OG_ORCN	复方甲地孕酮片	OG_ORCN_3	探索	V2020.1
C_OG_ORCN	复方去氧孕烯片	OG_ORCN_4	探索	V2020.1
C_OG_ORCN	复方孕二烯酮片	OG_ORCN_5	探索	V2020.1

值域编码	中文名称	变量名称	数据等级	版本号
手术前 ASA 身体状况分类				
C_PP_PAPS	ASA Ⅰ	PP_PAPS_1	探索	V2020.1
C_PP_PAPS	ASA Ⅱ	PP_PAPS_2	探索	V2020.1
C_PP_PAPS	ASA Ⅲ	PP_PAPS_3	探索	V2020.1
C_PP_PAPS	ASA Ⅳ	PP_PAPS_4	探索	V2020.1
C_PP_PAPS	ASA Ⅴ	PP_PAPS_5	探索	V2020.1
C_PP_PAPS	ASA Ⅵ	PP_PAPS_6	探索	V2020.1
围手术期血栓栓塞风险				
C_PP_PETR	高风险	PP_PETR_1	探索	V2020.1
C_PP_PETR	中风险	PP_PETR_2	探索	V2020.1
C_PP_PETR	低风险	PP_PETR_3	探索	V2020.1
手术出血风险				
C_PP_PRBR	高风险	PP_PRBR_1	探索	V2020.1
C_PP_PRBR	中风险	PP_PRBR_2	探索	V2020.1
C_PP_PRBR	低风险	PP_PRBR_3	探索	V2020.1
手术种类				
C_PP_PRCA	具有广泛组织损伤的重大手术	PP_PRCA_1	探索	V2020.1
C_PP_PRCA	癌症手术	PP_PRCA_2	探索	V2020.1
C_PP_PRCA	重大骨科手术	PP_PRCA_3	探索	V2020.1
C_PP_PRCA	修复性整形手术	PP_PRCA_4	探索	V2020.1
C_PP_PRCA	泌尿科手术	PP_PRCA_5	探索	V2020.1
C_PP_PRCA	胃肠道手术	PP_PRCA_6	探索	V2020.1
C_PP_PRCA	经尿道前列腺切除术	PP_PRCA_7	探索	V2020.1
C_PP_PRCA	膀胱切除术	PP_PRCA_8	探索	V2020.1
C_PP_PRCA	肿瘤消融术	PP_PRCA_9	探索	V2020.1
C_PP_PRCA	肾脏切除术	PP_PRCA_10	探索	V2020.1
C_PP_PRCA	肾脏活检	PP_PRCA_11	探索	V2020.1
C_PP_PRCA	结肠息肉切除术	PP_PRCA_12	探索	V2020.1
C_PP_PRCA	肠道切除术	PP_PRCA_13	探索	V2020.1
C_PP_PRCA	经皮内镜胃造口术（PEG）	PP_PRCA_14	探索	V2020.1
C_PP_PRCA	内镜逆行胰胆管造影（ERCP）	PP_PRCA_15	探索	V2020.1
C_PP_PRCA	心脏手术	PP_PRCA_16	探索	V2020.1
C_PP_PRCA	颅内手术	PP_PRCA_17	探索	V2020.1
C_PP_PRCA	脊柱手术	PP_PRCA_18	探索	V2020.1
C_PP_PRCA	肾脏手术	PP_PRCA_19	探索	V2020.1
C_PP_PRCA	肝脏手术	PP_PRCA_20	探索	V2020.1

值域编码	中文名称	变量名称	数据等级	版本号
C_PP_PRCA	脾脏手术	PP_PRCA_21	探索	V2020.1
C_PP_PRCA	时间超过 45min 的重大手术	PP_PRCA_22	探索	V2020.1
C_PP_PRCA	关节镜检查	PP_PRCA_23	探索	V2020.1
C_PP_PRCA	皮肤活检	PP_PRCA_24	探索	V2020.1
C_PP_PRCA	足部手术	PP_PRCA_25	探索	V2020.1
C_PP_PRCA	手部手术	PP_PRCA_26	探索	V2020.1
C_PP_PRCA	淋巴结活检	PP_PRCA_27	探索	V2020.1
C_PP_PRCA	冠状动脉血管造影	PP_PRCA_28	探索	V2020.1
C_PP_PRCA	胃肠道内镜检查（包括或不包括活检）	PP_PRCA_29	探索	V2020.1
C_PP_PRCA	结肠镜检查（包括或不包括活检）	PP_PRCA_30	探索	V2020.1
C_PP_PRCA	腹部子宫切除术	PP_PRCA_31	探索	V2020.1
C_PP_PRCA	腹腔镜胆囊切除术	PP_PRCA_32	探索	V2020.1
C_PP_PRCA	腹部疝气修复	PP_PRCA_33	探索	V2020.1
C_PP_PRCA	痔疮手术	PP_PRCA_34	探索	V2020.1
C_PP_PRCA	支气管镜检查（包括或不包括活检）	PP_PRCA_35	探索	V2020.1
C_PP_PRCA	硬膜外注射	PP_PRCA_36	探索	V2020.1
C_PP_PRCA	皮肤科小手术	PP_PRCA_37	探索	V2020.1
C_PP_PRCA	眼科手术	PP_PRCA_38	探索	V2020.1
C_PP_PRCA	小型牙科手术	PP_PRCA_39	探索	V2020.1
C_PP_PRCA	起搏器植入术	PP_PRCA_40	探索	V2020.1
C_PP_PRCA	心脏起搏器植入术	PP_PRCA_41	探索	V2020.1
C_PP_PRCA	未列出的其他手术	PP_PRCA_42	探索	V2020.1
手术时肝素诱导的血小板减少症的诊断				
C_PP_HTDA	预防阶段	PP_HTDA_1	补充	V2020.1
C_PP_HTDA	诊断阶段	PP_HTDA_2	补充	V2020.1
C_PP_HTDA	治疗阶段	PP_HTDA_3	补充	V2020.1
C_PP_HTDA	康复阶段	PP_HTDA_4	补充	V2020.1
术后并发症类型				
C_PP_POCT	感染	PP_POCT_1	补充	V2020.1
C_PP_POCT	切口未愈合	PP_POCT_2	补充	V2020.1
C_PP_POCT	内环境紊乱	PP_POCT_3	补充	V2020.1
C_PP_POCT	术后出血	PP_POCT_4	补充	V2020.1
C_PP_POCT	静脉血栓形成	PP_POCT_5	补充	V2020.1
C_PP_POCT	其他	PP_POCT_6	补充	V2020.1

值域编码	中文名称	变量名称	数据等级	版本号
中心静脉导管置入部位				
C_CVC_SITE	桡动脉静脉	CVC_SITE_1	核心	V2020.1
C_CVC_SITE	肘静脉	CVC_SITE_2	核心	V2020.1
C_CVC_SITE	肱骨静脉	CVC_SITE_3	核心	V2020.1
C_CVC_SITE	腋下静脉	CVC_SITE_4	核心	V2020.1
C_CVC_SITE	锁骨下静脉	CVC_SITE_5	核心	V2020.1
C_CVC_SITE	颈内静脉	CVC_SITE_6	核心	V2020.1
C_CVC_SITE	上腔静脉	CVC_SITE_7	核心	V2020.1
C_CVC_SITE	肱二头肌静脉	CVC_SITE_8	核心	V2020.1
C_CVC_SITE	基底静脉(浅层)	CVC_SITE_9	核心	V2020.1
C_CVC_SITE	头静脉(浅层)	CVC_SITE_10	核心	V2020.1
C_CVC_SITE	颈外静脉(浅表)	CVC_SITE_11	核心	V2020.1
中心静脉导管置入种类				
C_CVC_TYPE	PICC(外周中心静脉导管,为外周插入式导管)	CVC_TYPE_1	核心	V2020.1
C_CVC_TYPE	三向瓣膜式	CVC_TYPE_2	核心	V2020.1
C_CVC_TYPE	其他隧道式	CVC_TYPE_3	核心	V2020.1
C_CVC_TYPE	隧道式三通管	CVC_TYPE_4	核心	V2020.1
C_CVC_TYPE	套管式(Port-a-Cath)	CVC_TYPE_5	核心	V2020.1
C_CVC_TYPE	中线	CVC_TYPE_6	核心	V2020.1
C_CVC_TYPE	周边静脉注射	CVC_TYPE_7	核心	V2020.1
坚强固定适应证				
C_RI_INDI	骨折	RI_INDI_1	核心	V2020.1
C_RI_INDI	软组织损伤	RI_INDI_2	核心	V2020.1
C_RI_INDI	其他	RI_INDI_3	核心	V2020.1
坚强固定其他适应证				
C_RI_INOT	是	RI_INOT_1	核心	V2020.1
C_RI_INOT	否	RI_INOT_2	核心	V2020.1
关节固定				
C_RI_JOIM	踝关节	RI_JOIM_1	核心	V2020.1
C_RI_JOIM	膝关节	RI_JOIM_2	核心	V2020.1
C_RI_JOIM	腕关节	RI_JOIM_3	核心	V2020.1
C_RI_JOIM	肘部	RI_JOIM_4	核心	V2020.1
坚强固定部位				
C_RI_LOCA	小腿	RI_LOCA_1	核心	V2020.1
C_RI_LOCA	上肢	RI_LOCA_2	核心	V2020.1
C_RI_LOCA	小臂	RI_LOCA_3	核心	V2020.1
C_RI_LOCA	上臂	RI_LOCA_4	核心	V2020.1

值域编码	中文名称	变量名称	数据等级	版本号
坚强固定治疗类型				
C_RI_THTY	管型石膏	RI_THTY_1	核心	V2020.1
C_RI_THTY	支具	RI_THTY_2	核心	V2020.1
C_RI_THTY	负重	RI_THTY_3	核心	V2020.1
C_RI_THTY	非负重	RI_THTY_4	核心	V2020.1
临床研究阶段				
C_CS_CLRS	研究设计	CS_CLRS_1	核心	V2020.1
C_CS_CLRS	伦理审批	CS_CLRS_2	核心	V2020.1
C_CS_CLRS	研究注册	CS_CLRS_3	核心	V2020.1
C_CS_CLRS	研究对象筛选	CS_CLRS_4	核心	V2020.1
C_CS_CLRS	研究对象入组	CS_CLRS_5	核心	V2020.1
C_CS_CLRS	实施干预、观察和/或随访	CS_CLRS_6	核心	V2020.1
C_CS_CLRS	中期评估	CS_CLRS_7	核心	V2020.1
C_CS_CLRS	研究结束	CS_CLRS_8	核心	V2020.1
C_CS_CLRS	锁库阶段	CS_CLRS_9	核心	V2020.1
C_CS_CLRS	数据清理	CS_CLRS_10	核心	V2020.1
C_CS_CLRS	数据分析	CS_CLRS_11	核心	V2020.1
C_CS_CLRS	撰写研究报告和论文	CS_CLRS_12	核心	V2020.1
C_CS_CLRS	其他	CS_CLRS_13	核心	V2020.1
临床研究类型				
C_CS_RETY	描述性研究（包括个案报告、病例系列报告、生态学研究、疾病监测等）	CS_RETY_1	核心	V2020.1
C_CS_RETY	病例对照研究	CS_RETY_2	核心	V2020.1
C_CS_RETY	队列研究	CS_RETY_3	核心	V2020.1
C_CS_RETY	诊断试验	CS_RETY_4	核心	V2020.1
C_CS_RETY	随机对照试验	CS_RETY_5	核心	V2020.1
C_CS_RETY	非随机对照试验	CS_RETY_6	核心	V2020.1
C_CS_RETY	真实世界研究（包括注册登记研究、疗效比较研究、实效性研究等）	CS_RETY_7	核心	V2020.1
C_CS_RETY	二次研究（包括 meta 分析、系统评价、综述、临床实践指南、临床决策分析、经济学分析等）	CS_RETY_8	核心	V2020.1
C_CS_RETY	其他	CS_RETY_9	核心	V2020.1
盲法				
C_CS_BLIN	单盲	CS_BLIN_1	核心	V2020.1
C_CS_BLIN	双盲	CS_BLIN_2	核心	V2020.1
C_CS_BLIN	三盲	CS_BLIN_3	核心	V2020.1
C_CS_BLIN	四盲	CS_BLIN_4	核心	V2020.1
C_CS_BLIN	无	CS_BLIN_5	核心	V2020.1

值域编码	中文名称	变量名称	数据等级	版本号
研究治疗的药物剂型				
C_CS_MDFI	普通压制片	CS_MDFI_1	核心	V2020.1
C_CS_MDFI	糖衣片	CS_MDFI_2	核心	V2020.1
C_CS_MDFI	泡腾片	CS_MDFI_3	核心	V2020.1
C_CS_MDFI	咀嚼片	CS_MDFI_4	核心	V2020.1
C_CS_MDFI	多层片	CS_MDFI_5	核心	V2020.1
C_CS_MDFI	植入片	CS_MDFI_6	核心	V2020.1
C_CS_MDFI	缓释片	CS_MDFI_7	核心	V2020.1
C_CS_MDFI	控释片口服液体剂型	CS_MDFI_8	核心	V2020.1
C_CS_MDFI	丸剂	CS_MDFI_9	核心	V2020.1
C_CS_MDFI	颗粒剂	CS_MDFI_10	核心	V2020.1
C_CS_MDFI	硬胶囊剂	CS_MDFI_11	核心	V2020.1
C_CS_MDFI	软胶囊剂	CS_MDFI_12	核心	V2020.1
C_CS_MDFI	肠溶胶囊剂	CS_MDFI_13	核心	V2020.1
C_CS_MDFI	外用散剂	CS_MDFI_14	核心	V2020.1
C_CS_MDFI	软膏剂	CS_MDFI_15	核心	V2020.1
C_CS_MDFI	贴剂	CS_MDFI_16	核心	V2020.1
C_CS_MDFI	外用液体剂	CS_MDFI_17	核心	V2020.1
C_CS_MDFI	硬膏剂	CS_MDFI_18	核心	V2020.1
C_CS_MDFI	凝胶剂	CS_MDFI_19	核心	V2020.1
C_CS_MDFI	涂剂	CS_MDFI_20	核心	V2020.1
C_CS_MDFI	栓剂	CS_MDFI_21	核心	V2020.1
C_CS_MDFI	滴眼剂	CS_MDFI_22	核心	V2020.1
C_CS_MDFI	滴耳剂	CS_MDFI_23	核心	V2020.1
C_CS_MDFI	滴鼻剂	CS_MDFI_24	核心	V2020.1
C_CS_MDFI	吸入剂	CS_MDFI_25	核心	V2020.1
C_CS_MDFI	雾化剂	CS_MDFI_26	核心	V2020.1
C_CS_MDFI	注射剂	CS_MDFI_27	核心	V2020.1
采集时疾病状态				
C_BS_DSAT	预防阶段	BS_DSAT_1	核心	V2020.1
C_BS_DSAT	诊断阶段	BS_DSAT_2	核心	V2020.1
C_BS_DSAT	治疗阶段	BS_DSAT_3	核心	V2020.1
C_BS_DSAT	康复阶段	BS_DSAT_4	核心	V2020.1
采集类型				
C_BS_SATY	全血（包括从全血中提取的不同成分）	BS_SATY_1	核心	V2020.1
C_BS_SATY	痰	BS_SATY_2	核心	V2020.1

值域编码	中文名称	变量名称	数据等级	版本号
C_BS_SATY	尿液	BS_SATY_3	核心	V2020.1
C_BS_SATY	肺组织	BS_SATY_4	核心	V2020.1
C_BS_SATY	胸腔积液	BS_SATY_5	核心	V2020.1
C_BS_SATY	手术切除组织	BS_SATY_6	核心	V2020.1
C_BS_SATY	其他	BS_SATY_7	核心	V2020.1
采集部位				
C_BS_COPO	全血	BS_COPO_1	核心	V2020.1
C_BS_COPO	泌尿系统	BS_COPO_2	核心	V2020.1
C_BS_COPO	肺组织	BS_COPO_3	核心	V2020.1
C_BS_COPO	胸腔积液	BS_COPO_4	核心	V2020.1
C_BS_COPO	手术切除组织	BS_COPO_5	核心	V2020.1
C_BS_COPO	其他	BS_COPO_6	核心	V2020.1
样本应用审批状态				
C_BS_ASOS	通过	BS_ASOS_1	核心	V2020.1
C_BS_ASOS	不通过	BS_ASOS_2	核心	V2020.1
C_BS_ASOS	待审批	BS_ASOS_3	核心	V2020.1
随访状态				
C_FU_FOST	完成	FU_FOST_1	核心	V2020.1
C_FU_FOST	失访	FU_FOST_2	核心	V2020.1
C_FU_FOST	死亡	FU_FOST_3	核心	V2020.1
本次访视审核意见				
C_FU_AOOT	通过	FU_AOOT_1	核心	V2020.1
C_FU_AOOT	不通过	FU_AOOT_2	核心	V2020.1
出血原因				
C_FU_CAOB	自发	FU_CAOB_1	核心	V2020.1
C_FU_CAOB	外伤	FU_CAOB_2	核心	V2020.1
C_FU_CAOB	手术操作	FU_CAOB_3	核心	V2020.1
出血干预				
C_FU_IMOB	有	FU_IMOB_1	核心	V2020.1
C_FU_IMOB	无	FU_IMOB_2	核心	V2020.1
C_FU_IMOB	输血	FU_IMOB_3	核心	V2020.1
PTE 相关症状				
C_FU_PTRS	咳嗽	FU_PTRS_1	核心	V2020.1
C_FU_PTRS	发热	FU_PTRS_2	核心	V2020.1
C_FU_PTRS	呼吸困难	FU_PTRS_3	核心	V2020.1
C_FU_PTRS	咯血	FU_PTRS_4	核心	V2020.1

值域编码	中文名称	变量名称	数据等级	版本号
C_FU_PTRS	咳痰	FU_PTRS_5	核心	V2020. 1
C_FU_PTRS	心悸	FU_PTRS_6	核心	V2020. 1
C_FU_PTRS	晕厥	FU_PTRS_7	核心	V2020. 1
C_FU_PTRS	胸痛	FU_PTRS_8	核心	V2020. 1
DVT 相关症状				
C_FU_DVRS	肿胀	FU_DVRS_1	核心	V2020. 1
C_FU_DVRS	疼痛压痛	FU_DVRS_2	核心	V2020. 1
C_FU_DVRS	浅静脉扩张	FU_DVRS_3	核心	V2020. 1
C_FU_DVRS	皮肤色素沉着	FU_DVRS_4	核心	V2020. 1
转归				
C_FU_OUTC	VTE 症状好转	FU_OUTC_1	核心	V2020. 1
C_FU_OUTC	VTE 症状完全缓解	FU_OUTC_2	核心	V2020. 1
C_FU_OUTC	VTE 复发	FU_OUTC_3	核心	V2020. 1
C_FU_OUTC	PTS	FU_OUTC_4	核心	V2020. 1
C_FU_OUTC	CTEPH	FU_OUTC_5	核心	V2020. 1
C_FU_OUTC	死亡	FU_OUTC_6	核心	V2020. 1

注:q. d. (每日 1 次),b. i. d. (每日 2 次),t. i. d. (每日 3 次),q. i. d. (每日 4 次),q. o. d. (隔日 1 次),q. w. (每周 1 次),b. i. w. (每周 2 次),t. i. w. (每周 3 次),q. o. w. (隔周 1 次),q2w. (每 2 周 1 次),q3w. (每 3 周 1 次),q4w. (每 4 周 1 次),q1/2h. (30 分钟 1 次),q. h. (每小时 1 次),q2h. (每 2 小时 1 次),q3h. (每 3 小时 1 次),q4h. (每 4 小时 1 次),q6h. (每 6 小时 1 次),q8h. (每 8 小时 1 次),q12h. (每 12 小时 1 次),St. (立刻),s. o. s. (需要时),p. r. n. (必要时);BALF,支气管肺泡灌洗液;EBUS,经支气管镜腔内超声;TBLB,经支气管镜肺活检术;CTEPH,慢性血栓栓塞性肺动脉高压;PTS,血栓后综合征。

参考文献

[1] DELCROIX M,TORBICKI A,GOPALAN D,et al. ERS statement on chronic thromboembolic pulmonary hypertension[J]. Eur Respir J,2021,57(6):2002828.

[2] KEARON C,AKL EA,ORNELAS J,et al. Antithrombotic therapy for VTE disease:CHEST Guideline and Expert Panel Report[J]. Chest,2016,149(2):315-352.

[3] KONSTANTINIDES SV,MEYER G,BECATTINI C,et al. 2019 ESC guidelines for the diagnosis and management of acute pulmonary embolism developed in collaboration with the European Respiratory Society (ERS)[J]. Eur Heart J,2020,41(4):543-603.

[4] HUMBERT M,KOVACS G,HOEPER MM,et al. 2022 ESC/ERS Guidelines for the diagnosis and treatment of pulmonary hypertension[J]. Eur Heart J,2022,43(38):3618-3731.

[5] MCCORMACK T,HARRISINGH MC,HORNER D,et al. Venous thromboembolism in adults:summary of updated NICE guidance on diagnosis,management,and thrombophilia testing[J]. BMJ,2020,369:m1565.

[6] FREUND Y,COHEN-AUBART F,BLOOM B. Acutepulmonary embolism:a review[J]. JAMA,2022,328 (13):1336-1345.

[7] STEVENS SM,WOLLER SC,KREUZIGER LB,et al. Antithrombotic therapy for VTE disease:second update of the CHEST guideline and expert panel report[J]. Chest,2021,160(6):e545-e608.

[8] ICM-VTE General Delegates. Recommendations from the ICM-VTE:general[published correction appears in J Bone Joint Surg Am. 2022 Aug 3;104(15):e69][J]. J Bone Joint Surg Am,2022,104(Suppl 1):4-162.

[9] STREIFF MB,HOLMSTROM B,ANGELINI D,et al. NCCN guidelines insights:cancer-associated venous thromboembolic disease,version 2. 2018[J]. Natl Compr Canc Netw,2018,16(11):1289-1303.

[10] Queensland Health. Queensland clinical guidelines:venous thromboembolism(VTE)in pregnancy and the puerperium(No. MN14. 9-V5-R19)[EB/OL]. [2020-03-01]. https://www. health. qld. gov. au/qcg.

[11] DELCROIX M,TORBICKI A,GOPALAN D,et al. ERS statement on chronic thromboembolic pulmonary hypertension[J]. Eur Respir J,2021,57(6):2002828.

[12] MONAGLE P,CUELLO CA,AUGUSTINE C,et al. American society of hematology 2018 guidelines for management of venous thromboembolism:treatment of pediatric venous thromboembolism[J]. Blood Adv, 2018,2(22):3292-3316.

[13] DENNIS M,CASO V,KAPPELLE LJ,et al. European Stroke Organisation. European Stroke Organisation (ESO)guidelines for prophylaxis for venous thromboembolism in immobile patients with acute ischaemic stroke[J]. Eur Stroke,2016,1(1):6-19.

[14] NYQUIST P,BAUTISTA C,JICHICI D,et al. Prophylaxis of venous thrombosis in neurocritical care patients:an evidence-based guideline:a statement for healthcare professionals from the Neurocritical Care Society[J]. Neurocritical care,24(1),47-60.

[15] LE GAL G,CARRIER M,CASTELLUCCI LA,et al. ISTH CDE Task Force. Development and implementation of common data elements for venous thromboembolism research:on behalf of SSC Subcommittee on of-

ficial Communication from the SSC of the ISTH[J]. Thromb Haemost,2021,19(1):297-303.

[16] JACKSON CD, CIFU AS, BURROUGHS-RAY DC. Antithrombotic therapy for venous thromboembolism [J]. JAMA,2022,327(21):2141-2142.

[17] ABRIGNANI MG, ENEA I, COLIVICCHI F, et al. Statement ANMCO: tromboembolismo arterioso e venoso: quali implicazioni per la pratica clinica? [ANMCO statement: arterial and venous thromboembolism: what implications for clinical practice?][J]. Ital Cardiol(Rome),2019,20(11):671-684.

[18] GRINNON ST, MILLER K, MARLER JR, et al. NINDS common data element project-approach and methods[J]. Clin Trials,2012,9(3):322-329.

[19] Bartlett MA, Mauck KF, Stephenson CR, et al. Perioperative venous thromboembolism prophylaxis[J]. Mayo Clin Proc,2020,95(12):2775-2798.

[20] DONG F, ZHEN K, ZHANG Z, et al. Chinese Prevention Strategy for Venous Thromboembolism(CHIPS-VTE)study group. Effect on thromboprophylaxis among hospitalized patients using a system-wide multifaceted quality improvement intervention: rationale and design for a multicenter cluster randomized clinical trial in China[J]. Am Heart J,2020,225:44-54.

[21] SIEGAL DM, BARNES GD, LANGLOIS NJ, et al. A toolkit for the collection of thrombosis-related data elements in COVID-19 clinical studies[J]. Blood Adv,2020,4(24):6259-6273.

[22] TRITSCHLER T, KRAAIJPOEL N, GIRARD P, et al. Subcommittee on predictive and diagnostic variables in Thrombotic Disease. Definition of pulmonary embolism-related death and classification of the cause of death in venous thromboembolism studies: communication from the SSC of the ISTH[J]. Thromb Haemost, 2020,18(6):1495-1500.

[23] HICKS KA, TCHENG JE, BOZKURT B, et al. American College of Cardiology, American Heart Association. 2014 ACC/AHA key data elements and definitions for cardiovascular endpoint events in clinical trials: a report of the American College of Cardiology/American Heart Association Task Force on Clinical Data Standards(Writing Committee to Develop Cardiovascular Endpoints Data Standards)[J]. Circulation, 2015,132(4):302-361.

[24] STONE K. NINDS common data element project: a long-awaited breakthrough in streamlining trials[J]. Ann Neurol,2010,68(1):A11-A13.

[25] GRINNON ST, MILLER K, MARLER JR, et al. National institute of neurological disorders and stroke common data element project-approach and methods[J]. Clinical trials(London, England),2012,9(3), 322-329.

[26] ERDMAN AG, KEEFE DF, SCHIESTL R. Grand challenge: applying regulatory science and big data to improve medical device innovation[J]. IEEE Transactions on Biomedical Engineering, 2013, 60(3): 700-706.

[27] SATO I, KAWASAKI Y, IDE K, et al. Clinical data interchange standards consortium standardization of biobank data: a feasibility study[J]. Biopreservation & Biobanking,2016,14(1):45-50.

[28] YAMAMOTO K, OTA K, AKIYA I, et al. A pragmatic method for transforming clinical research data from the research electronic data capture"REDCap"to Clinical Data Interchange Standards Consortium(CDISC) Study Data Tabulation Model(SDTM): development and evaluation of REDCap2SDTM[J]. J Biomed Inform,2017,70:65-76.

[29] 李晓强,张福先,王深明.深静脉血栓形成的诊断和治疗指南(第三版)[J].中华普通外科杂志, 2017,32(09):807-812.

[30] 中华医学会呼吸病学分会肺栓塞与肺血管病学组,中国医师协会呼吸医师分会肺栓塞与肺血管病工

作委员会,全国肺栓塞与肺血管病防治协作组.肺血栓栓塞症诊治与预防指南[J].中华医学杂志,2018,98(14):1060-1087.

[31] 中国健康促进基金会血栓与血管专项基金专家委员会,中华医学会呼吸病学分会肺栓塞与肺血管病学组,中国医师协会呼吸医师分会肺栓塞与肺血管病工作委员会.医院内静脉血栓栓塞症防治与管理建议[J].中华医学杂志,2018,98(18):1383-1388.

[32] 翟振国,王辰.慢性血栓栓塞性肺动脉高压治疗策略选择[J].中国实用内科杂志,2010,30(12):1080-1082.

[33] 钟南山,陆再英.内科学[M].9版.北京:人民卫生出版社,2018.

[34] 李幼平,陈耀龙,杜亮,等.循证医学术语介绍Ⅰ[J].中国循证医学杂志,2009,9(1):1-3.

[35] 刘续宝,王素萍.临床流行病学与循证医学[M].4版.北京:人民卫生出版社,2013.

[36] 王彦艳,王炎,刘延锦,等.基于PubMed数据库的静脉血栓栓塞症研究热点的共词聚类分析[J].护理学杂志,2018,33(13):91-95.

[37] 贾奇柯,孔瑞泽,张承磊,等.静脉血栓栓塞症的流行病学[J].中国血管外科杂志(电子版),2013,5(01):62-64.

[38] 陈耀龙,李晓,梅又文,等.循证医学术语介绍Ⅴ[J].中国循证医学杂志,2009,9(7):734-739.

[39] 沈成兴.2019年欧洲心脏病学会急性肺栓塞诊治指南解读[J].上海医学,2019,42(12):724-728.

[40] 朱贵卿.呼吸内科学[M].北京:人民卫生出版社,1984.

[41] 吴孟超,吴在德.外科学[M].9版.北京:人民卫生出版社,2018.

[42] 马明信.物理诊断学[M].北京:北京大学医学出版社,2018.

[43] 王乔宇,武明芬,柳鑫,等.2021中国静脉血栓栓塞症防治抗凝药物的选用与药学监护指南[J].中国临床药理学杂志,2021,37(21):2999-3016.

[44] 杨宝峰,陈建国.药理学[M].9版.北京:人民卫生出版社,2018.

[45] 《中国血栓性疾病防治指南》专家委员会.中国血栓性疾病防治指南[J].中华医学杂志,2018,98(36):2861-2888.

[46] 马军,秦叔逵,吴一龙,等.肿瘤相关静脉血栓栓塞症预防与治疗指南(2019版)[J].中国肿瘤临床,2019,46(13):653-660.

[47] 郎景和,王辰,瞿红,等.妇科手术后深静脉血栓形成及肺栓塞预防专家共识[J].中华妇产科杂志,2017,52(10):649-653.

[48] 李笑天,狄文,陶敏芳,等.上海市产科静脉血栓栓塞症的综合管理共识[J].上海医学,2020,43(12):709-714.

[49] 中国心胸血管麻醉学会非心脏麻醉分会,中国医师协会心血管内科医师分会,中国心血管健康联盟.抗血栓药物围手术期管理多学科专家共识[J].中华医学杂志,2020,100(39):3058-3074.

[50] 李辉,姜格宁.胸部恶性肿瘤围术期静脉血栓栓塞症预防中国专家共识(2018版)[J].中国肺癌杂志,2018,21(10):739-752.

[51] 刘凤林,张太平.中国普通外科围手术期血栓预防与管理指南[J].中国实用外科杂志,2016,36(05):469-474.

[52] 田伟.中国骨科大手术静脉血栓栓塞症预防指南[J].中华骨科杂志,2016,36(02):65-71.

[53] 韩秀鑫,初同伟,董扬,等.中国骨肿瘤大手术静脉血栓栓塞症防治专家共识[J].中华骨与关节外科杂志,2020,13(05):353-360.

[54] 林庆荣,杨明辉,侯志勇.中国创伤骨科患者围手术期静脉血栓栓塞症预防指南(2021)[J].中华创伤骨科杂志,2021,23(03):185-192.

[55] 张凯,翟梦瑶.中国泌尿外科围手术期血栓预防与管理专家共识[J].现代泌尿外科杂志,2020,25

（12）：1048-1051.

［56］中华医学会神经病学分会,中华医学会神经病学分会脑血管病学组.中国颅内静脉血栓形成诊断和治疗指南2019［J］.中华神经科杂志,2020,53（09）：648-663.

［57］中华医学会消化病学分会炎症性肠病学组.中国住院炎症性肠病患者静脉血栓栓塞症防治的专家共识意见［J］.中华炎性肠病杂志,2018（02）：75-82.

［58］祁兴顺,杨玲.肝硬化门静脉血栓管理专家共识（2020年,上海）［J］.临床肝胆病杂志,2020,36（12）：2667-2674.

［59］中华医学会消化病学分会胰腺病学组.胰腺炎相关内脏静脉血栓诊治专家指导意见（2020年,沈阳）［J］.中华消化杂志,2020,40（10）：664-668.

［60］中华医学会重症医学分会.ICU患者深静脉血栓形成预防指南（2009）［J］.中华内科杂志,2009（09）：788-792.

［61］卢骁,张茂.2021创伤ICU深静脉血栓预防策略:美国创伤危重症学会专家共识［J］.中华急诊医学杂志,2021,30（4）：390-392.

［62］植艳茹,李海燕,陈燕青.梯度压力袜用于静脉血栓栓塞症防治专家共识［J］.介入放射学杂志,2019,28（09）：811-818.

［63］中国健康促进基金会血栓与血管专项基金专家委员会.静脉血栓栓塞症机械预防中国专家共识［J］.中华医学杂志,2020（07）：484-492.

［64］米玉红,王立祥,程显声.《中国心肺复苏专家共识》之静脉血栓栓塞性CA指南［J］.中华危重病急救医学,2018,30（12）：1107-1116.

［65］成芳,傅麒宁,何佩仪,等.输液导管相关静脉血栓形成防治中国专家共识（2020版）［J］.中国实用外科杂志,2020,40（04）：377-383.

［66］中华医学会呼吸病学分会肺栓塞与肺血管病学组,中国医师协会呼吸医师分会肺栓塞与肺血管病工作委员会,全国肺栓塞与肺血管病防治协作组,等.新型冠状病毒肺炎相关静脉血栓栓塞症防治建议（试行）［J］.中华医学杂志,2020（11）：808-813.

［67］金水高,刘丽华,郭赟,等.公共卫生信息系统基本数据集的研究［J］.中华预防医学杂志,2007,41（05）：353-356.

附录1　静脉血栓栓塞症格式化病历

基本信息

一般情况						
姓名				国籍		
性别	○男		○女	年龄	□□□岁	
身高	□□□ cm			体重	□□□ kg	
入院日期	□□□□ 年 □□ 月 □□ 日			记录时间	□□□□ 年 □□ 月 □□ 日	
出生地	____省（自治区、直辖市）____市（地区、州）____县（区）____乡（镇、街道办事处）					
民族	○汉族	○回族	○壮族	○蒙古族	○维吾尔族	○满族 ○其他：____族
婚姻状况	○未婚　○已婚　○丧偶　○离婚					
职业	○退休　○现就业　○无业					
家庭地址	____省（自治区、直辖市）____市（地区、州）____县（区）____乡（镇、街道办事处）					
邮编	□□□□□□					
病史陈述者	○患者本人			○家属		○其他：_____

主诉：_____（20字以内）

主要症状	□胸痛	□咯血	□呼吸困难	□晕厥	□其他症状：_____
出现时间	□□□□年□□月□□日或_____年前/_____个月前/_____天前				
诱发因素	□无	□有诱发因素：_____			
其他症状	□无	□有其他症状：_____			
是否就诊	□是	□否			

现病史

发病前3个月内静脉血栓相关风险因素		
手术史	□□□□年□□月□□日	
创伤史	□□□□年□□月□□日	
急性加重住院	□□□□年□□月□□日	因_____病
卧床	□□□□年□□月□□日	_____天
制动/长途旅行时间	□□□□年□□月□□日	_____时间
女性相关		
怀孕次数	□□次	
生育子女数	□□男□□女	
怀孕	□□周□□天	
其他		

若选有诱发因素：

当选胸痛出现：

位置	□心前区	□胸壁	
程度	□剧烈	□中等	□轻度
性质	□针刺样	□刀割样	□压榨性	□隐性
加重因素	□阵发性干咳时	□吸气时	□咳嗽后
缓解因素	□前倾	□平卧	□安静	□休息
治疗	□不缓解	□缓解	治疗方式＿＿＿＿＿

当选咯血出现：

时间	＿＿年/＿＿月/＿＿天/＿＿小时/＿＿分钟		
咯血量	□痰中带血　□整口鲜血　每次量约＿＿ ml,每天＿＿＿次		
性质	□持续性	□间断性	□发作性
治疗	□不缓解	□缓解	治疗方式＿＿＿＿＿

当选呼吸困难出现：

性质	□持续性	□间断性	□发作性	
加重因素	□夜间	□平卧	□日常活动后	□剧烈活动后	□其他情况＿＿＿＿
缓解因素	□口服药物＿＿＿＿		□坐起	□休息	□其他情况＿＿＿＿
Borg 评分	＿＿＿＿＿分				
其他情况					

当选就诊出现：

医院名称		
检查		
胸部 CT	□无	□有,＿＿＿＿＿＿＿＿＿＿
CTPA	□无	□有,＿＿＿＿＿＿＿＿＿＿
超声心动图	□无	□有,＿＿＿＿＿＿＿＿＿＿
检验		
动脉血气分析	□无	□有,＿＿＿＿＿＿＿＿＿＿
D-二聚体	□无	□有,＿＿＿＿＿＿＿＿＿＿
心肌标志物	□无	□有,＿＿＿＿＿＿＿＿＿＿
其他	□无	□有,＿＿＿＿＿＿＿＿＿＿
诊断		
□急性肺栓塞	□深静脉血栓形成	□其他＿＿＿＿＿＿＿＿＿＿
治疗		
名称		
剂量		
给药方式		
治疗后情况变化	□症状较前明显改善　　□症状略有好转　　□症状无明显缓解	
	□症状较前进一步加重,为求进一步诊治收入我科	

患者状态

神志	□清楚	□嗜睡	□模糊	□昏睡	□谵妄	□浅昏迷	□深昏迷
精神	□好		□欠佳			□差	
饮食	□好		□欠佳			□差	
睡眠	□好		□欠佳			□差	
体重	□近____日下降____kg		□变化不明显				
其他							

既往史：

高血压

□否认高血压病史	□高血压病史
时间	____年____月
最高值	收缩压____mmHg,舒张压____mmHg
治疗	□未规律用药 ‖ □规律服用_____药物治疗
目前值	收缩压____mmHg,舒张压____mmHg

糖尿病

□否认糖尿病病史	□糖尿病病史
时间	____年____月
治疗	□未规律用药 ‖ □规律服用_____药物治疗
目前值	空腹血糖波动于____至____mmol/L,餐后波动于____至____mmol/L

冠心病

□否认冠心病病史	□冠心病病史
时间	____年____月
手术	□未行 ‖ □已行,____年____月
治疗	□未规律用药 ‖ □规律服用_____药物治疗

脑血管病

□否认脑血管病病史	□脑血管病病史
时间	____年____月
分类	□出血性脑血管病 ‖ □缺血性脑血管病
治疗	□未规律用药 ‖ □规律服用_____药物治疗

神经精神疾病

□否认神经精神疾病病史	□神经精神疾病病史	
时间	____年____月	
发作	□间断 ‖ □偶尔	□持续
治疗		

呼吸系统疾病

□否认呼吸系统疾病病史		□呼吸系统疾病病史		
具体疾病	□慢性阻塞性肺疾病	□间质性肺疾病	□支气管哮喘	□支气管扩张	□肺气肿
确诊时间				

肿瘤

□否认肿瘤病史	□肿瘤病史　○活动期肿瘤　○非活动期肿瘤

活动期肿瘤

确诊时间	___年___月
类型	
治疗阶段	
最近一次治疗方案	

非活动期肿瘤

确诊时间	___年___月
类型	

下肢疾病

□无	□下肢静脉曲张病史	□下肢静脉炎病史	□下肢血管后综合征病史
诊断时间	___年___月		
部位			
手术	□行静脉曲张剥脱术	□未行静脉曲张剥脱术	

预防接种史

□有预防接种史	□预防接种史不详
接种疫苗	□麻疹活疫苗　□乙型肝炎疫苗　□甲型肝炎疫苗　□流行性乙型脑炎疫苗 □脊髓型灰质炎三型混合疫苗　□流脑疫苗　□新型冠状病毒疫苗
接种时间	___年___月

其他病史

肝炎史	□否认	□___年___月
结核史	□否认	□___年___月
疟疾史	□否认	□___年___月
手术史	□否认	□___年___月
外伤史	□否认	□___年___月
输血史	□否认	□___年___月
食物药物过敏史	□否认	□_____过敏

肺栓塞

□否认肺栓塞病史	□肺栓塞病史
时间	___年___月
曾用治疗	___药物抗凝治疗___年___月
目前治疗	□未用药物治疗　□服用药物___抗凝治疗

深静脉血栓形成		
□否认深静脉血栓形成病史		□深静脉血栓形成病史
部位	□上肢	□下肢
时间	___年___月	
曾用治疗	___药物抗凝治疗___年___月	
下肢静脉滤器	□未行	□行下肢静脉滤器,○已取出 ○未取出
目前治疗	□未用药物治疗	□服用___药物抗凝治疗

个人史：

出生地		
久居地		
疫区、疫情、疫水接触史	□无	□___年___月___日曾在___疫区工作,生活___年___月
牧区居住史	□无	□在牧区居住___年___月
矿山居住史	□无	□在矿山居住___年___月
高氟区居住史	□无	□在高氟区居住___年___月
低碘区居住史	□无	□在低碘区居住___年___月
化学性物质、放射性物质、有毒物质接触史	□无	□曾于___年___月___日接触过有毒物质(名称)___,接触时长___
吸毒史	□无吸毒史	□吸毒史
吸烟史	□否认吸烟史	□吸烟史
饮酒史	□否认饮酒史	□嗜酒史
冶游史	□无冶游史	□冶游史
当选择吸烟史时出现：		
吸烟___年___月,平均___支/d,□未戒烟 □已戒烟___年___月		
当选择嗜酒史时出现：		
饮酒___年___月,□白酒___次/周,___ml/次 □啤酒___次/周,___ml/次 □___(其他类型)___次/周,___ml/次,□未戒酒 □已戒酒___年___月		

婚育史：

婚姻史	□未婚	□已婚,结婚年龄___岁	□离异	□丧偶
生育史	孕___产___,育有___子___女,□无流产史 (孕___周发生 □自然流产 □人工流产,流产原因___)			
月经史	月经周期___天,每次持续___天,初潮___岁,绝经___岁			

家族史：

家族性遗传病病史	□有				□丧偶		
当选择有时出现							
亲属	□父	□母	□兄	□弟	□姐	□妹	□子	□女
遗传病							
静脉血栓栓塞症家族史							
1 级亲属	□父	□母	□子	□女	□兄	□弟	□姐	□妹
2 级亲属	□叔	□伯	□姑	□舅	□姨	□祖父母	□外祖父母
3 级亲属	□表兄妹				□堂兄妹		

体格检查

体温：____℃	脉搏：____次/min
呼吸：____次/min	血压：____/____mmHg
身高：____cm	体重：____kg
BMI：____kg/m²	

一般情况				
发育	□正常	□不良	□超常	
营养	□良好	□中等	□不良	□过度	□恶病质
表情	□自如	□痛苦	□忧虑	□恐惧	□淡漠
体位	□自主体位 □被动体位 □强迫体位 □强迫仰卧位 □强迫俯卧位 □强迫侧卧位 □强迫坐位 □强迫蹲位 □强迫停立位 □辗转体位 □角弓反张位				
神志	□清楚 □嗜睡 □模糊 □昏迷 □谵妄 □浅昏迷 □深昏迷 □其他____				
查体	□合作	□不合作		
皮肤黏膜	□正常 □苍白 □黄染 □发绀 □其他_____			
皮疹	□有	□无		
皮下出血	□有	□无		
皮下结节	□有	□无		
瘢痕	□有	□无		
毛发	□毛发分布正常 □多毛 □头发稀疏 □头发脱落_____			
淋巴结	□浅表淋巴结无肿大 □浅表淋巴结肿大			

头部						
头颅	□无畸形	□畸形	□压痛	□包块		
眼睑水肿	□有	□无				
结膜	□正常	□充血	□水肿	□出血	□苍白	□黄染	□滤泡
巩膜	□无黄染	□黄染				
瞳孔	□双侧等大正圆	□异常描述				

瞳孔对光反射	□正常			□迟钝			□消失	
外耳道	□无异常分泌物				□有异常分泌物			
乳突压痛	□有				□无			
听力粗试障碍	□有				□无			
嗅觉	□正常				□不正常			
口唇	□正常		□苍白		□发绀		□其他异常____	
牙龈	□正常				□异常			
口腔黏膜	□正常	□色素沉着	□出血点	□瘀斑	□麻疹黏膜斑	□充血	□肿胀	□溃疡
舌色	□正常				□异常描述____			
伸舌	□无震颤、偏斜			□震颤		□偏斜		
咽部黏膜	□正常	□充血	□红肿	□分泌物增多	□分泌物减少		□表面粗糙	□淋巴滤泡
扁桃体肿大	□无肿大		□Ⅰ度肿大		□Ⅱ度肿大		□Ⅲ度肿大	

颈部

颈部	□软			□强直		
颈抵抗	□无			□有		
颈动脉搏动	□正常			□搏动增强		□搏动减弱
颈静脉怒张	□无			□怒张		□充盈
气管	□居中			□右偏		□左偏
甲状腺肿大	□无肿大			□弥漫性肿大Ⅰ度		□弥漫性肿大Ⅱ度
	□弥漫性肿大Ⅲ度			□结节性肿大		

胸部

胸廓	□胸廓无畸形	□扁平胸	□桶状胸	□佝偻病串珠	□鸡胸	□漏斗胸
胸壁静脉曲张	□无			□有		
乳房	□正常对称	□男乳女化	□包块	□压痛	□乳头分泌物	
呼吸运动	□正常	□左侧增强	□右侧增强	□左侧减弱	□右侧减弱	
肋间隙	□正常	□增宽	□变窄	□回缩	□膨隆	
语颤	□两侧对称	□左侧增强	□右侧增强	□左侧减弱	□右侧减弱	
胸骨叩痛	□无			□有		

肺部

叩诊音	□清音	□浊音	□实音	□鼓音	□过清音
听诊	□呼吸音清晰	□啰音	□异常支气管呼吸音	□异常支气管肺泡呼吸音	□异常肺泡呼吸音
胸膜摩擦音	□有			□无	
血管杂音	□有			□无	

心脏				
心前区隆起	□有		□无	
心尖搏动位置	□正常	□未见	□增强	□弥散
心率	____次/min			
心律	□齐	□不齐	□绝对不齐	
杂音	□有		□无	
如选择有杂音				
肺动脉瓣区	□舒张期		□收缩期	
主动脉瓣区	□舒张期		□收缩期	
三尖瓣区	□舒张期		□收缩期	
二尖瓣区	□舒张期		□收缩期	
P_2亢进	□有		□无	
心包摩擦音	□有		□无	
腹部				
腹部触诊	□平软		□抵抗	
腹壁静脉曲张	□有		□无	
压痛	□有		□无	
反跳痛	□有		□无	
腹部包块	□触及		□未触及	
肝脾脏	□未及		□触及,肋下____cm	
Murphy征	□阴性		□阳性	
移动性浊音	□有		□无	
肾区叩击痛	□有		□无	
肠鸣音	□正常,___次/min	□亢进,___次/min	□减弱,___次/min	□消失
肛门直肠及外生殖器	□未查		□无异常	
脊柱	□正常生理弯曲	□侧凸	□前凸	□后凸
四肢畸形	□有		□无	
四肢活动	□自如		□受限	
下肢静脉曲张	□有		□无	
皮肤色素沉着	□有		□无	
杵状指(趾)	□有		□无	
关节	□正常　□红肿　□疼痛　□强直　□明显膨大　□僵硬　□肥大　□变形　□梭形关节 □爪形手　□其他,____			
下肢水肿情况	____(部位)　□无水肿　□水肿　□指凹性水肿　□非指凹性水肿 右下肢大腿周径(髌骨上缘以上15cm处)____cm,左下肢大腿周径(髌骨上缘以上15cm处)____cm 右下肢小腿周径(髌骨下缘以下10cm处)____cm,左下肢小腿周径(髌骨下缘以下10cm处)____cm			

神经系统			
四肢肌力	□正常	□异常____	
肌张力	□正常	□异常____	
双侧肱二、三头肌腱反射	□正常	□异常____	
双侧膝反射	□正常	□异常____	
跟腱反射	□正常	□异常____	
Babinski 征	□阴性	□阳性____	
	□双侧	□左侧	□右侧

实验室及特殊检查

检查日期	项目	结果	检查单位
___年__月__日	血常规	白细胞计数___×10^9/L,红细胞比容___%,血小板计数___×10^9/L,血红蛋白____ g/L,红细胞分布宽度____% 、___ fL,ABO 血型:□A 型　□B 型　□O 型　□AB 型　□未查 Rh 血型:□Rh 阳性　□Rh 阴性　□未查	□本院　□外院
___年__月__日	血气分析	吸氧浓度____% ,pH ____,PaO$_2$ ____ mmHg,PaCO$_2$ ____ mmHg,HCO$_3$$^-$____ mmol/L,乳酸____ mmol/L	□本院　□外院
___年__月__日	凝血功能	凝血酶原时间____ s,凝血酶原活动度___%,PT-INR ___,凝血活酶时间___ s,纤维蛋白原____ g/L,APTT ____ s,D-二聚体____ mg/L、____ ng/ml,蛋白 C 活性____%,蛋白 S 活性____%,抗凝血酶Ⅲ活性____%	□本院　□外院
___年__月__日	血脂分析	胆固醇___ mmol/L,甘油三酯___ mmol/L,低密度脂蛋白___ mmol/L	□本院　□外院
___年__月__日	生化	谷丙转氨酶___ IU/L,谷草转氨酶___ IU/L,总胆红素____ μmol/L,直接胆红素____ μmol/L,血清白蛋白____ g/L,尿素氮____ mmol/L,肌酐____ μmol/L,尿酸___ μmol/L	□本院　□外院
___年__月__日	心肌损伤标志物	肌酸激酶___ IU/L,肌酸激酶同工酶___ IU/L,乳酸脱氢酶___ IU/L,肌钙蛋白 I ___ ng/ml、___ μg/L,肌钙蛋白 T ___ ng/ml、___ μg/L	□本院　□外院
___年__月__日	心衰标志物	BNP ___ pg/ml、___ μg/L,NT-proBNP ___ pg/ml、___ μg/L	□本院　□外院
___年__月__日	风湿免疫指标	抗心磷脂抗体 IgM:□阴性　□阳性,滴度____□未查 抗心磷脂抗体 IgG:□阴性　□阳性,滴度____□未查 狼疮抗凝物:□阴性　□阳性　□未查 抗 β$_2$-糖蛋白抗体 IgM:□阴性　□阳性　□未查 抗 β$_2$-糖蛋白抗体 IgG:□阴性　□阳性　□未查 血管性血友病因子抗原:□阴性　□阳性　□未查	□本院　□外院
___年__月__日	CTPA	CTPA:□无肺动脉血栓　□有肺动脉血栓 肺动脉血栓部位(可多选):□肺动脉主干　□左肺上叶 □左肺舌段　□左肺下叶　□右肺上叶　□右肺中叶 □右肺下叶　□段级血管	□本院　□外院
___年__月__日	超声心动图	超声心动图:	□本院　□外院

续表

检查日期	项目	结果	检查单位
___年__月__日	外周血管超声	血管超声:□无血栓　□有血栓 静脉血栓部位(可多选): 　　□上肢深静脉　□下肢深静脉 　　□下肢浅静脉　□下腔静脉	□本院　□外院
___年__月__日	V/Q 显像	V/Q 显像:	□本院　□外院

签名:_____

静脉血栓栓塞症病例报告表

医 院 名 称:＿＿＿＿＿＿＿＿＿＿

医 院 编 码:＿＿＿＿＿＿＿＿＿＿

患 者 编 码:＿＿＿＿＿＿＿＿＿＿

填表人姓名:＿＿＿＿＿＿＿＿＿＿

填 表 日 期:＿＿＿＿＿＿＿＿＿＿

知情同意书	
知情同意书签署日期	□□□□/□□/□□
签署者姓名	□□□□

一般情况	
1. 性别	○男　○女
2. 出生日期	□□□□/□□/□□
3. 年龄	＿＿＿＿＿岁
4. 民族	○汉族　○回族　○壮族　○蒙古族　○维吾尔族　○满族　○其他:＿＿族
5. 身高	□□□cm
6. 体重	□□□kg

7. 吸烟史	○当前吸烟(继续填写)　○曾经吸烟(继续填写)　○否	
	是否戒烟	○是　○否
	吸烟数量	□□支/d
	吸烟时间	□□□□/□□/□□— □□□□/□□/□□

入院情况			
1. 入院日期	□□□□/□□/□□		
2. 入院科室			
○内科			
○呼吸与危重症医学科(包含 RICU)	○心脏内科(包含 CCU)		○神经内科
○肾内科	○感染科	○内分泌科	○风湿免疫科
○消化内科	○血液科	○重症医学科	○其他内科科室:＿＿
○外科			
○普通外科	○心脏外科	○骨科	○胸外科
○外科 ICU	○肿瘤外科	○神经外科	○泌尿外科
○妇科	○血管外科	○重症医学科	○其他外科科室:＿＿
科室名称			

内科基础疾病病史				
1. **内科基础疾病**	○是(继续填写)　○否			
□**心血管疾病**	□高血压	□冠心病	□瓣膜病	□心肌病
	□慢性心功能不全	□心房颤动	□高脂血症	□其他:＿＿
□**呼吸系统疾病**	□慢性阻塞性肺疾病	□肺结核	□支气管哮喘	□间质性肺疾病
	□慢性肺源性心脏病	□支气管扩张症	□其他:＿＿	

内科基础疾病病史				
□消化系统疾病	□消化性溃疡 □慢性肝炎	□克罗恩病 □肝硬化	□溃疡性结肠炎 □其他:＿＿	
□泌尿系统疾病	□慢性肾衰竭	□肾病综合征	□其他:＿＿	
□神经系统疾病	□缺血性脑卒中	□出血性脑卒中	□其他:＿＿	
□内分泌与代谢性疾病	□糖尿病	□甲状腺功能亢进	□甲状腺功能减退	□其他:＿＿
□风湿免疫系统疾病	□系统性红斑狼疮 □系统性硬化症	□肌炎/皮肌炎 □干燥综合征	□系统性血管炎 □类风湿关节炎	□抗磷脂综合征 □贝赫切特综合征
□血液系统疾病	□白血病 □原发性血小板增多症	□淋巴瘤 □真性红细胞增多症	□骨髓瘤 □阵发性睡眠性血红蛋白尿	□骨髓增生异常综合征 □其他:＿＿
□血管性疾病	□静脉炎	□静脉曲张	□其他:＿＿	
□其他基础内科疾病				

2. 静脉血栓栓塞症 (VTE)既往史	○是　○否			
	确诊时间	□□□□/□□/□□		
	VTE 类型	□DVT　□PTE　□DVT 合并 PTE		
	治疗情况	○仍在溶栓治疗	溶栓药物	○尿激酶 ○链激酶 ○重组组织型纤溶酶原激活剂 ○其他:＿＿
		○已停溶栓治疗		
		○仍在抗凝治疗	抗凝药物	○低剂量普通肝素 ○依诺肝素钠 ○那屈肝素钙 ○达肝素钠 ○未分类低分子量肝素 ○磺达肝癸钠 ○阿加曲班 ○利伐沙班 ○达比加群 ○阿哌沙班 ○艾多沙班 ○华法林 ○阿司匹林 ○其他:＿＿
		○已停抗凝治疗		

3. VTE 家族史	○是　○否	
	亲属关系	□1 级亲属[父母、子女及兄弟姐妹(同父母)]＿＿人( ) □2 级亲属(叔、伯、姑、舅、姨、祖父母、外祖父母)＿＿人( ) □3 级亲属(表兄妹或堂兄妹)＿＿人( )
	VTE 类型	□DVT　□PTE　□DVT 合并 PTE(与亲属关系对应)

内科基础疾病病史				
4. 易栓症病史		○是(继续填写)　○否		
	易栓症类型	□蛋白 C 缺乏　□蛋白 S 缺乏　□抗凝血酶缺陷症 □Leiden Ⅴ 因子突变　□抗血凝酶原 G20210A 突变 □抗磷脂综合征　□其他:____		
	诊断时间	□□□□/□□/□□		
	治疗情况	○仍在溶栓治疗	溶栓药物	○尿激酶 ○链激酶 ○重组组织型纤溶酶原激活剂 ○其他:___
		○已停溶栓治疗		
		○仍在抗凝治疗	抗凝药物	○低剂量普通肝素 ○依诺肝素钠 ○那屈肝素钙 ○达肝素钠 ○未分类低分子量肝素 ○磺达肝癸钠 ○阿加曲班 ○利伐沙班 ○达比加群 ○阿哌沙班 ○艾多沙班 ○华法林 ○阿司匹林 ○其他:_____
		○已停抗凝治疗		

手术操作情况	
既往是否行外科手术	○是(继续填写)　○否

手术类型

○颅脑手术	○甲状腺手术	○心脏手术	○乳腺手术	○胸部手术
○胃/十二指肠手术	○小肠/阑尾/结肠手术	○乙状结肠/直肠/肛门手术	○肝胆手术	○胰腺手术
○脾脏手术	○泌尿系统手术	○妇科手术	○血管手术	○周围神经手术
○脊柱手术	○全髋关节置换术	○全膝关节置换术	○髋部骨折术	○关节镜手术
○其他手术				

手术详细名称:_____

手术/操作类别	○微创手术　　　　　○介入手术　　　　　○传统开放式手术 ○杂交手术　　　　　○其他:_____
手术日期	□□□□/□□/□□
是否接受麻醉	○是(继续填写)　○否
麻醉方式	○局麻　　○硬膜外麻醉　　○椎管内麻醉　　○神经阻滞麻醉　　○局部浸润麻醉 ○全麻　　○静脉麻醉　　○吸入麻醉　　○复合麻醉

住院期间是否接受手术/操作治疗　○是(继续填写)　○否				
手术/操作类型				
○颅脑手术	○甲状腺手术	○心脏手术	○乳腺手术	○胸部手术
○胃/十二指肠手术	○小肠/阑尾/结肠手术	○乙状结肠/直肠/肛门手术	○肝胆手术	○胰腺手术
○脾脏手术	○泌尿系统手术	○妇科手术	○血管手术	○周围神经手术
○脊柱手术	○全髋关节置换术	○全膝关节置换术	○髋部骨折术	○关节镜手术
○其他手术/操作				

手术/操作详细名称:_____			
手术/操作类别	○微创手术	○介入手术	○传统开放式手术
	○杂交手术	○其他:_____	
手术/操作开始时间	□□□□/□□/□□　□□:□□(YYYY/MM/DD hh:mm)		
手术/操作结束时间	□□□□/□□/□□　□□:□□(YYYY/MM/DD hh:mm)		
是否接受麻醉	○是(继续填写)　○否		
麻醉开始时间	□□□□/□□/□□　□□:□□(YYYY/MM/DD hh:mm)		
麻醉结束时间	□□□□/□□/□□　□□:□□(YYYY/MM/DD hh:mm)		
麻醉方式	○局麻	○硬膜外麻醉	○椎管内麻醉	○神经阻滞麻醉	○局部浸润麻醉
	○全麻	○静脉麻醉	○吸入麻醉	○复合麻醉	

急性内科疾病情况				
是否合并急性内科疾病　○是(继续填写)　○否				
□心血管疾病	□急性心力衰竭	□慢性心力衰竭急性加重	□急性冠脉综合征	□其他:____
□呼吸系统疾病	□慢性阻塞性肺疾病急性加重	□急性呼吸衰竭	□肺部感染	□重症肺炎
	□重度哮喘	□间质性肺炎	□其他:____	
□消化系统疾病	□急性胰腺炎	□急性肠梗阻	□其他:____	
□泌尿系统疾病	□急性肾损伤	□急性肾小球肾炎	□急进性肾小球肾炎	□其他:____
□神经系统疾病	□缺血性脑卒中	□出血性脑卒中	□其他:____	
□内分泌与代谢性疾病	□糖尿病酮症酸中毒	□糖尿病高渗性昏迷	□其他:____	
□风湿免疫系统疾病	□系统性红斑狼疮	□肌炎/皮肌炎	□系统性血管炎	□抗磷脂综合征
	□系统性硬化症	□干燥综合征	□类风湿关节炎	□贝赫切特综合征
	□其他:____			
□血液系统疾病	□白血病	□淋巴瘤	□其他:____	
□急性感染性疾病	□败血症	□脓毒血症	□其他需要静脉注射抗菌药物的急性感染性疾病:____	
□其他急性内科疾病	_____			

恶性肿瘤情况

是否合并恶性肿瘤　○是(继续填写)　○否

恶性肿瘤类型	恶性肿瘤活动性情况	确诊时间
□神经系统恶性肿瘤	○非活动性 ○接受放化疗 ○预期进行手术 ○肿瘤转移 ○肿瘤晚期	□□□□/□□/□□
□头颈部恶性肿瘤	○非活动性 ○接受放化疗 ○预期进行手术 ○肿瘤转移 ○肿瘤晚期	□□□□/□□/□□
□甲状腺恶性肿瘤	○非活动性 ○接受放化疗 ○预期进行手术 ○肿瘤转移 ○肿瘤晚期	□□□□/□□/□□
□食管恶性肿瘤	○非活动性 ○接受放化疗 ○预期进行手术 ○肿瘤转移 ○肿瘤晚期	□□□□/□□/□□
□肺恶性肿瘤	○非活动性 ○接受放化疗 ○预期进行手术 ○肿瘤转移 ○肿瘤晚期	□□□□/□□/□□
□乳腺恶性肿瘤	○非活动性 ○接受放化疗 ○预期进行手术 ○肿瘤转移 ○肿瘤晚期	□□□□/□□/□□
□胃恶性肿瘤	○非活动性 ○接受放化疗 ○预期进行手术 ○肿瘤转移 ○肿瘤晚期	□□□□/□□/□□
□胰腺恶性肿瘤	○非活动性 ○接受放化疗 ○预期进行手术 ○肿瘤转移 ○肿瘤晚期	□□□□/□□/□□
□肝恶性肿瘤	○非活动性 ○接受放化疗 ○预期进行手术 ○肿瘤转移 ○肿瘤晚期	□□□□/□□/□□
□胆管恶性肿瘤	○非活动性 ○接受放化疗 ○预期进行手术 ○肿瘤转移 ○肿瘤晚期	□□□□/□□/□□
□结直肠恶性肿瘤	○非活动性 ○接受放化疗 ○预期进行手术 ○肿瘤转移 ○肿瘤晚期	□□□□/□□/□□
□肾或输尿管恶性肿瘤	○非活动性 ○接受放化疗 ○预期进行手术 ○肿瘤转移 ○肿瘤晚期	□□□□/□□/□□
□膀胱恶性肿瘤	○非活动性 ○接受放化疗 ○预期进行手术 ○肿瘤转移 ○肿瘤晚期	□□□□/□□/□□
□前列腺恶性肿瘤	○非活动性 ○接受放化疗 ○预期进行手术 ○肿瘤转移 ○肿瘤晚期	□□□□/□□/□□
□妇科恶性肿瘤	○非活动性 ○接受放化疗 ○预期进行手术 ○肿瘤转移 ○肿瘤晚期	□□□□/□□/□□
□其他恶性肿瘤：_____	○非活动性 ○接受放化疗 ○预期进行手术 ○肿瘤转移 ○肿瘤晚期	□□□□/□□/□□

VTE 风险因素

卧床或制动>72h	○是　　○否		
下肢肿胀	○是　　○否		
中央静脉通路(或 PICC)	○是　　○否		
	若是	操作时间	□□□□/□□/□□
机械通气	○是　　○否		
	若是	操作时间	□□□□/□□/□□
1 个月内创伤史	○是　　○否		
	若是,请选择		
	○颅脑损伤	○脊柱损伤	○胸腹联合伤
	○上肢骨折	○下肢骨折	○其他重大创伤:_____
女性患者的风险因素(男性可填否,后期系统自动处理)	服避孕药物	○是　　○否	
	若是,请选择	药物名称	□炔诺酮 □甲地孕酮 □去氧孕烯 □孕二烯酮 □其他:_____
		开始时间	□□□□/□□/□□
		是否停用	○是　　○否
		结束时间	□□□□/□□/□□
	雌激素替代治疗	○是　　○否	
	不明原因或习惯性流产史	○是　　○否	
	若是,请继续填写	流产次数	

出血风险因素		
入院时是否存在出血风险因素:○是(继续填写)　○否		
直接危险因素		
活动性出血	○是　○否	
3个月内有出血事件	○是　○否	
基础疾病相关危险因素		
凝血功能障碍	○是　○否	
肝功能不全(INR>1.5)	○是　○否	
严重肾功能不全[GFR<30ml/(min·1.73m^2)]	○是　○否	
血小板数量减少(低于50×10^9/L)	○是　○否	
未控制的高血压(收缩压>160mmHg)	○是　○否	
已知、未治疗的出血疾病	○是　○否	
活动性消化道溃疡	○是　○否	
内科治疗相关危险因素		
使用抗凝药物或溶栓药物	○是　○否	
	药物名称	○尿激酶 ○链激酶 ○重组组织型纤溶酶原激活剂 ○低剂量普通肝素 ○依诺肝素钠 ○那屈肝素钙 ○达肝素钠 ○未分类低分子量肝素 ○磺达肝癸钠 ○阿加曲班 ○利伐沙班 ○达比加群 ○阿哌沙班 ○艾多沙班 ○华法林 ○其他:＿＿＿＿
	开始时间	□□□□/□□/□□
	结束时间	□□□□/□□/□□
使用抗血小板药物	○是　○否	
	药物名称	○阿司匹林 ○氯吡格雷 ○其他:＿＿＿＿
	开始时间	□□□□/□□/□□
	结束时间	□□□□/□□/□□
外科治疗相关危险因素		
腰穿、硬膜外或椎管内麻醉术前4~12h	○是　○否	
腹部手术:术前贫血/复杂手术	○是　○否	
胰十二指肠切除术:败血症、胰瘘、手术部位出血	○是　○否	
肝切除术:原发性肝癌,术前血红蛋白和血小板计数低	○是　○否	
心脏手术:体外循环时间较长	○是　○否	
胸部手术:全肺切除术或全肺扩大切除术	○是　○否	
开颅手术、脊柱手术、脊柱外伤、游离皮瓣重建手术	○是　○否	
其他未提及的出血风险因素	○是,请注明＿＿＿＿＿　○否	

实验室检查

血型

ABO 血型	○A ○B ○AB ○O ○未查
Rh 血型	○阳性 ○阴性 ○未查

血常规

是否进行血常规检查	○是 ○否	采样日期 □□□□/□□/□□	
检查项目	检测值	单位	参考值范围
红细胞计数(RBC)		$10^{12}/L$	
血小板(PLT)		$10^9/L$	
血红蛋白(Hb)		g/L	
白细胞计数(WBC)		$10^9/L$	

肝功能

是否进行肝功能检查	○是 ○否	采样日期 □□□□/□□/□□	
检查项目	检测值	单位	参考值范围
天冬氨酸氨基转移酶(AST)		IU/L	
丙氨酸氨基转移酶(ALT)		IU/L	
总胆红素(TBIL)		μmol/L	
直接胆红素(DBIL)		μmol/L	
血清白蛋白(ALB)		g/L	
同型半胱氨酸(Hcy)		μmol/L	

血脂分析

是否进行血脂检查	○是 ○否	采样日期 □□□□/□□/□□	
检查项目	检测值	单位	参考值范围
胆固醇(CHOL)		mmol/L	
甘油三酯(TG)		mmol/L	
低密度脂蛋白(LDL)		mmol/L	

肾功能

是否进行肾功能检查	○是 ○否	采样日期 □□□□/□□/□□	
检查项目	检测值	单位	参考值范围
血肌酐(Scr)		μmol/L	
血尿素氮(BUN)		mmol/L	
尿酸(UA)		μmol/L	
估算肾小球滤过率(eGFR)		ml/(min·1.73m^2)	
肌酐清除率(Ccr)		ml/min	
血清胱抑素 C(CysC)		mg/L	

心肌梗死标志物			
是否进行心肌梗死标志物检查	○是　○否	采样日期　□□□□/□□/□□	
检查项目	检测值	单位	参考值范围
肌钙蛋白 I(cTNI)		○ng/ml ○μg/L	
肌钙蛋白 T(cTNT)		○ng/ml ○μg/L	
心力衰竭标志物(BNP)			
是否进行心力衰竭标志物检查	○是　○否	采样日期　□□□□/□□/□□	
检查项目	检测值	单位	参考值范围
脑钠肽(BNP)		○pg/ml ○μg/L	
NT-proBNP		○pg/ml ○μg/L	
凝血功能			
是否进行凝血功能检查	○是　○否	采样日期　□□□□/□□/□□	
检查项目	检测值	单位	参考值范围
凝血酶原时间(PT)		s	
凝血酶原活动度(PA)		%	
活化部分凝血活酶时间(APTT)		s	
凝血活酶时间(TT)		s	
国际标准化比值(INR)			
血浆纤维蛋白原(FIB)		g/L	
D-二聚体(D-dimer)		○mg/dl ○ng/ml 或 mg/L	
炎性指标			
是否进行炎性指标检查	○是　○否	采样日期　□□□□/□□/□□	
检查项目	检测值	单位	参考值范围
C 反应蛋白(CRP)		mg/L	
降钙素原(PCT)		ng/mL	
抗凝蛋白活性检测			
是否进行抗凝蛋白活性检测	○是　○否	采样日期　□□□□/□□/□□	
检查项目	检测值	单位	参考值范围
蛋白 C		%	
蛋白 S		%	
抗凝血酶-Ⅲ(AT-Ⅲ)		%	

抗磷脂抗体检测

是否进行抗磷脂抗体检测		○是　○否	采样日期　□□□□/□□/□□	
检查项目		检测值		参考值范围
抗心磷脂抗体（ACL）	IgM	○阴性　○阳性　○未查		
	IgG	○阴性　○阳性　○未查		
抗 B2-糖蛋白 1（B2-GP1）抗体	IgM	○阴性　○阳性　○未查		
	IgG	○阴性　○阳性　○未查		
狼疮抗凝物（LA）		○阴性　○阳性　○未查		

肿瘤标志物

是否进行肿瘤标志物检查	○是　○否	采样日期　□□□□/□□/□□	
检查项目	检测值	单位	参考值范围
癌胚抗原（CEA）		ng/ml	
甲胎蛋白（AFP）		ng/ml	
癌抗原 CA125		U/ml	
癌抗原 CA15-3		U/ml	
癌抗原 CA19-9		U/ml	
前列腺特异性抗原（PSA）		ng/ml	
游离前列腺特异性抗原（fPSA）		ng/ml	
细胞角质蛋白 19 片段抗原 21-1（CYFRA21-1）		ng/ml	
神经元特异性烯醇化酶（NSE）		ng/ml	
鳞状上皮细胞相关抗原（SCC）		ng/ml	

VTE 预防情况

是否进行药物预防	○是（请跳转到药物预防表进行填写）　○否
是否进行机械预防	○是（请跳转到机械预防表进行填写）　○否

VTE 治疗方案（多选）

1. 溶栓治疗	**（1）是否存在溶栓相关禁忌证（多选）** 绝对禁忌证： □颅内结构性病变　□颅内出血病史　□3 个月内缺血性卒中　□活动性出血 □近期颅内或脊柱手术　□近期伴有骨折或脑损伤的头部外伤　□易出血体质 □以上情况均无 相对禁忌证： □收缩压>180mmHg　□舒张压>110mmHg　□近期出血史(非颅内出血) □近期手术史　□近期不可压迫止血部位的侵入性操作　□3 个月以上缺血性卒中病史　□应用抗凝治疗(如口服华法林)　□创伤性心肺复苏　□心包炎或心包积液　□感染性心内膜炎 □糖尿病视网膜病变　□妊娠　□年龄>75 岁　□低体重(如<60kg)　□严重肝功能不全　□活动性消化性溃疡　□以上情况均无 **（2）是否行溶栓治疗**:□否　□是 溶栓治疗开始时间（年/月/日/时）:□□□□/□□/□□/□□ 溶栓治疗结束时间（年/月/日/时）:□□□□/□□/□□/□□

VTE 治疗方案（多选）	
1. 溶栓治疗	**溶栓方案（单选）** □尿激酶 □尿激酶 2 小时溶栓方案：20 000IU/kg 持续静滴 2h □尿激酶 12 小时溶栓方案：负荷量 4 400IU/kg，静注 10 分钟，随后以 2 200IU/（kg·h）持续静滴 12 小时 □其他，请说明（剂量、方案＿＿＿＿＿＿） **□阿替普酶 rt-PA** □重组组织型纤溶酶原激活物（rt-PA）50mg 持续静滴 2 小时 □重组组织型纤溶酶原激活物（rt-PA）100mg 持续静滴 2 小时 □其他，请说明（药物、剂量、方案＿＿＿＿＿＿） **有无二次溶栓** □有 溶栓治疗开始时间（年/月/日/时）：□□□□/□□/□□/□□ 溶栓治疗结束时间（年/月/日/时）：□□□□/□□/□□/□□ 第二次溶栓方案 请说明（药物、剂量、方案＿＿＿＿＿＿） □无
2. 抗凝治疗	**是否进行抗凝治疗?** □否　□是（详细用药信息请填写抗凝药物记录表） 该患者的初始抗凝治疗药物为 □普通肝素　□低分子量肝素　□磺达肝癸钠　□利伐沙班（拜瑞妥）　□利伐沙班（其他） □艾多沙班　□阿哌沙班　□达比加群酯　□其他，请注明＿＿＿＿＿＿
3. 介入治疗	**（1）是否进行 PTE 介入治疗?** □否 □是，介入治疗开始时间（年/月/日）：□□□□/□□/□□ 介入治疗类型（多选）： □经皮导管吸栓碎栓术　□导管取栓术 □导管内溶栓　　　　药物名称：＿＿＿＿＿＿剂量：＿＿＿＿＿＿ □其他，请注明＿＿＿＿＿＿ **（2）是否进行 DVT 介入治疗?** □否 □是，介入治疗开始时间（年/月/日）：□□□□/□□/□□ 介入治疗类型（多选）： □人工血栓抽吸　□机械性血栓清除（PMT） □导管内溶栓（CDT）　　　药物名称：＿＿＿＿＿＿剂量：＿＿＿＿＿ **（3）是否行下腔静脉滤器植入术** □否 □是 时间（年/月/日）：□□□□/□□/□□ 滤器类型（单选） □可回收　□永久　□未知 滤器植入原因 □活动性出血　□其他抗凝绝对禁忌　□充分抗凝治疗下仍复发 PTE □血栓清除治疗保护措施　□其他，请注明＿＿＿＿＿＿
4. 手术治疗	**（1）是否进行手术治疗?** □否　□是，手术治疗开始时间（年/月/日）：□□□□/□□/□□ **（2）手术治疗类型** □肺动脉血栓摘除术　□下肢静脉取栓术　□其他，请注明＿＿＿＿＿＿
5. 其他治疗	**是否进行其他治疗?** □否　□是，□其他治疗方法，请注明＿＿＿＿＿＿

转归情况	
是否发生 VTE 事件	○是(请跳转到 VTE 事件表进行填写) ○否
是否发生心脑血管疾病事件	○是(继续填写) ○否 □急性冠脉综合征 □缺血性脑卒中 □出血性脑卒中 □其他心脑血管疾病事件:_____
是否发生出血事件	○是(请跳转到出血事件表进行填写) ○否

出院情况

离院方式

○医嘱离院

出院日期	□□□□/□□/□□

出院科室

○呼吸与危重症医学科(包含 RICU)		○心脏内科(包含 CCU)	○神经内科
○肾内科	○感染科	○内分泌科	○风湿免疫科
○消化内科	○血液科		
○普通外科	○心脏外科	○骨科	○胸外科
○外科 ICU	○肿瘤外科	○神经外科	○泌尿外科
○妇科	○血管外科	○其他:_____	

○死亡

死亡日期	□□□□/□□/□□
是否尸检	○是　　　　○否
主要死亡原因	○肺栓塞 ○其他:_____

随访

随访方式	○来院随访 ○电话随访	第□□次随访(每次随访均填写)	
是否失访	○是 ○否(**继续填写**)	随访日期	□□□□/□□/□□

有无 VTE 预防	□药物预防	药物名称	○低剂量普通肝素　○利伐沙班 ○依诺肝素钠　　　○达比加群 ○那屈肝素钙　　　○阿哌沙班 ○达肝素钠　　　　○艾多沙班 ○未分类低分子量肝素　○华法林 ○磺达肝癸钠　　　○阿司匹林 ○阿加曲班　　　　○其他
		剂量	
		单位	○IU　　　　　　○ml ○mg　　　　　　○其他
		频次	○每天 1 次　　　○每天 3 次 ○每天 2 次　　　○其他
	□机械预防	机械预防方式	□间歇性充气加压装置 □分级加压弹力袜 □静脉滤器
	○无	停用日期	□□□□/□□/□□

随访	
是否出血	○是(请跳转至出血事件表)　　○否
VTE 相关症状	○无　　　　　　　　　　　○有 PTE 相关症状:□咳嗽　□咳痰　□发热　□呼吸困难　□晕厥　□胸痛 DVT 相关症状:□肿胀　□疼痛或压痛

HA-VTE 事件	○是(请跳转至 VTE 事件表) ○否	确诊日期	□□□□/□□/□□

确诊方式	□静脉超声	□CT 肺动脉造影
	□核素肺通气/灌注扫描	

是否发生心脑血管疾病事件	○是(继续填写)　　○否 □急性冠脉综合征　□缺血性脑卒中　□出血性脑卒中　□其他心脑血管病事件:_____
是否死亡	○是　○否

药物预防情况表

序号	药物名称	剂量	单位	频次	给药途径	开始日期	是否持续	结束日期	结束原因
1	○低剂量普通肝素 ○依诺肝素钠　○利伐沙班 ○那屈肝素钙　○达比加群 ○达肝素钠　○阿哌沙班 ○未分类低分子量肝素　○艾多沙班 ○磺达肝癸钠　○华法林 ○阿加曲班　○阿司匹林 ○其他		○IU ○mg ○ml ○其他	○每天1次 ○每天2次 ○每天3次 ○其他	○口服 ○皮下注射 ○静脉注射 ○其他	□□□□/ □□/□□	○是 ○否	□□□□/ □□/□□	○出院 ○出血事件 (请填写 出血事件 表) ○HIT 事件 ○死亡 ○更换预防 药物 ○完成疗程 ○其他
	添加新日志行(如果有多条信息需要填写,请点击"添加新日志行"继续填写)								

机械预防情况表

有无机械预防禁忌证	○有 □充血性心力衰竭、肺水肿或下肢严重水肿 □下肢深静脉血栓形成、血栓性静脉炎或肺栓塞 □间歇充气加压装置和梯度弹力袜不适用于下肢局部情况异常(如皮炎、坏疽、近期接受皮肤移植手术)、下肢血管严重动脉硬化或其他缺血性血管病、下肢严重畸形;其他禁忌情况:_____ ○无(请继续填写)

序号	机械预防措施名称	每天使用频率	每天累计使用时间	开始日期	是否持续	结束日期	是否围手术期预防
1	○间歇充气加压装置(IPC) ○压力梯度袜(GCS) ○足底静脉泵 ○腔静脉滤器 ○神经肌肉刺激器 ○其他	○持续使用 ○间断使用	□□小时	□□□□/ □□/□□	○是 ○否	□□□□/ □□/□□	○术前 ○术中 ○术后 ○否
	添加新日志行(如果有多条信息需要填写,请点击"添加新日志行"继续填写)						

VTE 事件情况表

入院至随访期间是否发生 VTE 事件　○是　○否

□深静脉血栓形成(DVT) ○是　○否

确诊时间	□□□□/□□/□□
确诊方式	□静脉超声　□静脉造影
是否有导管相关血栓形成	○是　○否
□左上肢静脉血栓	□颈内静脉　□锁骨下静脉　□腋静脉　□头臂静脉
□右上肢静脉血栓	□颈内静脉　□锁骨下静脉　□腋静脉　□头臂静脉
□左下肢静脉血栓	□髂总静脉　□髂内静脉　□髂外静脉　□股静脉　□腘静脉　□腓静脉 □胫前静脉　□胫后静脉　□肌间静脉
□右下肢静脉血栓	□髂总静脉　□髂内静脉　□髂外静脉　□股静脉　□腘静脉　□腓静脉 □胫前静脉　□胫后静脉　□肌间静脉

□肺血栓栓塞症(PTE) ○是　○否

确诊时间	□□□□/□□/□□	
确诊方式	□CT 肺动脉造影　□核素肺通气/灌注扫描	
血栓部位	□肺动脉主干	
	□右肺动脉	□左肺动脉
肺栓塞危险分层	○高危　○中高危　○中低危　○低危	

出血事件情况表

可根据发生次数添加表格

发生时间	□□□□/□□/□□		
出血程度	□大出血 □临床相关非大出血 □小出血		
出血部位	□颅内出血	□眼底出血	□皮肤出血
	□椎管内出血	□牙龈出血	□失血性休克
	□心包内出血	□鼻出血	□其他需内科抢救或外科手术的出血事件
	□消化道出血	□腹膜后出血	
出血发生原因	○抗凝无关	○抗凝相关	○无法确定
出血转归	○好转	○加重	○死亡
	○痊愈	○转科	○未知

住院期间是否发生肝素诱导的血小板减少症事件　○是　○否

发生时间	□□□□/□□/□□

注:1. **大出血定义**　导致血红蛋白下降≥20g/L,或需要输注≥2 单位的全血或红细胞,或重要部位或脏器的明显出血(有临床表现),如颅内、脊椎内、眼内、腹膜后、关节内或心包,或伴有筋膜室综合征的肌肉内出血/死亡。

2. **临床相关非大出血定义**　不符合大出血标准而同时与下列情况有关的显性出血:需要医疗干预,需要医生干预(计划外的就诊或电话沟通),暂停使用抗凝药物,疼痛不适,日常生活行动受影响。

3. **小出血定义**　不符合大出血和临床相关非大出血定义的显性出血。

4. **肝素诱导的血小板减少症定义**　肝素诱导的血小板减少症(heparin-induced thrombocytopenia,HIT)分为两型,1 型 HIT 为非免疫反应,是肝素导致的血小板聚集和减少,应用肝素 48~72 小时后出现,一般停用肝素后 4 天内恢复,血栓风险不增高,不需要实验室检查,此型患者约占 10%;2 型 HIT 是一种免疫性疾病,导致 HIT 的主要抗原是肝素-PF4 复合物,普通肝素 HIT 发病率为 1%~5%,低分子量肝素为0.1%~1.0%。如果伴有血栓形成则称为肝素诱导的血小板减少症伴血栓形成综合征(HITTS)。

附录3 静脉血栓栓塞症相关指南推荐

年份	指南名称		专业	文献
	中文	英文		
2021	欧洲血管外科学会（ESVS）2021年静脉血栓管理临床实践指南	European Society for Vascular Surgery（ESVS）2021 clinical practice guidelines on the management of venous thrombosis.	外科	KAKKOS SK,GOHEL M,BAEKGAARD N,et al. Editor's Choice-European Society for Vascular Surgery（ESVS）2021 clinical practice guidelines on the management of venous thrombosis［J］. Eur J Vasc Endovasc Surg,2021,61(1):9-82.
2021	NCCN指南-2021版癌症相关静脉血栓栓塞性疾病	NCCN Guidelines Version 1. 2021 Cancer-Associated venous thromboembolic disease.	肿瘤	STREIFF MB, HOLMSTROM B, ANGELINI D,et al. Cancer-Associated Venous Thromboembolic Disease,Version 2. 2021,NCCN Clinical Practice Guidelines in Oncology. ［EB/OL］.［2021-10-15］https://doi. org/10. 6004/jnccn. 2021. 0047
2021	中国创伤骨科患者围手术期静脉血栓栓塞症预防指南	Guidelines for prevention of perioperative venous thromboembolism in Chinese orthopedic trauma patients.	骨科	林庆荣,杨明辉,侯志勇.中国创伤骨科患者围手术期静脉血栓栓塞症预防指南(2021)［J］.中华创伤骨科杂志,2021,23(03):185-192.
2021	美国血液协会/静脉血栓栓塞的管理指南:肿瘤患者预防与治疗	American Society of Hematology 2021 guidelines for management of venous thromboembolism:prevention and treatment in patients with cancer.	肿瘤	LYMAN GH, CARRIER M, AY C, et al. American Society of Hematology 2021 guidelines for management of venous thromboembolism:prevention and treatment in patients with cancer［J］. Blood Adv,2021,5(4):927-974.
2021	美国创伤危重症学会专家共识/创伤ICU深静脉血栓预防策略	Venous thromboembolism prophylaxis in the trauma intensive care unit:an American Association for the Surgery of Trauma Critical Care Committee Clinical Consensus Document.	ICU	RAPPOLD JF, SHEPPARD FR, CARMICHAELII SP, et al. Venous thromboembolism prophylaxis in the trauma intensive care unit:an American Association for the Surgery of Trauma Critical Care Committee Clinical Consensus Document［J］. Trauma Surg Acute Care Open,2021,6(1):e000643.
2020	中国泌尿外科围手术期血栓预防与管理专家共识		泌尿外科	张凯,翟梦瑶.中国泌尿外科围手术期血栓预防与管理专家共识［J］.现代泌尿外科杂志,2020,25(12):1048-1051.
2020	肝硬化门静脉血栓管理专家共识（2020年,上海）	Consensus for management of portal vein thrombosis in liver cirrhosis（2020,Shanghai）.	消化	中华医学会消化病学分会肝胆疾病学组.肝硬化门静脉血栓管理专家共识(2020年,上海)［J］.中华消化杂志,2020,40(11):721-730.

续表

年份	指南名称		专业	文献
	中文	英文		
2020	肿瘤患者静脉血栓防治指南2020		肿瘤	中国临床肿瘤学会指南工作委员会.肿瘤患者静脉血栓防治指南2020[M].北京:人民卫生出版社,2020.
2020	NCCN指南2020版癌症相关静脉血栓栓塞性疾病	NCCN Guidelines Version 2. 2020 Cancer-Associated venous thromboembolic disease.	肿瘤	STREIFF MB,HOLMSTROM B,ANGELINI D,et al. Cancer-Associated venous thromboembolic disease,Version 2. 2020,NCCN clinical practice guidelines in Oncology. [EB/OL]. [2020-04-16]https://www. nccn. org/hem.
2020	静脉血栓栓塞症机械预防中国专家共识		物理预防	中国健康促进基金会血栓与血管专项基金专家委员会.静脉血栓栓塞症机械预防中国专家共识[J].中华医学杂志,2020(07):484-492.
2020	上海市普通外科病人静脉血栓栓塞症防治管理规范(2020版)	Prevention and treatment regulation of venus thrombosis in Shanghai general surgical patients.	普通外科	上海市普通外科临床质量控制中心.上海市普通外科病人静脉血栓栓塞症防治管理规范(2020版)[J].中国实用外科杂志,2020,40(05):481-487.
2020	中国骨肿瘤大手术静脉血栓栓塞症防治专家共识	Chinese expert consensus in the prevention of venous thromboembolism in patients undergoing major surgeries due to bone tumor.	骨科	韩秀鑫,初同伟,董扬,等.中国骨肿瘤大手术静脉血栓栓塞症防治专家共识[J].中华骨与关节外科杂志,2020,13(05):353-360.
2020	妊娠期和产褥期静脉血栓栓塞的预防:2020年昆士兰临床指南	Venous thromboembolism(VTE) in pregnancy and the puerperium.	产科	Queensland Health. Queensland clinical guidelines(No. MN14. 9-V5-R19):venous thromboembolism(VTE)in pregnancy and the puerperium[EB/OL]. [2020-03-01]. https://www. health. qld. gov. au/qcg.
2020	上海市产科静脉血栓栓塞症的综合管理共识		产科	李笑天,狄文,陶敏芳,等.上海市产科静脉血栓栓塞症的综合管理共识[J].上海医学,2020,43(12):709-714.
2020	输液导管相关静脉血栓形成防治中国专家共识(2020版)	Chinese expert consensus on prevention and treatment catheter related venous thrombosis (2020 edition)	导管相关	成芳,傅麒宁,何佩仪,等.输液导管相关静脉血栓形成防治中国专家共识(2020版)[J].中国实用外科杂志,2020,40(04):377-383.
2020	美国临床肿瘤协会/癌症患者静脉血栓预防和治疗指南	Venous thromboembolism prophylaxis and treatment in patients with cancer:ASCO clinical practice guideline.	肿瘤	KEY NS,KHORANA AA,KUDERER NM,et al. Venous thromboembolism prophylaxis and treatment in patients with cancer:ASCO clinical practice guideline Update[J]. J Clin Oncol,2020,38(5):496-520.
2020	胰腺炎相关内脏静脉血栓诊治专家指导意见(2020年,沈阳)	Practice guidance for diagnosis and treatment of pancreatitis related splanchnic vein thrombosis (Shenyang,2020)	消化	中华医学会消化病学分会胰腺病学组.胰腺炎相关内脏静脉血栓诊治专家指导意见(2020年,沈阳)[J].中华消化杂志,2020,40(10):664-668.

年份	指南名称		专业	文献
	中文	英文		
2020	国际血栓与止血学会/内脏静脉血栓的抗凝治疗	Anticoagulant therapy for splanchnic vein thrombosis：ISTH SSC Subcommittee Control of Anticoagulation.	消化	DI NISIO M，VALERIANI E，RIVA N，et al. Anticoagulant therapy for splanchnic vein thrombosis：ISTH SSC Subcommittee Control of Anticoagulation［J］. J Thromb Haemost，2020，18（7）：1562-1568.
2020	新型冠状病毒肺炎相关静脉血栓栓塞症防治建议（试行）		专病及其他	中华医学会呼吸病学分会肺栓塞与肺血管病学组，中国医师协会呼吸医师分会肺栓塞与肺血管病工作委员会，全国肺栓塞与肺血管病防治协作组，等.新型冠状病毒肺炎相关静脉血栓栓塞症防治建议（试行）［J］.中华医学杂志，2020，100（11）：808-813.
2020	预防住院患者静脉血栓栓塞症的行动呼吁：来自美国心脏协会的政策声明	Call to action to prevent venous thromboembolism in hospitalized patients：a policy statement from the American Heart Association.	专病	HENKE PK，KAHN SR，PANNUCCI CJ，et al. Call to action to prevent venous thromboembolism in hospitalized patients：a policy statement from the American Heart Association［J］. Circulation，2020，141（24）：e914-e931.
2020	静脉血栓栓塞性疾病：诊断、管理和易栓症检测	Venous thromboembolic diseases：diagnosis，management and thrombophilia testing.	专病	Anon. Venous thromboembolic diseases：diagnosis，management and thrombophilia testing［M］. London：National Institute for Health and Care Excellence（NICE），2020.
2019	梯度压力袜用于静脉血栓栓塞症防治专家共识	Expert consensus on the application of graduated compression stockings for prevention and treatment of venous thromboembolism.	物理预防	植艳茹，李海燕，陈燕青.梯度压力袜用于静脉血栓栓塞症防治专家共识［J］.介入放射学杂志，2019，28（09）：811-818.
2019	脊柱外科手术后预防静脉血栓栓塞症的共识与争议	Consensus and controversy on prophylaxis of venous thromboembolism after spinal surgery.	脊柱外科	周云灿，余可谊，张恒岩.脊柱外科手术后预防静脉血栓栓塞症的共识与争议［J］.中华骨与关节外科杂志，2019，12（02）：145-149.
2019	肿瘤相关静脉血栓栓塞症预防与治疗指南（2019版）		肿瘤	马军，秦叔逵，吴一龙，等.肿瘤相关静脉血栓栓塞症预防与治疗指南（2019版）［J］.中国肿瘤临床，2019，46（13）：653-660.
2019	中国颅内静脉血栓形成诊断和治疗指南2019	Chinese guidelines for diagnosis and treatment of cerebral venous thrombosis 2019.	神经科	中华医学会神经病学分会，中华医学会神经病学分会脑血管病学组.中国颅内静脉血栓形成诊断和治疗指南2019［J］.中华神经科杂志，2020，53（09）：648-663.
2018	《中国心肺复苏专家共识》之静脉血栓栓塞性CA指南	Chinese expert consensus on cardiopulmonary resuscitation for venous thromboembolism induced cardiac arrest	专病	米玉红，王立祥，程显声.《中国心肺复苏专家共识》之静脉血栓栓塞性CA指南［J］.中华危重病急救医学，2018，30（12）：1107-1116.

年份	指南名称		专业	文献
	中文	英文		
2019	降低医院获得性深静脉血栓形成或肺部栓塞	Venous thromboembolism in over 16s：reducing the risk of hospital-acquired deep vein thrombosis or pulmonary embolism.	专病	Anon. Venous thromboembolism in over 16s：reducing the risk of hospital-acquired deep vein thrombosis or pulmonary embolism［M］．London：National Institute for Health and Care Excellence（NICE），2019．
2018	胸部恶性肿瘤围术期静脉血栓栓塞症预防中国专家共识（2018版）	Perioperative venous thrombo-embolism（VTE）prophalaxis in thoracic cancer patients：Chinese Experts Consensus.	胸部恶性肿瘤围术期	李辉，姜格宁．胸部恶性肿瘤围术期静脉血栓栓塞症预防中国专家共识（2018版）［J］．中国肺癌杂志，2018，21（10）：739-752．
2018	美国血液学会2018年血液病管理指南静脉血栓栓塞：儿科静脉血栓栓塞的治疗	American Society of Hematology 2018 guidelines for management of venous thromboembolism：treatment of pediatric venous thromboembolism.	儿科	MONAGLE P，CUELLO CA，AUGUSTINE C，et al. American Society of Hematology 2018 guidelines for management of venous thrombo-embolism：treatment of pediatric thrombo-embolism［J］. Blood Adv, 2018, 2（22）：3292-3316.
2018	中国住院炎症性肠病患者静脉血栓栓塞症防治的专家共识意见		消化	中华医学会消化病学分会炎症性肠病学组．中国住院炎症性肠病患者静脉血栓栓塞症防治的专家共识意见［J］．中华炎性肠病杂志，2018，2（02）：75-82．
2018	中国血栓性疾病防治指南		专病	《中国血栓性疾病防治指南》专家委员会．中国血栓性疾病防治指南［J］．中华医学杂志，2018，98（36）：2861-2888．
2018	肺血栓栓塞症诊治与预防指南		专病	中华医学会呼吸病学分会肺栓塞与肺血管病学组，中国医师协会呼吸医师分会肺栓塞与肺血管病工作委员会，全国肺栓塞与肺血管病防治协作组．肺血栓栓塞症诊治与预防指南［J］．中华医学杂志，2018，98（14）：1060-1087．
2018	医院内静脉血栓栓塞症防治与管理建议		专病	中国健康促进基金会血栓与血管专项基金专家委员会，中华医学会呼吸病学分会肺栓塞与肺血管病学组，中国医师协会呼吸医师分会肺栓塞与肺血管病工作委员会．医院内静脉血栓栓塞症防治与管理建议［J］．中华医学杂志，2018，98（18）：1383-1388．
2018	爱尔兰儿科麻醉医师协会/儿童患者围手术期静脉血栓栓塞的预防指南	Prevention of perioperative venous thromboembolism in pediatric patients：guidelines from the Association of Paediatric Anaesthetists of Great Britain and Ireland（APAGBI）.	儿科	MORGAN J，CHECKETTS M，ARANA A，et al. Prevention of perioperative venous thrombo-embolism in pediatric patients：guidelines from the Association of Paediatric Anaesthetists of Great Britain and Ireland（APAGBI）［J］. Paediatr Anaesth, 2018, 28（5）：382-391.

年份	指南名称		专业	文献
	中文	英文		
2018	2018 ISTH 指南：儿童癌症危险患者的识别及静脉血栓栓塞症的预防	The identification of at-risk patients and prevention of venous thromboembolism in pediatric cancer：guidance from the SSC of the ISTH.	儿科	TULLIUS BP, ATHALE U, VAN OMMEN CH,et al. The identification of at-risk patients and prevention of venous thromboembolism in pediatric cancer：guidance from the SSC of the ISTH［J］. J Thromb Haemost,2018,16（1）：175-180.
2017	妇科手术后深静脉血栓形成及肺栓塞预防专家共识		妇科	郎景和,王辰,瞿红,等.妇科手术后深静脉血栓形成及肺栓塞预防专家共识［J］.中华妇产科杂志,2017,52（10）：649-653.
2017	欧洲卒中组织（ESO）关于无活动能力的急性缺血性卒中患者静脉血栓栓塞的预防指南	European Stroke（ESO）guidelines for prophylaxis for venous thromboembolism in immobile patient with acute ischaemic stroke.	脑血管	DENNIS M, CASO V, KAPPELLE LJ, et al.欧洲卒中组织（ESO）关于无活动能力的急性缺血性卒中患者静脉血栓栓塞的预防指南［J］.国际脑血管病杂志,2017,25（03）：193-201.
2017	围术期静脉血栓栓塞症的诊断、预防与治疗专家共识（2017版）		外科	王秀丽,王庚,冯泽国,等.围术期静脉血栓栓塞症的诊断、预防与治疗专家共识（2017版）［M］∥熊利则,邓小明.中国麻醉学指南与专家共识.北京：人民卫生出版社,2017：337-339.
2016	中国骨科大手术静脉血栓栓塞症预防指南		骨科	田伟.中国骨科大手术静脉血栓栓塞症预防指南［J］.中华骨科杂志,2016,36（02）：65-71.
2016	中国普通外科围手术期血栓预防与管理指南		普通外科	中华医学会外科学分会.中国普通外科围手术期血栓预防与管理指南［J］.中华外科杂志,2016,54（05）：321-327.
2016	美国神经重症监护协会/神经危重病预防静脉血栓形成专家共识	Prophylaxis of venous thrombosis in neurocritical care patients：an evidence-based guideline：a statement for healthcare professionals from the Neurocritical Care Society.	神经科	NYQUIST P, BAUTISTA C, JICHICI D, et al. Prophylaxis of venous thrombosis in neurocritical care patients：an evidence-based guideline：a statement for healthcare professionals from the Neurocritical Care Society［J］. Neurocrit Care,2016,24（1）：47-60.
2015	英国皇家妇产科医师协会/妊娠及产褥期静脉血栓栓塞疾病诊治	Thromboembolic disease in pregnancy and the puerperium：acute management.	产科	Royal College of Obstetricians and Gynaecologists. Thromboembolic disease in pregnancy and the puerperium：acute management. Greentop Guideline No. 37a［S/OL］.［2017-07-15］. https://www. reog. org. uk/globalassets/documemts/guidelines/gtg-37b. pdf.
2012	抗血栓治疗与预防血栓形成（第9版）：美国胸科医师学会循证临床实践	Methodology for the development of antithrombotic therapy and prevention of thrombosis guidelines：antithrombotic therapy and prevention of thrombosis, 9th ed：American College of Chest Physicians evidence-based clinical practice guidelines.	专病	GUYATT GH, NORRIS SL, SCHULMAN S, et al. Methodology for the development of antithrombotic therapy and prevention of thrombosis guidelines：antithrombotic therapy and prevention of thrombosis, 9th ed：American College of Chest Physicians evidence-based clinical practice guidelines［J］. Chest,2012,141（2 Suppl）：53S-70S.

年份	指南名称		专业	文献
	中文	英文		
2011	住院患者的 VTE 预防：美国医师学会（ACP）的临床实践指南	Clinical guidelines committee of the American College of Physicians. Venous thromboembolism prophylaxis in hospitalized patients：a clinical practice guideline from the American College of Physicians.	专病	QASEEM A, CHOU R, HUMPHREY LL, et al. Clinical guidelines committee of the American College of Physicians. Venous thromboembolism prophylaxis in hospitalized patients：a clinical practice guideline from the American College of Physicians［J］. Ann Intern Med,2011,155(9):625-632.
2011	美国妇产科医师学会第 123 号公告：妊娠期血栓栓塞	Practice bulletin no. 123：thromboembolism in pregnancy.	妇产科	Anon. Practice bulletin no. 123：thromboembolism in pregnancy［J］. Obstet Gynecol,2011, 118(3):718-729.
2009	ICU 患者深静脉血栓形成预防指南(2009)		ICU	中华医学会重症医学分会. ICU 患者深静脉血栓形成预防指南(2009)［J］. 中华内科杂志,2009,48(09):788-792.
2008	预防择期髋膝关节置换术患者的 DVT：美国骨科医师学会指南	Deep venous thrombosis prophylaxis for total joint arthroplasty：American Academy of Orthopaedic Surgeons guidelines.	骨科	PARVIZI J, AZZAM K, ROTHMAN RH. Deep venous thrombosis prophylaxis for total joint arthroplasty：American Academy of Orthopaedic Surgeons guidelines［J］. J Arthroplasty, 2008,23(7 Suppl):2-5.